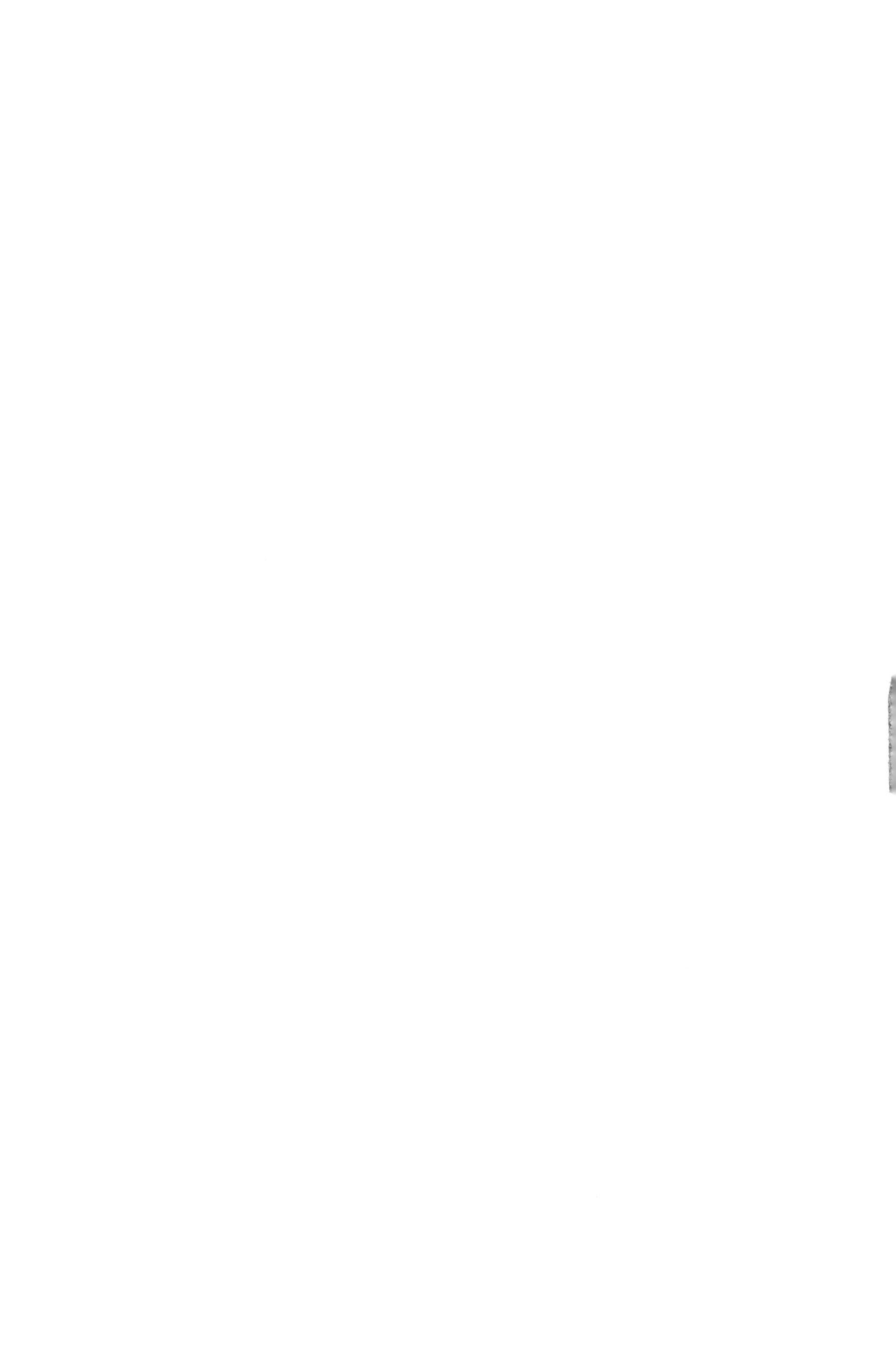

经方

辨证实录

○ 主编 李嘉璞 李 静

山东科学技术出版社
·济南·

图书在版编目（CIP）数据

经方辨证实录/李嘉璞，李静主编. —济南：山东
科学技术出版社，2021.6（2025.3 重印）
ISBN 978-7-5723-0877-2

Ⅰ.①经… Ⅱ.①李… ②李… Ⅲ.①辨证论治
Ⅳ.①R241

中国版本图书馆CIP数据核字（2021）第069675号

经方辨证实录
JINGFANG BIANZHENG SHILU

责任编辑：马　祥
装帧设计：孙　佳

主管单位：山东出版传媒股份有限公司
出　版　者：山东科学技术出版社
　　　　　地址：济南市市中区舜耕路 517 号
　　　　　邮编：250003　电话：（0531）82098088
　　　　　网址：www.lkj.com.cn
　　　　　电子邮件：sdkj@sdcbcm.com
发　行　者：山东科学技术出版社
　　　　　地址：济南市市中区舜耕路 517 号
　　　　　邮编：250003　电话：（0531）82098067
印　刷　者：北京兰星球彩色印刷有限公司
　　　　　地址：北京市海淀区亮甲店 1 号
　　　　　邮编：100020　电话：（010）58411596

规格：16 开（170mm×240mm）
印张：13.75　　字数：270 千
版次：2021 年 6 月第 1 版　　印次：2025 年 3 月第 3 次印刷
定价：78.00 元

主　编　李嘉璞　李　静

副主编　李　杰　王式鲁

前　言

　　《经方辨证实录》是作者多年从事中医临床真实经验的总结。它通过医案和案后加"按语"的形式，不仅对诊治疾病中的有效经验加以系统整理，而且对诊治过程和辨证思路加以叙述，体现了理法方药一线贯通的整体观。其"案"为"简""繁"结合："简"，把病案的主要辨证机制、治疗原则及用药特点概括叙述、点到为止；"繁"，即对医案详细分析，清晰展现疾病治疗过程，理法方药一目了然，以利于读者理解诊病思路。

　　本书中的医案从用方上看，有单用经方者，亦有只用时方者，但总以经方、时方合用化裁者多，且常是经方、时方融会变通化裁使用，总以临床实际而定，即体现出"实践是检验真理的唯一标准"。

　　经方指汉代以前的方剂，后世多把《伤寒杂病论》记载的方剂称为经方。时方是指医圣张仲景以后的众多医家所创制的方剂，它是在经方的基础上，经临床实践发展创制而成，补充和增加了前人未备但有临床疗效的诸多方剂，便于使用。作者认为经方、时方均为治病之方，是诸多医家根据当时病情实际，结合天时、地理、环境等情况，在多年实践中总结创新的结晶。后学者只要在精心辨证的基础上互参，符合理法方药一线相贯的整体指导思想，紧密结合实际病情，即为正治之法。值得注意的是，经方、时方均可单独化裁运用，亦可据病情二者合用。

临床病情复杂多变，证情不一，病机多端，涉及脏腑各异，故立法遣方用药各不相同。因此，临床实践中当精研病情，细究病机，谨慎立法，准确选方用药，务必理法方药贯通，符合病情实际情况，使经方、时方有机结合，正对病情，方可获得卓效。

本书的整理出版旨在与同道异义共析，取长补短，以期与广大医务工作者共勉、共商、共研，协手前进，为解除人民疾苦做出力所能及的贡献。

小注：

1. 书中所涉国家保护的野生动物制成的药品，如穿山甲、犀角等，请使用替代品。

2. 方中所涉部分有毒中药的用量超出《中华人民共和国药典》规定剂量，属作者临床用药经验，仅供读者学习参考，不可作为临床用药依据。请读者在临证应用时结合患者实际情况，切勿机械照搬。

目 录

经方运用，贵在通变 ……………………………………… 1

内 科 ………………………………………………………… 10

一、感冒发热 ……………………………………………… 10

二、咳嗽 …………………………………………………… 15

三、哮喘 …………………………………………………… 21

四、胃痛 …………………………………………………… 26

五、呕吐 …………………………………………………… 50

六、呃逆 …………………………………………………… 52

七、痞满 …………………………………………………… 55

八、泄泻 …………………………………………………… 58

九、便秘 …………………………………………………… 70

十、黄疸 …………………………………………………… 74

十一、胁痛 ………………………………………………… 80

十二、消渴 ………………………………………………… 82

十三、胸痹心痛 …………………………………………… 83

十四、中风后遗症 ………………………………………… 87

十五、头痛 ………………………………………………… 91

十六、眩晕 ………………………………………………… 101

十七、痹证 …………………………………………… 105

十八、水肿 …………………………………………… 115

十九、痿证 …………………………………………… 117

二十、颤证 …………………………………………… 119

二十一、汗证 ………………………………………… 122

二十二、淋证 ………………………………………… 129

二十三、睡眠障碍 …………………………………… 133

二十四、杂病 ………………………………………… 138

五官科 …………………………………………… 145

一、耳鸣 ……………………………………………… 145

二、鼻炎、鼻衄 ……………………………………… 147

三、口疮 ……………………………………………… 151

皮肤科 …………………………………………… 155

一、疣 ………………………………………………… 155

二、传染性软瘤 ……………………………………… 158

三、湿疹 ……………………………………………… 159

四、皮肤瘙痒 ………………………………………… 165

五、脱发 ……………………………………………… 167

六、脚气病 …………………………………………… 169

七、红斑 ……………………………………………… 170

妇儿科 …………………………………………… 172

一、月经不调 ………………………………………… 172

二、黄褐斑 …………………………………………… 177

三、乳癖 ·· 178

四、阴吹 ·· 180

五、胎动不安 ··· 181

六、产后足心热 ·· 182

七、小儿多动症 ·· 183

八、小儿咳喘 ··· 185

男 科 ··· 186

一、阳痿 ·· 186

二、睾丸炎 ··· 187

三、前列腺切除术后遗症 ································· 189

附1 奇 证 ·· 192

附2 中药辨证实录举例 ························· 199

经方运用，贵在通变

"经方"主要指《伤寒论》与《金匮要略》所载方剂而言。如《注解伤寒论·序》曰："医之道，源自炎黄，以至神之妙始兴经方；继而伊尹以元圣之才，撰成汤液……后汉张仲景，又广《汤液》为《伤寒卒病论》十数卷，然后医方大备……昔人以仲景方一部为众方之祖……"确如此，其实为"众法之泉，群方之祖"。

"经方"组方法度严谨，药味精简，煎服有法，临床运用灵活，疗效卓著，为历代医家所称颂。如《感症宝筏·花氏原序》曰："以治伤寒能分六经之法，即治杂证，亦无不应手以尽其妙。"更有医家赞曰："仲景药为万世法，号群方之祖，治杂病若神。"临床审证立法、遣方用药，若能以仲景理论为据，确能得心应手，振起沉疴，其效甚佳。然运用中，灵活变通尤为重要。正如《伤寒分经》曰："仲景……所著《伤寒论》，辨析四时六经之脉证，精义入神……然古今元气不同，南北禀受各异，其间有宜师其意而遵用其法，有宜师其意而不尽泥其方，学者惟能神明于规矩之中，变通于法度之外，斯为善读仲景书尔！"此足见临床运用应师其法而不泥其方之重要。

《伤寒论》与《金匮要略》中经方的临床运用，历代医家各有发明、各有创新，不仅丰富了临床实践经验，对后学也多有启发，值得借鉴。现将运用经方的点滴体会，分三个方面举案例于下：经方单用、经方合用以及经方、时方合用。此三方面只各举例简明实录及点滴体会，更多内容可参医案部分实例。

经方单用

多汗证

张某，女，52岁，1981年12月12日初诊。

患者3年前外感后出现多汗，每日3～5次至10余次不等，发则先感"一股热气扑面"，继而满身大汗，汗出湿衣。汗后神疲体倦无力，微微恶寒。四季如此，冬季甚感多汗之苦。食欲尚可，二便如常。舌苔薄白，脉略缓弱。面色微黄无华。虽屡服谷维素、维生素B₁、地西泮等药，其效不显。经化验血常规、胸透等检查，均未见异常。

辨证：病因外感致营卫失调，治后余邪未尽，每因卫气祛邪浮盛于外而有"热气扑面"之感。复因祛邪无力，卫虚失于固外津液外泄而多汗、微恶寒。汗多，阳随汗泄，阳虚则神疲乏力。此证情与《伤寒论》之"病人脏无他病，时发热自汗出而不愈者，此卫气不和也，先其时发汗则愈，宜桂枝汤"恰相合拍。

治则：调和营卫，调和阴阳，扶正以祛余邪。

拟方：因汗出病久卫阳已虚，祛邪力微，故治以桂枝汤加味化裁。桂枝10 g，炒白芍10 g，炙甘草6 g，大枣5枚，生姜3片，黄芪30 g，炒白术10 g，防风10 g，熟附子10 g。水煎服，每日1剂，并嘱无汗时温服。

复诊：服药1剂病轻，3剂汗止，后以本方加陈皮相伍，以调营卫扶阳固表，健脾理气和胃以益气血化源善后而愈。停药观察，病无反复。

按语：值得注意的是，服药的时间应在"时发热自汗出"之前，即论中所说"先其时发汗则愈，宜桂枝汤"。这种服药方法重在症状出现之前调整营卫功能，使卫能护外固表，其症不再发作，实有治未病之义。

脾约证

刘某，女，28岁，1981年12月20日初诊。

患者近月余恶心气短，口干不欲饮水，神疲乏力，腹部胀满，大便干，三四天1次，小便频数。口唇干燥起皮。舌苔薄白少津，脉略数，已妊娠3个月。

辨证：其人恶心气短，口干不欲饮水，妊娠脾胃不和之证。腹部胀满，大便干，小便数，乃胃强脾弱；脾受胃热之制约，不能为胃行其津液，以致津液偏渗膀胱，不能还于胃中以润大肠，故大便硬而小便频数。大便硬则腑气不能畅行，故可见腹胀满。唇为脾之外候，口唇干燥起皮，为脾阴不足的外在表现。其为脾约证兼妊娠脾胃不和。

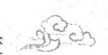

治则：润肠通便，调和脾胃。

拟方：麻子仁丸加健脾和胃之品化裁。火麻仁24 g，枳实4.5 g，大黄（炒）3 g，川厚朴4.5 g，炒杏仁9 g，炒白芍9 g，党参10 g，云茯苓15 g，炒白术9 g，半夏6 g，砂仁6 g，炙甘草3 g。水煎服，每日1剂。

服药1剂，大便即行。2剂大便不干，小便正常，他证亦除。嘱以蜂蜜少量养阴生津润燥善后，每日2次。

按语：患者妊娠3个月，枳实、川厚朴、大黄似不可用，但便干三四天2次，故取小量以和下，虽有攻下堕胎之忧，然有是证用是药，且用量小，并与健脾和胃药化裁伍用，既可润肠通便，又能健脾和胃以顾中土，故不致堕胎。

经方合用

腹痛证

周某，男，12岁，1986年5月25日初诊。

患者因1986年2月25日起面部浮肿、小便淋沥涩痛就医，查为肾炎。注射青霉素80万单位等治疗3天后症状消失。发病10天后，某医给苦寒利尿药后出现小腹胀痛，小便点滴难出，须待较长时间始尿净。后县医院某医疑为泌尿系统结石，经B超未能确诊。

刻诊：其病小腹胀痛3个月余，加重半月，白天活动无甚痛苦，多在夜间12时后，睡中若有尿意即醒，随后小腹迅速胀痛，疼痛难忍，其父从身后抱住腹痛慢慢缓解，尿时小便难出，须双膝跪倒在床方能点滴尿出，历时30～40分钟。尿后入睡，睡中盗汗，头部尤多。时时恶寒，棉衣在身，亦不觉热。口渴，不欲饮水，大便先硬后溏，小便清白。舌苔薄白腻，脉濡缓。

辨证：阳虚三焦失职，湿阻脾络不通。

治则：温通助阳，化气行水，通畅脾络。

拟方：方用五苓散（改为汤剂）与桂枝加芍药汤化裁。茯苓20 g，猪苓10 g，泽泻10 g，桂枝10 g，炒白术10 g，炒白芍20 g，延胡索10 g，川厚朴10 g，通草10 g，甘草6 g。水煎2次合并，分2次睡前温服。

当日晚7时服药1次，8时20分小便即顺利排出，未腹痛。9时30分第2次服药，安然入睡。睡中无盗汗，早3时小腹部轻微疼痛，头部少有汗出，小便通利，尿后很快入睡。于第二天下午7时，复服第2剂，10时服完，睡眠平稳，一夜虽尿1次，亦无任何痛苦。后带中药2剂，返乡继服（服法如前）。

其父于返乡4天后来述：夜间尿时腹痛未作，小便畅利。唯在走路猛一跳坑时小腹疼痛1次，余无异常。后以健脾益肾、补气养血之药善后愈。

按语：本案始病肾炎，肾病则虚，后又因苦寒利尿之药更伤阳耗阴，以致阳虚不能化气行水，阴津亏耗而症见口渴、小便不利、盗汗等症，正如《伤寒论》所言"口渴，小便不利者，五苓散主之"。阳虚不能化气行水，寒湿停滞，阻于脾络，脾络不通则腹胀痛，正与《伤寒论》"……腹满时痛者属太阴也，桂枝加芍药汤主之"恰相符合，其机制亦通。故本案以五苓散与桂枝加芍药汤治之；又因"腹部满痛"偏于小腹与小便不利同见，故又加通草、川厚朴、延胡索利气止痛，通其小便以辅之而获速效。

胃下垂证

孙某，男，63岁，2013年6月23日初诊。

患者胃下垂5年余，胃脘及两胁胀满，性情急躁而怒，食欲不佳，不食不饥，呃逆吐酸。食后胃脘痞满欲卧，卧则稍舒。平素即体倦乏力，动则心悸不安，气短不足以息，少腹常有重坠感，大便不硬却难以排出。小便频数，舌苔白腻，脉弦略沉。检查：小便正常。胃肠钡透：胃空腹无潴留液，呈无力型，胃小弯切迹在髂脊连线下5 cm，诊为"胃下垂"。

辨证：详析病症为肝胃不和，中虚气陷所致。症见两胁胀满、胃脘嘈杂疼痛、吐酸呃逆、性急而怒等，为木旺克土，肝胃不和，胃气郁滞之象。脾胃虚弱，水谷留滞，胃气不降，则食后即胃脘痞满欲卧，卧则稍舒。病久中虚气弱，气血亏虚，荣养不继则体倦乏力，心悸不安，气短不足以息。动则中虚气陷，可见小腹重坠，大便难出。久病及肾、肾虚，精不化气，摄纳无权而小便频数。

治则：疏肝和胃，健脾行滞，升阳举陷。

拟方：拟用四逆散、厚朴生姜半夏甘草人参汤加味化裁。柴胡12 g，枳壳12 g，炒白芍12 g，川厚朴12 g，生姜6 g，姜半夏12 g，炙甘草6 g，人参10 g，

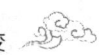

升麻12 g，黄芪30 g，陈皮12 g，云茯苓30 g，丹参30 g，山萸肉10 g。水煎2次合并，分2次温服，每日1剂。

复诊：服药3剂，动则小腹重坠感消失，大便排出通畅。胃脘及两胁胀满减轻，食欲增加，身感有力，食后2小时仍少有胃脘不舒欲卧感觉。上方加吴茱萸10 g，温胃散寒降浊，黄芪改为50 g，增其补益中气之力，并嘱注意饮食，少食多餐，防其过量伤胃。

复服12剂，食欲转佳，精力充沛，体力倍增。原方改为粉剂，每次10 g，开水冲服，每日2次以善后。2个月后，经胃肠钡剂透视，胃下垂已痊愈，身体恢复正常。

按语："胃下垂"属中医学"胃缓"范畴。"胃缓"首见于《灵枢·本脏》，其曰："肉䐃不称身者，胃下。胃下者，下管约不利。肉䐃不坚者，胃缓。"此论似与"胃下垂"相合。本病病因病机不一，临床治法亦异。本案以肝胃不和、中虚气陷为关键，故治以四逆散加升麻疏肝和胃，升阳导滞；厚朴生姜半夏甘草人参汤补中行滞，调理升降气机；加黄芪与人参、炙甘草伍用以补中益气；更加山萸肉益肾收敛阴气，使升者不复再陷。

经方、时方合用

胃脘痛并奔豚证

周某，女，18岁，1988年5月12日初诊。

患者于2年前因劳累渴饮凉水引起胃脘疼痛，并呕吐数次。经西药治疗后症状消失，但每因劳累饮食生冷，即诱发胃脘痛及心下痞满，甚则咯气欲呕。昨日间农药拌花生点种，身体疲劳，晚上又贪看电影，回家即胃脘疼痛，胀闷不舒，呃逆连声。甚则小腹胀满而痛，气从小腹向上冲逆，直至胸咽。若能"咯气"两声，即暂缓解；若不"咯气"，则憋闷烦躁气短而喘。一夜反复发作数次。检查腹软，稍胀气，无压痛等异常。未见农药中毒证。二便正常，心率每分钟68次。舌苔白腻，脉缓弱。

辨证：综观其病，心胃阳虚，寒浊上逆为病机变化。胃虚则寒，寒浊阻塞，胃气失降，故胃脘痛而胀闷不舒；若胃气上逆则呃逆连声。若仅胃气上逆，则不至于小腹胀满。其病家心阳亦虚，心阳虚则不能下温肾水，肾失其温，则肾中水寒之气上逆，遂发奔豚，而气从小腹向上冲逆，直至胸咽，时发时止，痛苦异常。加之胃气失和，若气从小腹上冲而伴胃气上逆，能"咯气"则壅滞之气从上而出，故可暂解一时；若无"咯气"则气机壅滞更甚而见胸闷烦躁、气短而喘等证。平时心悸、气短、乏力为心阳虚之表现。综上可知，其证属心胃阳虚，阴寒气逆。

治则：壮心阳益胃和中。

拟方：桂枝加桂汤合六君子汤加减。桂枝18 g，炒白芍9 g，炙甘草9 g，党参15 g，炒白术12 g，云茯苓15 g，陈皮9 g，枳壳9 g，白芷18 g，焦山楂9 g，焦神曲9 g，焦麦芽9 g，姜、枣为引，水煎服。

服药1剂轻，3剂症状消失。后以上方3剂量配成散剂冲服，每次12 g，每日2次善后。连服月余，病愈停药观察，后无反复。

按语：病为心胃阳虚，故以桂枝加桂汤壮心阳以温肾水而平冲降逆以治奔豚。复以六君子汤加白芷、焦山楂、焦神曲、焦麦芽与桂、姜、枣、草相合，而补中益气，温阳散寒，以复胃阳。药与病对，故疗效显著。然此病已2年余，时常反复，故其治当防病复，又以其方做散常服，巩固疗效。

口甜证

秦某，男，24岁，1988年5月9日初诊。

患者于半年前开始，饮食有食物压气下行之感，有时叹息为快。20天前挖河推车劳累过度，即感胸部"糊把的痛"（即痛而气滞不畅），背部沉紧而全身乏力，食欲欠佳，时时"咯气"，口出甜气，吐甜水泡沫，有时吐清水。晨起"干哕"（恶心欲吐），欲食酸物，食酸则舒。不能喝茶水，喝则舌涩发麻，继之腹泻。大便稀，每日1次，小便正常。脉沉缓。

辨证：患者半年前出现"食物压气下行""叹息为快"，为肝郁气滞不畅之象，虽未至大患，但已有气滞不降之因。20天前推车过重，劳伤其气；脾气亏虚，输精无权，精气上泛，发为口甜，而吐甜水，出甜气。正如《素问·奇病论》说："夫五味入口，藏于胃，脾为之行其精气。"今脾虚，输化失职，"津液在脾，故令人口甘也"。胃气伤损，其气不降，加之本有气滞不降之因，致成胃气上逆而"咯气不除"之患。脾虚津液运行不畅，津结为痰，痰阻气滞，阻滞胸部经脉运行，故胸部"糊把的痛"。痰为阴邪，其性黏滞重着，影响于背，则背部发紧而沉重。"酸生肝""酸胜甘"故"欲食酸物，食酸则舒"。茶常人饮之，能清头目，除烦止渴利尿清热，其人脾胃已虚，饮之令脾胃更虚，以致津不上输于口舌，口舌失于濡养，故饮之反舌涩口麻。总之，此乃脾虚失运，胃失和降，痰阻气逆为患。

治则：健脾和胃，降逆祛痰。

拟方：方选旋覆代赭汤合六君子汤加味化裁。党参9 g，炒白术18 g，云茯苓30 g，陈皮9 g，半夏9 g，芡实18 g，山药30 g，甘草6 g，旋覆花15 g，赭石24 g，生姜6 g，川黄连6 g，大贝母9 g，山楂30 g。水煎服，每日1剂。

服药2剂，诸症减轻，唯晨起仍"干哕"，食量略有增加。上方加重半夏用量至15 g，加竹茹9 g。复服3剂症状消失。后以六君子汤善后，病愈康复。

按语：口甜证亦称口甘，其病机有虚有实，实者为邪热蕴积脾胃而致，虚者由脾虚或脾肾两虚所致。多因劳伤过度，过思伤脾，房事不节或过食肥甘而发病。本案则由过劳伤脾，脾虚失运，胃失和降，痰阻气逆而致。故以六君子汤健脾和胃化痰，以复脾胃功能；旋覆代赭汤加大贝母降逆和胃消痰益气调中，宣畅气机。其人喜食酸物，是患者的主观愿望，多是疾病的本质反应，故加山楂以化瘀散结、消积导滞。服后见效，略事加减病愈。

痰瘀气滞证

张某，女，53岁，1988年5月9日初诊。

患者性急而怒，5年前因争吵生气后引起右半身疼痛，手足发麻，胸闷背沉，按之则舒，遇冷与劳累或气郁加重，口干咽燥，但不觉渴，饮而不多，舌边尖麻木干痛，昼轻夜重，时咳吐白痰。近年又添手按摸四肢外侧（三阳经部位）即引起腹中"咕咕"作响而痛的怪象，食欲尚可，大便稀溏，小便色白，舌苔白腻，脉沉滑。经钡剂、B超、颈脑部等检查，均未见异常。虽服药多种，治疗效果不显。

辨证：综观诸症，此为痰瘀气滞，经脉瘀阻，气血亏耗之证。患者本为性急而怒，肝旺水亏之体，争吵生气更伤气阴，阴阳失调，气血运行不畅，经脉瘀阻致半身疼痛，手足麻木；瘀阻气滞，正津不布，故胸闷背沉，咳吐白痰，口干咽燥，饮而不多；痰湿内停又见苔白腻，脉沉滑。舌边尖麻木干痛，是阴血亏、正津被阻不能布达之象。经脉外连肢节，内系脏腑，四肢外乃诸阳经脉循行之地，若触摸按压其经脉循行之处，则经气运行受阻，内而影响腑气通畅，故"咕咕"作响，而痛气滞之象。病延5年之久，气血暗耗，正气已虚，津液不能正常布达，久积成痰，致成痰瘀气滞，气血亏耗之证。

治则：理气祛痰，养血化瘀。

拟方：用小陷胸汤合涤痰汤化裁。清半夏9 g，瓜蒌24 g，川黄连6 g，陈皮9 g，云茯苓15 g，胆南星9 g，枳实9 g，菖蒲9 g，当归9 g，丹参30 g，川芎6 g，甘草3 g，水煎服，每日1剂。

复诊：服药3剂，诸症明显减轻。按摸四肢外侧，已不引起腹内作响疼痛之症，但身痛明显加重。此为痰瘀大半去除，气血亏虚不能温养筋脉所致。治随证变，上方去胆南星、瓜蒌、川黄连、枳实，加黄芪30 g，炒白芍9 g，桂枝9 g，以益气养血通脉。

三诊：继服3剂，诸症消失，其病顿除，唯觉身感乏力，饮食不多，此邪去而正气未充，治宜益气养血，用八珍汤，服药2剂愈。

按语：5年沉疴，用药数剂即愈，证明中医治病重在细心辨证，详析病机，抓住辨证真谛，正确立法，灵活运用经方，施治药味精准，即可收到"奇证不奇，怪病不怪"而获速效之功。

小结

通过长期医疗实践研究、总结，笔者深刻体会到"经方"运用效与不效，全在辨证精确，分析病机无误，立法恰切，选方适宜，用药灵活通变，药恰对症，即能收到卓效。

运用经方，原方照服者有，但因体质变异，感邪有轻重不同，病情变化多端，灵活加减运用者多。其方治病有定，病之变化无穷。知其一定之治，随其病情变化而应用之。上述几例，有经方一方化裁取效者，如多汗证、脾约证，亦有经方两方合用加减变化取效者，如腹痛证、胃下垂证，更有经方与时方合用化裁取效者，如胃脘痛并奔豚证、口甜证、痰瘀气滞证等。虽非仲师原方，医理不越仲师之书。因此，欲用好经方，必熟读其书，深研其理，掌握其法，灵活运用其方，即可获得良效。正如《医宗金鉴》曰："医者，书不熟则理不明，理不明则识不清，临证游移，漫无定见，药证不合，难以奏效。"所以，对疾病必须正确辨证，精心分析，务使理明识清，法详而药与病对，方能速效。

内 科

一、感冒发热

麻杏甘石汤加减治疗流行性感冒

李某，男，42岁，2017年12月16日初诊。

患者患流行性感冒10余天，病始鼻流清涕，口干咽痛，低热37.8℃，服药病情不减，3天后出现干咳无痰，日渐加重，后吐黄痰量少，服药并静脉滴注7天，咳嗽不止，病情加重。遂求中医治疗。症见咽干疼痛，咳而微喘，吐黄痰量多，每夜11时至凌晨1时咳嗽加重，影响睡眠，并发热38℃，查咽部红肿，扁桃体略大，舌质红、苔黄腻，脉浮滑。

辨证：详析病情，此病冬温，温邪上受，首先犯肺，肺开窍于鼻。温邪涉鼻咽犯肺，肺失宣降，邪热煎熬津液而成黄痰，并耗伤肺阴，伤及鼻咽，故鼻咽干痛、咳吐黄痰。病总由温热之邪袭肺，肺失宣降所致。

治则：清热宣肺，祛痰止咳。

拟方：麻杏甘石汤合六炙汤化裁。桔梗10g，炙枇杷叶20g，炙款冬花15g，炙百部15g，炒杏仁10g，石膏30g，板蓝根30g，鱼腥草30g，桑白皮15g，金银花20g，川贝母6g，浙贝母15g，芦根30g，青蒿30g，知母10g，徐长卿15g，羚羊角粉（冲服）1g，炙麻黄6g，炙甘草6g，梨（去核同煎）1个。水煎服，每日1剂，夜10时前后服药1次。

复诊：服药6剂，体温降至正常，咳嗽大减，睡眠正常。但仍夜间有轻微咳嗽，时有自汗，身感乏力，食欲不佳。此余邪未尽，正气亏虚，不能固表，脾胃虚弱。治遵原方略加调整：原方去青蒿、知母、芦根、羚羊角粉、金银花等，加黄芪30g，炒白术10g，防风10g，橘红10g，谷芽、麦芽各20g，以健脾益气固表、和胃消食畅中，而增扶正抗邪之力。

三诊：服药3剂后，咳止，食增，身感有力，停药。嘱其生活调养。

按语：本例患者病为流行性感冒（简称流感），传染性强，故应注意预防。其病为温热之邪所致。温邪上受，首先犯肺，肺开窍于鼻，故病始即见流清涕、口干、咽干痛等，虽治症不减轻。邪仍在表，初起症状未消失。3天后出现干咳无痰，日渐加重，后给以静脉滴注7天，咳仍未止，求用中药。此时症见咳重微喘，吐黄稠黏痰量多，苔黄腻，发热38℃，夜间较重等。病已至邪热壅肺，痰热郁阻，肺失宣降，故治宜宣肺清热、祛痰止咳，拟用麻杏甘石汤为主方。但患者发热38℃，其方清热之力已显不足，故方中加金银花20 g，鱼腥草30 g，板蓝根30 g，桑白皮15 g以辅之，加强其抗流感病毒之力，并有增强免疫功能之用，以达扶正祛邪之功。同时，本病咳嗽日久且甚，夜11时后定时而作，故合用六炙汤加川贝母6 g（或以平贝母代之），浙贝母15 g，桑白皮15 g，梨（去核同煎）1个，以加强宣肺祛痰、逐邪止咳之力，其效更佳。病发热38℃，须速祛其热，以免耗气伤阴加重病情，故更加芦根30 g，青蒿30 g，知母10 g，羚羊角粉（冲服）10 g，以增加益阴而清热降温之力。由上可知，其配伍功在宣肺清热、祛痰逐邪，使邪热痰浊无藏身之地，痰热速祛，肺复宣降之职，故病去而康复，即获速效。

上述治疗效果显著，但病程迁延，邪热伤阴耗气，正气损伤，故复诊症见"自汗乏力，食欲不佳，仍有微咳"等余邪未尽、正气亏损、中气不足之征。故症变治亦变，调整方药：原方去青蒿、芦根、知母、羚羊角粉等清热之品，防其药过伤正，并加黄芪、炒白术、防风、橘红、谷芽、麦芽等以补益中土，使气血化源充足，以达"补土生金"增加抗病之力的目的，使正气复、邪气消以复其常，达到病愈之旨。

另须注意：本病咳嗽于夜11时至凌晨1时定时发作加重，此时正邪剧烈抗争，故咳重。因此时正是亥至丑时，为太阴主政之时，即《伤寒论》中"太阴病，欲解时，从亥至丑上"。亥至丑时是子前、子后，子时是阳气初生时，随天阳之初生，有助于人体正气抗邪。此前又服黄芪、炒白术、橘红、谷芽、麦芽等，健脾益气、和胃消食，使中土健旺，化源充足，助正达邪；而又有初生天时之助，正气抗邪有力，祛邪外出而康复。

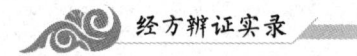

瓜蒌薤白半夏汤加味治术后外感

陈某，男，38岁，2010年8月19日初诊。

患者平素多食肥肉、海鲜，饮酒无度，身体肥胖，出现脂肪肝。18个月前某日感觉胸闷心慌，仍未在意，日复一日，病情加重，于2010年1月某日突然晕厥休克，急救车送入当地医院，诊为心肌梗死，接受心脏支架手术。近1周出现胸闷痛、心慌，又见发热、头痛，口干咽痛，吐黄痰，微咳，苔黄腻，脉弦数，大便干，小便黄。

辨证：此为气血瘀阻，心失其养，复感外邪而致。

治则：益气活血，涤痰清热。

拟方：升脉散、瓜蒌薤白半夏汤加味。党参10 g，麦冬10 g，清半夏10 g，瓜蒌10 g，薤白10 g，五味子10 g，当归10 g，丹参10 g，檀香10 g，三七10 g，黄芪30 g，金银花30 g，紫苏叶10 g，薄荷10 g，山豆根10 g，炙甘草6 g。水煎服，每日1剂。

复诊：服药3剂，诸症消失，患者自行停药。2个月后，又患外感，复现上症，复服3剂又愈，仍停药。12月19日复又外感，证候同前。考虑反复发病，按上方加炒白术10 g，防风10 g，实合玉屏风散意，增强补气固表之力，以防再发。

按语1：本案为宿疾复感外邪为患，是里虚内有痰瘀复感外邪，治当顾其术后气血亏虚之本，又应祛其痰瘀之实，还须解外感之邪。此为标本同治之法。值得注意的是，里虚宿疾兼外感，如里证不急，应当先解表，后治其里。此里证已显，气血亏虚，若先解其表，气血向外，恐里气不支，故补虚、祛邪解表同治，使正气足，祛邪有力，故能病得速愈。

按语2：外感是常见多发病，中医学称为"伤风""伤寒"等，其记载症状与西医学"感冒""流感"相近。发病多由感受"风邪""寒邪"等引起，如《黄帝内经》记载"风从外入，令人振寒，汗出头痛，身重恶寒"。本病多因正气不足，卫不固外，即"邪之所凑，其气必虚"，正气不虚，邪不能独伤人。因此，在治疗感冒时，须时时顾护正气，若有反复外感之象，当与玉屏风散同用，以增强抗病之力。

小柴胡汤加味辨治定时发热

李某，男，14岁，2006年5月11日初诊。

患者于2006年1月6日始头痛、发热，按感冒治疗，发热未退，迁延至今，现在头部两侧疼痛，每日上午9时发热，体温37.5～38℃，且咳嗽，吐黄痰黏稠，咽部干痛、恶心、盗汗、大便稀，每日3～4次，舌苔白腻厚，脉弦略滑。

辨证：此病因外感引起，治而未愈，病情迁延，其邪由表入里，进入少阳，已入太阴肺中。

治则：清热宣肺，祛痰止咳，透邪外出。

拟方：桔梗10 g，牛蒡子10 g，薄荷10 g，桑叶10 g，芦根30 g，鱼腥草20 g，柴胡15 g，清半夏10 g，党参10 g，黄芩10 g，生姜6 g，陈皮10 g，云茯苓20 g，炙枇杷叶15 g，炙款冬花10 g，川贝母6 g，谷芽、麦芽各10 g，甘草6 g。水煎服，每日1剂。为使药借助人体阳气欲盛之势，更好地发挥药力，故嘱早8时服药。

复诊：服药3剂，发热渐退，盗汗、咳嗽已止，上方继服3剂，其病痊愈。停药观察，病无反复。

按语：此案发热4个月余，迁延不愈，并在每日上午9时发热，此时正值少阳之时，正气乘阳气升发之际与邪抗争而发热头痛；邪久入肺，肺失宣降而咳；影响于咽，邪阻津不上润则咽部干痛。邪仍未离表，营卫不和，则阳入于里，卫不固外则盗汗。故治以桔梗、牛蒡子、薄荷、桑叶、芦根、鱼腥草宣肺清热；炙枇杷叶、炙款冬花、川贝母、陈皮、清半夏、云茯苓祛痰止咳；小柴胡汤枢转少阳之阳而和解表里，透邪外出；药与病机相符，且于早8时服药，正值少阳之阳升发之时，药借阳势，阳助药力，祛邪有力，则枢机运转，透邪外出，邪祛一身轻松而病愈。4个月发热竟3剂热退，6剂获愈，可谓速效。

小柴胡合四君子治术后外感发热

崔某，女，42岁，2006年7月18日初诊。

患者因甲状腺瘤于1年前手术。术后7天，晨起出现头痛、口苦，身体软弱无力，发热38℃，须服退热药方能热退身凉。此发热反复发作近年余，且伴头痛、口苦等症，缠绵不愈。舌苔薄微黄，脉弦细。

辨证：气血亏虚不能抗邪于表，邪入少阳；并于晨起后发作，其时正值少阳之时。

治则：扶正祛邪。

拟方：小柴胡汤合四君子汤化裁。柴胡10 g，黄芩10 g，清半夏10 g，党参10 g，炒白术10 g，云茯苓20 g，芦根50 g，知母10 g，青蒿30 g，黄芪30 g，防风10 g，延胡索20 g，蔓荆子10 g，甘草6 g。水煎服，晨起发热前服药，每日1剂。

复诊：以上服药3剂，晨起发热37.2℃，上药继用6剂，热退身凉，精神转好，食欲可，身感有力，停药观察，病愈无反复。

按语：本案为甲状腺瘤术后外感，治疗未愈，病程迁延，气血亏虚不能抗邪于表，邪入少阳，而症见"头痛、口苦""发热38℃"，虽服退热药能缓解一时，但不能解半表半里少阳之邪，故发热反复。虽病程迁延，发热在晨起之时，正是少阳时辰，且头痛、口苦、脉弦细，恰合《伤寒论》"伤寒脉弦细，头痛发热者，属少阳"之旨。故治以小柴胡汤枢转少阳，解半表半里之邪；因手术气血亏虚，抗邪无力，故合四君子汤加黄芪、防风以增强抗邪之力；并加芦根、知母、青蒿、延胡索、蔓荆子退热止痛。诸药伍用正合病情，并嘱晨起发热前服药，以借人体阳气升发之势，更好发挥药力，扶正祛邪，除病而愈。

麻黄附子细辛汤加味治持续低热

赵某，男，17岁，2015年8月31日初诊。

患者近1年外感反复发作，持续低热，有时月余不退，虽服药暂解，终不痊愈。近2个月加重，一直在37.2～38.5℃，服药效果不显，且多在夜间发热加重。发则恶寒发热无汗，身感发紧。整日头胀痛，昏昏沉沉，身感乏力，精神疲倦，食欲不佳。苔白腻，脉沉无力。

辨证：此为素体阳虚，外感风寒之邪，营卫失调邪气留滞肤表，正气抗邪无力所致。

治则：健脾益气，助阳解表，调和营卫，清散郁热。

拟方：麻黄附子细辛汤、桂枝汤、玉屏风散化裁。炙麻黄6g，熟附子10g，细辛3g，桂枝10g，炒白芍10g，炙甘草6g，生姜3g，大枣3枚，黄芪30g，炒白术10g，防风10g，青蒿15g，芦根30g，金银花15g，陈皮10g，云茯苓20g，谷芽15g，麦芽15g。水煎服，每日1剂。

复诊：服药7剂，低热已退，头胀痛消失，食欲增加，体力渐复，精神好转，上方继服7剂，后改2日1剂，巩固疗效，以防病复。

按语：本案患者外感年余，持续低热，有时月余不退，近2个月加重，体温37.2～38.5℃，且多在夜间发热加重，发则"恶寒发热无汗，身感发紧""整日头胀痛，昏昏沉沉，身感乏力，食欲不佳，苔白腻，脉沉无力"，显系素体阳虚，外感风寒，寒闭于表，阳气被郁不伸，致病见"恶寒发热无汗，身感发紧"。头为诸阳之首，阳气被郁，气机郁遏，清阳不升，浊阴不降，故"头胀痛，昏昏沉沉，身感乏力等"。入夜阴气盛，阳入于内，正邪抗争剧烈，正气欲祛邪外出而不能，故而夜间发热增重。故治疗宜助阳解表、祛风散寒，以调和营卫的麻黄附子细辛汤、桂枝汤化裁。二方合用，麻黄、桂枝、细辛、生姜辛温解表，祛风散寒，又伍以炙甘草辛甘化阳助熟附子温阳之力，使阳气旺盛以固表。恐辛散药发散伤正，更有炒白芍益阴和阳以制其辛燥之性，使其散邪而不伤正。其症又见"食欲不佳，苔白腻"等，是为中焦亏虚。中焦是营卫气血化源之地，故更配以玉屏风散加陈皮、云茯苓、谷芽、麦芽等健脾益气，和胃消食，使中焦壮旺，其抗邪立于不败之地。然发热日久，表闭阳郁化热，且有伤阴之虞，故加青蒿、芦根、金银花以清散郁热，此虽辛凉之品，但与大量辛温发散之药同用，使郁热向外发散较快，而无寒凉之弊。故收效迅速。

二、咳嗽

止嗽散加减辨治咳嗽不止

王某，男，16岁，某校中学生，2002年10月19日初诊。

患者自幼患支气管炎，每到秋冬交替季节，天气变化，冷热异常，即诱发病。此次发作已1周，始即发热，治后热退咳不止，白天轻，夜间重，吐白痰，咳嗽连声，声音嘶哑，甚则彻夜不得入眠。舌质红，苔白腻，脉沉。

辨证：秋冬交替，天气渐冷。素有支气管炎，痰饮内停，复感外邪入肺，肺失宣降，痰阻气急，咳嗽不已。

治则：宣肺祛邪，化痰止咳。

拟方：桔梗10g，炙紫菀10g，炙百部15g，沙参15g，橘红15g，清半夏10g，浙贝母10g，炙款冬花15g，芦根30g，前胡10g，云茯苓10g，车前子（包煎）15g，紫苏子10g，炙甘草6g。水煎服，每日1剂。

复诊：3剂咳轻，5剂咳止。

按语："治咳嗽者，治痰为先，治痰者，下气为上"（《活法机要·咳嗽证》）。本案患病多年，且夜间咳重，正气虚也。因用炙百部、沙参、炙甘草滋阴润肺；"咳嗽治痰为先"，故用橘红、清半夏、云茯苓、车前子、浙贝母健脾利湿，以祛痰饮；"治痰者，下气为上"，又用前胡、紫苏子、炙紫菀以降气止咳平喘；芦根、桔梗宣散肺中伏邪。诸药合用，可达祛邪宣肺、化痰止咳之旨。为防病复，上方可加黄芪30g，炒白术10g，防风10g，配水丸或蜜丸，以增强其抗病能力。

银翘散与止嗽散加减合治邪热犯肺之咳嗽

田某，男，8岁，2004年9月2日初诊。

患儿咳嗽2年余，时发时止。10余天前因外感诱发，咳嗽气急，痰量少，咽干，发热38℃，伴恶心，甚则咳剧呕吐。病情虽治日重，舌边尖红，苔白腻，脉浮数。

辨证：此为外感表邪未尽，邪热入肺，肺失宣降，肺气上逆而致。

治则：辛凉解表，清热宣肺。

拟方：银翘散合止嗽散化裁。桔梗6g，炙紫菀10g，荆芥10g，炙百部10g，橘红10g，金银花30g，连翘10g，鱼腥草30g，芦根20g，炒杏仁6g，炙罂粟壳3g，羚羊角粉（冲服）0.6g，川贝母10g，炙款冬花10g，炙枇杷叶10g，桑叶10g，梨（去核）1个，萝卜1段，蜂蜜1匙，同煎。水煎服，每日1剂。

复诊：服药3剂，发热已退，咳嗽大减，上方去羚羊角粉、荆芥。再用3剂，临床病愈，停药观察，未见反复发作。

按语：本案外感表邪未尽而邪热入肺，故以银翘散加鱼腥草、芦根、桑叶、羚羊角粉清热解表；止嗽散加炒杏仁、川贝母、炙枇杷叶、炙款冬花、炙罂粟壳等止咳祛痰兼解表邪，表里同治。另加萝卜、蜂蜜、梨同用，润肺利气止咳，其效更佳。

清热宣肺汤治小儿咳嗽

张某，女，2岁。

患儿患肺炎月余，经治疗发热已退，唯咳嗽不除，痰声不断。医者建议服中药一试，怕其不能服汤剂，令与急支糖浆，不见好转，家长欲服中药。

辨证：邪气犯肺，余邪留滞。

治则：清热宣肺，止咳化痰。

拟方：桔梗6g，桑叶10g，鱼腥草20g，芦根10g，浙贝母6g，清半夏3g，云茯苓10g，炙款冬花6g，炙枇杷叶6g，牛蒡子2g，蜂蜜1匙，梨（去核）1个。水煎，多次与服。

复诊：1剂轻，3剂咳止痰消，即停药观察，未见反复。

按语：患儿系邪气犯肺，经治大邪已去，但余邪留滞，故以清热宣肺、止咳化痰治愈。应注意，幼儿至阴至阳之体，用药宜少少与服，多次给药，中病即止。

止嗽散合二陈汤辨治外感久咳

李某，男，57岁，2010年8月9日初诊。

患者素有胃炎30余年，外感咳嗽2个月余。静脉滴注10余天，发热已退。但咳嗽未止，且日益加重。现咳嗽，吐白痰量多，夜间加重，甚则咳嗽连声，不能卧寐。伴见胃脘不舒、食欲不佳、"心热"等症，舌苔白腻，脉沉滑。

辨证：此病起于外感，邪入于肺，为肺失宣降，其气上逆而致。

治则：宣肺祛邪，化痰止咳，佐以和胃。

拟方：止嗽散合二陈汤化裁。桔梗10g，炙紫菀15g，炙百部15g，陈皮12g，

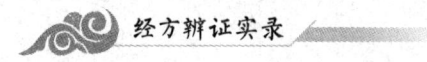

清半夏12 g，云茯苓30 g，炙款冬花15 g，炙枇杷叶15 g，徐长卿15 g，前胡10 g，川贝母10 g，海螵蛸30 g，炙甘草6 g，鱼腥草20 g。水煎服，每日1剂。

复诊：服药6剂，咳嗽、食欲不佳基本消失，但有时轻咳几声，仍吐白痰，加白芥子10 g，再服6剂，咳止痰消，停药观察，未见反复。

按语：本案素有胃炎30余年复感外邪。治咳当顾其胃炎病症，故以止嗽散加味以止咳宣散肺中之邪。二陈汤加海螵蛸、川贝母和胃祛痰，以治宿疾。故治外感病的同时应顾宿疾，处理好新感与宿疾的辨证治疗，是提高疗效的关键。

升脉散合止嗽散治慢性支气管炎

张某，男，32岁，2003年8月13日初诊。

患者患慢性支气管炎10余年，加重2年。每因感受风寒诱发。此病多发于冬季，难以治愈；咳嗽往往迁延至春暖时节始轻。此次发作已10余天，咳嗽连声，痰白量少，难以咯出，咳甚则彻夜难以入睡，伴见头晕、自汗、乏力。二便正常，舌红苔薄白，脉沉滑。

辨证：此乃久病肺气亏虚，外邪入肺，留滞不去，肺气失于宣降所致。

治则：益气滋阴，清热宣肺，止咳祛痰。

拟方：桔梗10 g，炙紫菀15 g，炙百部15 g，炙款冬花15 g，橘红10 g，清半夏10 g，麦冬15 g，沙参15 g，五味子10 g，党参10 g，浙贝母15 g，炙枇杷叶15 g，桑叶10 g，芦根30 g，前胡10 g，鱼腥草30 g，鹅管石15 g，罂粟壳10 g，炙甘草6 g。水煎服。

复诊：服药5剂，咳止停药。2004年4月26日，因骑摩托车受凉复作咳嗽，再服6剂咳止，原方配丸善后，随访病未再发。

按语：本证是慢性支气管炎所致咳嗽，久病肺虚复感外邪，留滞于肺，肺失宣降而致，故以升脉散加炙甘草、沙参以滋阴润燥，而扶正气；止嗽散加清半夏、炙款冬花、炙枇杷叶、罂粟壳、鹅管石等宣肺祛痰止咳；鱼腥草、芦根清散肺邪。

对久病患者应注意扶正，扶正即祛邪。同时，应注意久病正虚邪伏，大邪去后以丸药善后，以拔伏邪，杜其病复。

止嗽散合二陈汤加减治外感咳嗽合并胸闷

王某，女，61岁，2010年3月5日初诊。

患者素有冠状动脉粥样硬化性心脏病（简称冠心病）与慢性支气管炎。近因外感诱发咳嗽，吐痰黏稠难咯。口中无味，食欲欠佳，并出现胸痛憋气，活动则心慌。大便可，小便黄，苔白少津，脉滑沉。

辨证：此患者年老病久，身体气血不足，复感外邪，邪入于肺，肺失宣降之职诱发咳嗽。

治则：宣肺清热，涤痰散结，益气养血滋阴。

拟方：桔梗10 g，炙紫菀15 g，炙百部15 g，陈皮15 g，半夏15 g，云茯苓20 g，鱼腥草30 g，半枝莲30 g，浙贝母15 g，白芥子10 g，鹅管石30 g，力参10 g，生龙骨、生牡蛎各30 g，丹参30 g，黄芪30 g，炙款冬花15 g，炙枇杷叶15 g，徐长卿15 g，麦冬10 g，炙甘草6 g，五味子10 g。水煎服。

复诊：服药6剂，平妥，守方更服6剂，诸症消失。停药1周观察，病未见反复。因病久顽疾，以上方配水丸常服3个月，病未见再发。

按语：本案为冠心病与慢性支气管炎患者，临床应特别注意此患者心、肺均有疾，当心、肺同调，视其病之轻重缓急，细心辨治。此以止嗽散合二陈汤加鱼腥草、徐长卿、鹅管石、浙贝母、白芥子等宣肺祛痰止咳；又以人参、麦冬、五味子加丹参、黄芪、生龙骨、生牡蛎、炙甘草益气养血安神以治其冠心病，二病同调，相辅相成，故获速效。

六炙合二陈加味辨治慢性久咳

俞某，女，62岁，2016年3月9日初诊。

患者咳嗽40余年，病情迁延，往往由外感诱发，多发于冬季，发则月余不愈，治疗能暂解一时。此次发于2015年入冬，虽用药后病情略轻，但至今未愈。经多次检查后诊为慢性支气管炎。现咳嗽吐黄痰，夜间加重，影响睡眠，食欲不佳，若饮食增加，身感有力，则咳嗽减轻。舌苔白腻，脉沉无力。

辨证：此乃中虚外感，治而未愈，邪入于肺，肺气不得宣发郁而化热，热邪郁肺,肺气不宣,故见咳吐黄痰。病久体虚,则体力疲惫,身感乏力;若饮食较好,营卫化源充足,气血旺盛,则体力增加,抗邪有力而咳自轻。此体现了"土能生金"之理。

治则:宣肺祛痰止咳,益气健脾和胃。

拟方:六炙汤、二陈汤、玉屏风散化裁。桔梗10 g,炙枇杷叶20 g,炙款冬花15 g,炙紫菀15 g,炙百部15 g,炙麻黄6 g,桑叶15 g,鱼腥草30 g,川贝母10 g,黄芪30 g,沙参15 g,炒白术10 g,云茯苓30 g,防风12 g,橘红10 g,清半夏10 g,炙甘草6 g,罂粟壳6 g,谷芽、麦芽各15 g。水煎服。

复诊:服药7剂,咳嗽大减,黄痰量少,身感有力,食欲增加,效不更方,上方继用7剂。

三诊:服药咳止,此久病之咳,欲根除须"实土益金",丸药缓图,上方略为加减,配水丸善后,以防病复;并嘱每秋冬之季,须丸药巩固疗效,防病再发。

按语:本案启示,治疗久病咳嗽反复发作难以根除时,应注意在汤剂治疗取效后,症状虽然消失,但不等于治愈,仍须继续增强其抗病能力,以防病复。并遵守天人相应的规律,在气候变化的秋冬或冬春时节,适时注意生活起居,亦当据体质选配丸药,调整其脏腑阴阳的盛衰,使之适应外在气候的变化,预防旧病发作,亦是重要一环。

六炙合玉屏风散治久咳、干咳

刘某,男,41岁,2016年5月6日初诊。

患者素有胃炎,时好时发。又于半年前外感,遗留咳嗽,迁延失治,至今未愈。现干咳,或有少量黄痰,难以咯出,口干渴饮,饮水暂解一时;咽中似物欲吐不出,欲咽不下,咽部暗红略肿。大便干,小便黄,苔薄黄少津,脉略浮数。

辨证:病为外感,治疗未愈,邪入于肺,留滞不去,肺失宣降,故咳嗽;邪滞于肺,化热蒸化津液而成黄痰;日久,热伤肺阴亦虚,故口干渴饮。邪滞于咽,故咽暗红,咽中如有物吐不出,咽不下。总因为邪滞肺咽,化热伤阴留滞不去。

治则：滋阴清热，宣肺止咳，祛痰利咽。

拟方：六炙汤、玉屏风散化裁。桔梗10 g，炙枇杷叶20 g，炙款冬花15 g，炙紫菀15 g，炙百部15 g，炙麻黄6 g，炙甘草6 g，桑叶15 g，板蓝根30 g，鱼腥草30 g，沙参15 g，麦冬10 g，川贝母10 g，荆芥、防风各10 g，橘红10 g，徐长卿15 g，黄芪30 g，炒白术10 g。水煎服，每日1剂。

复诊：服药7剂，咳嗽已止，效不更方。继服7剂后停药观察，病无反复。

按语：本案患者素有胃炎，又于半年前外感遗留咳嗽，反复未愈。细思之，为何病情迁延半年之久？实因素有胃炎，中焦化源受损，气血不足，抗病力弱，实为"土不生金"而肺气亏虚，正是"至虚之地，便是藏邪之所"，故患者脾肺气虚是根本。治用六炙汤加桑叶、荆芥、防风、板蓝根、鱼腥草、川贝母等以宣肺清热、祛痰止咳；病久肺阴亦虚而见口干渴饮等阴津不足之症，故加沙参以滋阴兼清其热，更加黄芪、炒白术、防风、橘红等药，健脾和胃益气以增化源而扶正，实有"补土生金"以益肺气之意。如此则肺气旺盛，得以宣发祛邪有力，故达邪祛正安之目的。半年久咳，10剂药速愈。

此案示人治病重在辨证，探求病机，准确把握理法方药一线相贯，使药与病对，应以扶正祛邪为底线，有的放矢，方取速效。

三、哮喘

麻杏甘石汤合升脉散治顽固性哮喘

张某，男，67岁，2006年5月31日初诊。

患者患哮喘20余年，加重3年半，1年中反复发作，冬天为重，常为外感诱发。症见喘促气急，咳嗽，咯吐黄痰难出，口干，活动则诸症加重，并伴见心悸不安。苔黄腻，脉沉弦。

辨证：病为痰热阻滞，肺气失宣，常年不愈，病程迁延，致哮喘型支气管炎。

治则：清热宣肺，祛痰定喘。

拟方：麻杏甘石汤合升脉散加味。蝉蜕10 g，炙麻黄6 g，炒杏仁10 g，石膏20 g，人参10 g，麦冬10 g，五味子10 g，炙百部15 g，炙款冬花15 g，桑白皮10 g，蛇床子15 g，天竺黄10 g，炙紫菀15 g，紫苏子10 g，鱼腥草30 g，甘草

6 g，石韦30 g。水煎服，每日1剂，6剂。

复诊：服药12剂，诸症消失，上方加蛤蚧1对，配丸药善后而愈。

按语：其病为哮喘型慢性支气管炎。患者长期患病，身体虚弱，易感外邪。邪入于肺，肺失宣降而喘咳，肺气郁滞化热而吐黄痰、口干。心肺气虚，故心悸不安；内有痰热，故苔黄腻而脉沉弦。故治宜清热宣肺、祛痰定喘，用麻杏甘石汤加蝉蜕、炙款冬花、炙紫菀、紫苏子、桑白皮、鱼腥草等宣肺清热定喘；肺为水之上源，故加石韦清热利尿，湿从小便而去，有上病下取之义；且有平喘之效；并用天竺黄清热豁痰止咳；久病肺肾气虚，故用炙百部、人参、麦冬、五味子等补益肺肾之气。诸药伍用，以达扶正祛邪之功。其症状消失，重要的是防其病复，故以上方加蛤蚧1对补肺益肾，增其纳气之力，服2个月余善后，病无反复而愈。

自拟平喘方治哮喘反复发作

仝某，女，30岁，2006年6月23日初诊。

患者自幼患哮喘。每年夏天炎热时即发作，发则以喘为主而兼咳嗽。伴见心悸胸闷不舒。吐痰色白，口干。苔白腻，脉沉滑。

辨证：患者素体肺气亏虚，痰饮内停，肺气壅闭不宣，气机上逆而致喘咳等证。

治则：清热宣肺，化痰平喘止咳。

拟方：自拟方。白果10 g，炙麻黄6 g，炒杏仁10 g，蝉蜕10 g，紫苏子10 g，石韦20 g，徐长卿10 g，力参10 g，麦冬15 g，五味子10 g，炙紫菀15 g，炙款冬花15 g，清半夏10 g，鱼腥草30 g，浙贝母15 g，炙甘草6 g，地龙10 g。水煎服，每日1剂。

复诊：服药18剂，症状基本消失，有时胸闷心悸，加丹参30 g，檀香10 g，郁金10 g，继服6剂。一切如常，配丸药善后而愈。随访3年余，未见反复。

按语：本案素体肺气亏虚，痰饮内停而肺气闭郁，邪热较轻者，治以宣肺平喘止咳为重点，兼以清宣肺热。其证喘重，故以白果、炙麻黄、炒杏仁、蝉蜕、炙紫菀、地龙、紫苏子宣肺降气平喘为重点，又用清半夏、浙贝母、炙款冬花祛痰止咳；鱼腥草清热。诸药合用，可达平喘为重兼止咳祛痰清热的目的。其方中徐长卿一味，辛温无毒，有消炎活血、温通经络之功；与鱼腥草同用，治疗慢性气管炎确有清热化痰、止咳、平喘之效，又有增强免疫功能，防其病复之功。

止嗽散合丹参饮加减治支气管哮喘

周某，女，62岁，2009年9月1日初诊。

患者患冠心病10余年，近因外感发热，热退而咳嗽不止，喘促胸闷，动则喘咳加重，喉中痰鸣，夜间更甚，难以平复。咳甚则胸部引痛，心悸乏力，彻夜难眠。痰多色白黏稠难咯。苔白腻，脉弦滑。

辨证：此由外邪束表，肺失宣降，痰瘀阻遏，气机郁滞而致。

治则：宣肺祛痰，止咳平喘，化瘀行滞。

拟方：止嗽散合丹参饮化裁。桔梗10 g，炙紫菀15 g，炙百部15 g，炙款冬花15 g，炙枇杷叶10 g，炙麻黄10 g，炙甘草6 g，荆芥10 g，前胡10 g，丹参30 g，檀香10 g，三七10 g，地龙10 g，蝉蜕10 g，徐长卿15 g，浙贝母15 g，橘红10 g，鹅管石20 g。水煎服，每日1剂。

复诊：药服5剂诸症减轻，更服5剂诸症消失，自行停药，1年后旧病复作，又以前方服6剂，诸症消后改汤为丸，上方加当归10 g，黄芪30 g，力参10 g，麦冬10 g，五味子10 g，共为细面，水泛为丸，每服10 g，每日3次。服月余以善后。

按语：患者素有冠心病宿疾，复外感迁延不愈。其病当治外感又顾及宿疾，不然将正气不支，难以祛邪，功溃立至，现咳喘痰鸣，又胸部引痛，心悸、乏力等为痰瘀阻遏，气机郁滞，故与止嗽散加炙款冬花、炙枇杷叶、炙麻黄、蝉蜕、徐长卿、鹅管石、浙贝母等宣肺化痰、止咳平喘。宿疾胸部闷痛、心悸等症状明显，当须急顾，故合用丹参饮加三七、地龙等活血化瘀，理气行滞，况地龙又能治喘。药与病对，故能效良。

治病必求于本，为防病复，原方加当归、黄芪、升脉散补益气血以扶助正气，防病复发。

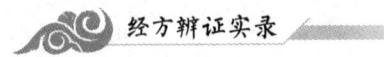

麻杏甘石汤合丹参饮治哮喘兼冠心病

姜某，女，72岁，2014年5月8日初诊。

患者素有冠心病、糖尿病多年。近半个月来，胸闷心慌，喘咳痰多黏稠，入夜及活动时诸症加重，甚则喘咳不得眠，唇有发绀，苔白黄腻，脉沉弦数。

辨证：此属肺中郁热，痰瘀阻遏，乃肺失宣降之职。

治则：宣肺清热，止咳平喘，兼以活血化瘀。

拟方：麻杏甘石汤、丹参饮加减化裁。炙麻黄6 g，炒杏仁10 g，石膏20 g，炙甘草6 g，蝉蜕10 g，炙紫菀15 g，炙款冬花15 g，徐长卿15 g，清半夏10 g，鱼腥草30 g，地龙10 g，丹参30 g，檀香10 g，三七10 g，生龙骨、生牡蛎各30 g，琥珀6 g。水煎服，每日1剂。

复诊：服药1剂，夜能入睡，喘咳稍轻。继服6剂，诸症大减，精神好转，体力大增，唯活动时稍有喘息。此邪去大部，正气未复，上方加黄芪30 g，炒白术10 g，防风10 g，补益中焦而益营卫化源，增强抗病之力，以达"补土生金"之旨，防其病复。

按语：本案病情复杂，治疗当考虑多种因素，应据病情适当兼顾，重点证候用药当有侧重，时刻注意病之变化，酌情加减。此案哮喘为主症，且痰多黏稠，甚则咳喘影响睡眠，故治以麻杏甘石汤为主方，加炙款冬花、炙紫菀、蝉蜕、地龙、清半夏、徐长卿、鱼腥草等，增强宣肺平喘、清热祛痰之力以治咳喘。然患者素有冠心病又见胸闷心慌，活动加重，唇有发绀等症，治当兼顾，因此又用丹参、三七、檀香、生龙骨、生牡蛎、琥珀等以防肺源性心脏病的发生。服药6剂，诸症减，复诊时主诉活动仍有轻微喘息，又加黄芪、炒白术、防风补益中焦、益营卫化源，以助康复。

止嗽散合麻杏甘石汤加减治哮喘反复

房某，男，10岁，2010年10月31日初诊。

患者近几年哮喘反复发作，诱发原因不明，发时咳嗽，喘不得卧，痰多难以咯出，且往往夜间发作，彻夜难眠。苔白腻，脉浮数。

辨证：患儿体虚气弱，外邪袭肺，由肺失宣降之职所致。

治则：宣肺平喘，化痰止咳。

拟方：止嗽散（改汤）合麻杏甘石汤化裁。桔梗6 g，炙款冬花10 g，炙紫菀10 g，炙枇杷叶12 g，川贝母6 g，橘红10 g，炙百部10 g，炙麻黄3 g，炒杏仁10 g，石膏15 g，前胡10 g，清半夏6 g，徐长卿10 g，鱼腥草20 g，炙甘草6 g。水煎服，每日1剂。

服后喘症仍重，加蝉蜕、蛇床子各6 g，以增强祛风、解痉止喘之力；若发热38℃以上，可加芦根30～60 g，青蒿20 g，知母3 g；热不退再加羚羊角粉（分2次冲服）1 g。

按语：哮喘是过敏性疾病，为常见病，往往反复发作，呈慢性过程，难以根除。经西药解痉平喘，脱敏及抗感染，甚则配合激素、吸氧、补液等治疗，可暂愈。中医学认为，哮喘多由宿痰内伏，外邪袭肺，肺失宣降，气机壅滞，痰气搏击所致。治宜宣肺平喘，止咳降逆，清热祛痰。本案患者为儿童，年幼而至阴至阳，抗病力弱，对中药敏感，用量不宜太大，以免伤正，只要辨证恰切，遣方选药适宜，即可显效。

麻杏甘石汤、六炙汤、玉屏风散合治外感喘咳

汪某，女，64岁，2016年3月14日初诊。

患者素体健康，半个月前始病外感，微微发热恶寒，流涕咽干，未在意，后即出现喘而咳，咯吐黄痰，甚则喘咳时作，自汗出如洗，乏力无神。入夜诸症加重。大便干硬难下，小便频数，苔腻微黄，脉浮滑。

辨证：此患者外感失治，邪气入肺，郁而化热，邪热煎熬津液而成黄痰；痰热阻肺，肺失宣降而成咳喘，肺与大肠相表里；肺为水之上源，肺气不宣，津液不得敷布于肠，肠中乏津濡润而大便干硬难下。肺主气外应皮毛，气虚不能固表则自汗出，甚则汗出如洗。入夜阳入于里，肺气宣发更加不利，故夜间喘咳、自汗等症加重。

治则：宣肺清热，平喘止咳，益气固表。

拟方：麻杏甘石汤、六炙汤、玉屏风散（改汤）化裁。炙麻黄6 g，炒杏仁

10 g，石膏30 g，川贝母10 g，鱼腥草30 g，瓜蒌15 g，桔梗10 g，炙枇杷叶15 g，炙款冬花15 g，炙紫菀15 g，桑叶15 g，炙百部15 g，炙甘草6 g，徐长卿15 g，黄芪30 g，炒白术10 g，防风15 g。水煎服，每日1剂。

复诊：服药3剂症轻，效不更方，继用7剂，诸症消失，停药观察1个月余，病无反复。

按语：本案哮喘证为邪热壅肺，痰热郁滞，肺失宣降而喘咳，故治宜宣肺清热、平喘止咳、益气固表，拟用麻杏甘石汤、六炙汤、玉屏风散（改汤）化裁。其中以麻杏甘石汤为主方，正如《伤寒论》曰："汗出而喘，无大热者，可与麻黄杏仁甘草石膏汤。"但其方祛痰力微，清热之力亦显不足，又加川贝母、瓜蒌、鱼腥草等祛痰清热以助之。但本案患者咳嗽重，亦须兼顾，故配以六炙汤，加桑叶、徐长卿以强力止咳，二方伍用喘咳可平。然病已半个月余，自汗多，气随汗亡已致汗出如洗，正气亏虚，卫表不固，故须合玉屏风散以益气固表，增其抗病之力。如此则邪去正复，抗病力增即能速愈。

四、胃痛

清胃散合四逆散治胃炎

李某，女，58岁，2011年1月13日初诊。

患者患胃炎20余年，时轻时重，反复发作，治未痊愈。近来腹胀，呃逆，心热，甚则吐酸水。有时惊惧不安。口渴而饮不多，自觉口中出热气。大便干硬难下，舌红绛干裂，疼痛无苔，脉弦数。

患者：此病由胃肠积热日久伤阴，热入营血所致。

治则：滋阴清热，理气导滞。

拟方：清胃散合四逆散化裁。生地黄20 g，牡丹皮15 g，白茅根30 g，升麻10 g，川黄连3 g，石斛15 g，天花粉10 g，当归10 g，莲子心6 g，竹叶6 g，石膏30 g，瓦楞子30 g，浙贝母15 g，柴胡10 g，炒白芍10 g，枳壳10 g，炙甘草6 g，川厚朴10 g。水煎服，每日1剂。

复诊：服药6剂，心热、口干渴、苔红绛干裂大减，大便通畅不干。复服6剂，舌不红绛，裂纹平复，大便正常，改丸药善后，防病再发。

按语：本案重点在病久，胃肠积热伤阴，入血。血热阴伤，胃阴亏虚，故舌红绛干裂无苔；热入营血，蒸腾营阴上潮，故渴饮不多，胃肠积热炽盛，故觉口中出热气，热盛伤津，肠中乏津濡润，故大便干硬难下。患者素有胃炎，胃失和降，气机壅滞，故腹胀、呃逆等症发作。治以滋阴清热，理气导滞，而病久正虚，不能攻伐，故以此法缓图，使热祛阴复，积滞缓下后病去康复。

四逆散合左金丸加味治胃痛反酸

田某，女，58岁，2007年10月24日初诊。

患者胃炎多年，时愈时发。近3个月余，胃脘部胀痛，吐酸水，呃逆，口干苦，食欲差，大便干，小便可。舌苔白腻，脉沉弦。

辨证：此病由肝郁气滞，胃气失和，胃肠积热而致。

治则：疏肝理气，和胃降逆，制酸止痛。

拟方：四逆散、左金丸加味。柴胡10 g，炒白芍10 g，枳壳10 g，川黄连10 g，吴茱萸10 g，木香10 g，莱菔子15 g，郁李仁15 g，延胡索20 g，瓦楞子40 g，浙贝母15 g，蒲公英30 g，谷芽、麦芽各20 g，炙甘草6 g，刺猬皮10 g，紫苏子（炒）10 g。水煎服，每日1剂。

复诊：服药6剂，胃脘胀痛，呃逆已减轻，大便不干，仍口干，食欲差，苔腻脉弦，上方去郁李仁，加石斛15 g，天花粉10 g，鸡内金15 g，又服6剂，诸症消失。为巩固疗效，上方配水丸，每次12 g，每日3次，月余后停药观察，2年来未见病情反复。

按语：患者"胃脘部胀痛，吐酸水，呃逆"，为肝胃不和、胃气失降、气滞于中而致，故予四逆散，加紫苏子（炒）10 g，木香10 g，延胡索20 g，疏肝理气，和胃降逆止痛；"口干苦""大便干""吐酸水"等是胃肠积滞邪热之征，故加蒲公英、浙贝母、莱菔子、郁李仁、川黄连等清热缓下以行其滞。且川黄连与吴茱萸、瓦楞子同用，有制酸止痛之效。又加刺猬皮活血通络止痛，更用炙甘草调药和中，诸药协同，直达病所，收效迅速。再用丸药善后收功。

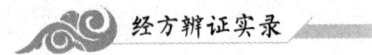

四逆散合二陈汤加味治胃炎

例1：李某，女，47岁，2008年12月11日初诊。

患者胃脘疼痛胀满多年，时发时止。近月余发作，胃脘部胀满疼痛，口干，食欲不佳，舌红苔白，脉沉弦，二便如常。

辨证：此病系肝郁克土，脾胃失和，气滞于中。

治则：疏肝理气，健脾和胃。

拟方：柴胡6 g，炒白芍10 g，枳壳10 g，木香15 g，紫苏梗20 g，延胡索20 g，陈皮10 g，清半夏10 g，云茯苓15 g，白芷10 g，谷芽、麦芽各20 g，党参10 g，鸡内金15 g，蒲公英20 g，铁树叶10 g，石斛12 g。每日2剂，水煎分2次服。

复诊：3剂痛止，6剂停药，观察年余未再病复。

按语：本例患者胃脘胀痛多年，属肝胃气滞、脾胃失和。故治以四逆散加木香、紫苏梗、延胡索疏肝理气止痛；二陈汤加白芷、谷芽、麦芽、党参、鸡内金，和胃健脾、消食化积；石斛益其胃阴；蒲公英、铁树叶清解胃中郁积邪热。诸药直达病所，收效迅速，疗效可靠。

例2：吴某，女30岁，2009年5月24日初诊。

患者近6年胃脘部疼痛。白天无发作，凌晨1～2时（子时）发作。作则胃脘部胀闷刺痛，心悸，伴从咽中沿食管部不舒，觉有气从胃脘上冲，咯咯有声。食欲差，乏力，二便可，苔白腻，脉沉弦。

辨证：此由肝胃失和，气郁痰滞而致。

治则：疏肝理气，和胃化痰。

拟方：柴胡10 g，炒白芍10 g，枳壳10 g，陈皮10 g，清半夏10 g，云茯苓10 g，木香10 g，丹参30 g，檀香10 g，延胡索20 g，蒲公英20 g，威灵仙15 g，五灵脂10 g，白芷15 g，甘松10 g，炙甘草6 g，谷芽、麦芽各20 g。水煎服，每日1剂。

复诊：服药6剂，胃痛未再发作，复服3剂，诸症消失，1年后随访，病未复发。

按语：本案病作于子时（1～2时），夜属阴，"阴邪自旺于阴分""阴病则昼轻而夜重，阴气与邪气交旺也"。脏属阴，腑为阳，入夜阴盛而阳衰，夜半阴盛，肝气旺乘胃家自虚之时病作，而"胃脘胀闷刺痛，心悸，伴咽中沿食管部不舒，觉有气从胃脘上冲，咯咯有声"，此即木乘土位，脾胃运纳升降失常，胃气不降而上逆所致，故拟四逆散加木香、檀香、延胡索疏肝理气、行滞止痛；二陈汤加白芷、甘松、谷芽、麦芽祛痰和胃；其胃脘"刺痛"为血瘀之征，故又配以丹参、五灵脂、威灵仙化瘀通络，且与延胡索、白芷为伍，更有止痛之功。故诸药配伍可收药到病除之效。

例3：郑某，女，48岁，2009年9月12日初诊。

患者胃炎多年，症见胃脘部疼痛痞塞，吐酸，"心热"，有时腹胀，伴见烦躁，心悸失眠，甚则彻夜不眠，大便稀黏，小便赤黄。苔腻微黄，脉弦略数。

辨证：肝胃不和，心经郁热。

治则：疏肝和胃，清其心中郁热。

拟方：四逆二陈汤加减化裁。柴胡10 g，炒白芍10 g，枳壳15 g，陈皮15 g，清半夏10 g，茯神15 g，炙甘草6 g，延胡索20 g，九香虫10 g，海螵蛸30 g，浙贝母10 g，蒲公英30 g，栀子10 g，琥珀10 g，莲子心6 g，生龙骨、生牡蛎各30 g，炒酸枣仁20 g，竹叶6 g。水煎服，每日1剂。

复诊：服药5剂诸症轻，唯大便稀黏，加川黄连6 g，紫苏梗30 g，木香10 g，丹参10 g。继用5剂，临床症消，改汤为丸善后愈。

按语：本案是肝胃不和，兼见心经郁热之症，其治既要疏肝和胃，又当清心中郁热，二者兼治为好，故以四逆散合二陈汤，以茯神易茯苓，疏肝和胃，加延胡索、九香虫、海螵蛸、浙贝母制酸止痛；心中郁热扰心而烦躁、心悸、失眠，且失眠甚重，故用栀子、莲子心清其心中之热，配竹叶使热从小便分消，更以蒲公英清胃中之热，以杜胃热影响心神，恐其心神不安，故加琥珀、生龙骨、生牡蛎、炒酸枣仁潜镇而安养心神。诸药相伍，肝胃和降，心神得以安养，其症自除，故收效迅速。恐其病复，上方配水丸善后。

例4：李某，女，80岁，2014年5月30日初诊。

患者胃脘部疼痛20余年，时愈时发。近来胃脘部偏右胀痛不舒，口干，有时吐酸水，"心热"，大便干、难下。舌苔黄少津，脉沉弦。

辨证：肝胃不和，肠胃积热。

治则：疏肝和胃，理气清热。

拟方：柴胡10 g，炒白芍10 g，枳壳12 g，陈皮10 g，清半夏10 g，云茯苓10 g，木香12 g，香附15 g，郁金10 g，延胡索20 g，火麻仁10 g，黄芩10 g，川厚朴10 g，石膏15 g，蒲公英20 g，瓦楞子30 g。水煎服，每日1剂。

复诊：服药6剂平妥，诸症减轻。又自述多年以来，素有子宫下垂，脱出不能自收，此证兼中气虚陷所致，当上方合补中益气治之。上方加黄芪30 g，炒白术10 g，升麻10 g，党参10 g，以益气补中，使元气升提之力增强。6剂后，子宫收缩回复，身体亦感有力。因病久体虚，配水丸善后，以防病复。

按语：本案胃脘部疼痛20余年，时好时发，此次发作胃脘偏右胀痛，口干，吐酸，证属肝胃失调，故与四逆二陈汤加木香、香附、郁金、延胡索疏肝理气，和胃止痛；又口干，吐酸水，"心热"，大便干、难下，加黄芩、石膏、蒲公英、瓦楞子、火麻仁、川厚朴等清泻肠中积热，缓下其大便。服药收效，诸症减轻。又自述有多年子宫下垂之症，脱出不能自收。此为中虚气陷之征，故加黄芪、炒白术、升麻、党参益气补中，以增强升提之力。本案说明证有轻重缓急，治应权衡利弊，掌握先后之序。

例5： 刁某，女，42岁，2011年3月8日初诊。

患者自述经某县医院查为胆汁反流性胃炎及食管炎，现症见胃脘部胀痛，有时痞闷不舒，呃逆连声，恶心，常吐酸水，咽部干痛，饮热水时自觉沿食管部灼热疼痛，按揉则舒，二便基本正常，苔白少津，脉沉弦。

辨证：此由肝胃失调，湿热郁滞，气机不畅而致。

治则：疏肝理气，和胃降逆，兼清湿热。

拟方：柴胡10 g，炒白芍10 g，枳壳10 g，陈皮10 g，清半夏10 g，云茯苓20 g，川黄连6 g，吴茱萸6 g，木香12 g，丁香6 g，柿蒂30 g，海螵蛸30 g，浙贝母15 g，川厚朴10 g，延胡索20 g，蒲公英20 g，半枝莲20 g，威灵仙15 g，山豆根

10 g，甘草6 g。水煎服，每日1剂。

复诊：服药6剂，诸症减轻，但晚间胃脘不舒，有时呃逆，此病久气虚上逆。加黄芪30 g补益中焦之气，以增强气运之力。

三诊：上方复服9剂，诸症消失，身感有力。嘱其注意生活调养，并上方配水丸善后，以巩固疗效。

按语：本案证情复杂，有肝胃失调，胃气失降，其气上逆之"胃脘胀痛……呃逆连声，恶心"，又有湿热随胃气上干食管之征，出现"饮用热水时自觉沿食管部的灼热疼痛"。还见湿热郁积于胃上逆而"吐酸水"之症，其治故用四逆二陈汤加川厚朴、延胡索、木香疏肝理气、和胃降逆，对肝胃失调起调节作用；伍用丁香、柿蒂降逆止呃，其柿蒂用量大至30 g，其降逆下气之力显著；又伍川黄连、吴茱萸清热解郁、降逆制酸，此方宜用于肝郁化热、胁肋胀痛、吐酸嘈杂等症；并加海螵蛸、浙贝母制酸止痛；同时针对湿热加用蒲公英、半枝莲、山豆根、威灵仙清热、通络。诸药伍用，药与症对，其效亦速。

例6：田某，男，30岁，2016年6月29日初诊。

患者胃脘胀满疼痛多年，诊为胃炎。现性情急躁，口苦，乏力，精神不振，怕冷畏寒，食凉饮冷即腹泻。背部发紧，板硬不舒，甚则隐隐作痛。腰脊酸软，绵绵而痛，大便稀有坠感，小便色白。舌苔厚而白腻，脉沉弦。

辨证：观脉症分析，当为肝郁脾虚气滞，阳虚中焦虚寒，已有气虚下陷之危。

治则：疏肝理气，健脾益肾，温阳散寒，补中益气。

拟方：四逆二陈汤合附子理中汤化裁。柴胡10 g，陈皮15 g，枳壳15 g，炒白芍12 g，紫苏15 g，云茯苓30 g，黄芪30 g，炒白术10 g，防风10 g，熟附子10 g，干姜10 g，力参10 g，砂仁10 g，淫羊藿20 g，升麻12 g，炙甘草6 g。水煎服，每日1剂。

复诊：服药7剂，胃脘胀满疼痛好转，背紧板硬怕寒畏凉、无力神疲等症大减。仍口苦、肠鸣，大便不成形。上方加谷芽15 g，麦芽15 g，蒲公英20 g。

三诊：服7剂后，诸症消失，身感有力神爽，唯有肠鸣。丸药善后。

按语：患者以"胃脘胀满疼痛"为主症，又性情急躁口苦，显示肝郁气滞化热，是肝胃不和、木克土之象。其病多年，诊为"胃炎"，胃居中焦属土，为营卫气血化生之源，病则化源受损，营卫气血则虚。气虚则乏力，卫外不固，则"怕冷畏寒"。食凉饮冷更伤其气，气虚津停为湿，寒湿下注为泻；背属督脉，统督诸阳，气虚损阳，阳虚有寒，则背寒发紧；气虚血滞，经脉不畅，甚则板硬而隐隐作痛。中虚脾运无力，先天之肾失于后天滋养而亏虚，肾为腰之府，肾虚则腰酸软而痛。

综上辨析，病重在中焦亏虚。故治宜疏肝理气以畅气机，肝郁解无化热之机；温阳散寒，补助阳虚以增其抗病之力，后口苦仍在，又加蒲公英清热祛邪以去口苦，如此则中焦气机畅达，正气得复，诸症悉解，病即速愈。

例7：耿某，女，55岁，2016年3月6日初诊。

患者胃炎10余年，时好时犯，日渐加重。近半年持续胃脘不舒，呃逆腹胀，口干不欲饮水。每餐后稍停20～30分钟即感饥饿，乏力，不愿活动，勉强活动则感心慌、胸闷；临近饥饿时往往出现头晕，懒动。查血糖属正常范围，大便稀，小便可，苔白腻，脉沉无力。

辨证：此由肝胃不和，中气亏虚所致。

治则：疏肝和胃，补中益气。

拟方：四逆二陈汤合补中益气汤化裁。柴胡10 g，炒白芍10 g，枳壳12 g，陈皮12 g，清半夏10 g，云茯苓30 g，黄芪30 g，炒白术10 g，升麻10 g，太子参10 g，丁香6 g，柿蒂30 g，白芷12 g，蒲公英20 g，丹参30 g，檀香10 g，生龙骨、生牡蛎各30 g，焦三仙（焦山楂、焦神曲、焦麦芽）各10 g，炙甘草6 g。水煎服，每日1剂。

复诊：服药7剂，胸闷心慌及饭后饥饿等症已除。但病久，正气仍虚，仍感乏力、无神。治当上方加淫羊藿15 g，益肾助阳醒神。

三诊：复服7剂，诸症消失，身感有力，原方再服3剂善后，以观后效。

按语：脾胃属中焦，营卫化源之地。胃炎多年，营卫化源功能受到影响，化源不足，气血渐虚，中气损伤，故餐后胃再游移精气上输于脾，而谷气充实，当有不饥之感。稍待一时即感饥饿为何？这是因饮食入胃，由胃磨谷，而其气不足以用，虚则喜求救于食，故稍待即有饥饿之感。故其治宜调理肝胃合补中益气，拟四逆二陈汤合补中益气汤化裁。服药诸症减轻，但乏力神疲，此病久累及肾阳亦虚，故须加淫羊藿15 g，振奋肾阳以醒神助力而愈。

例8：张某，女，18岁，学生，2016年10月2日初诊。

2年前，患者因饮食不节患胃炎。现胃脘不舒，时有疼痛，饮食减少，口中干渴，后则头晕乏力，疲倦易困睡；大便略干，小便色黄，舌质红少津苔剥，根部残留少量厚腻黏浊之苔，脉沉弦细数。

辨证：观其脉症，知此胃炎病久，由气阴亏虚，胃中有热，热灼胃阴，阴津亏乏所致。其病根本为胃炎。

治则：疏肝和胃，健脾益气，标本兼治。

拟方：选用四逆二陈汤加滋阴清热之品。柴胡10 g，炒白芍10 g，枳壳10 g，陈皮10 g，清半夏10 g，云茯苓15 g，败酱草30 g，黄芪10 g，炒白术6 g，石斛15 g，沙参15 g，天花粉10 g，谷芽、麦芽各12 g，炙甘草6 g，牡丹皮10 g。水煎2次合并，分2次温服。

复诊：服药7剂，胃脘部疼痛已止，饮食增加，舌质转红润有津，舌根部厚腻黏浊苔消失，满布薄白之苔，脉转和缓，但仍感乏力。此药对症，正气仍显不足，故上方加西洋参6 g，黄芪改为30 g，继服7剂。

三诊：服药后诸症消失，身感有力，但虑其胃炎2年余，恐难以根除，故嘱其生活中注意饮食调养，忌食辛辣、韭菜、生冷之物，以防病复。更配丸药善后。

按语：本案除胃炎外，胃阴亏乏，舌红苔剥，但舌根部仍有少量厚腻黏浊之苔，足证胃中有痰湿郁积，故治以二陈汤益脾和胃祛其痰湿之邪，以复脾胃功能；脉沉弦细数，为胃病涉肝，肝气郁滞，已影响肝之疏泄功能，故用四逆散疏肝理气以复疏泄之能；脉沉弦细数，且口干渴，苔剥舌红，大便略干，小便色黄，为阴亏有热，故用石斛、沙参、天花粉、败酱草、牡丹皮滋阴清热生津以复其阴津；又乏力疲倦易困睡，是气阴双亏、正气不足，故配用黄芪、炒白术、谷芽、麦芽建补中焦，以益气血化生之源；且与石斛、沙参同用，更能益气养阴，助其气阴早复。上述诸药协和，功在疏肝和胃，健脾益气，滋阴清热，从而可达扶正祛邪，恢复脏腑功能之目的，增强抗病之力而收速效。

例9：庞某，男，41岁，2015年12月7日初诊。

患者素有胃炎10余年，时轻时重，病延至今，现"离心"时作，甚则吐酸水，胃脘部嘈杂不舒，腹胀呃逆。每日晨起4～5时，小腹胀痛即欲大便，便稀，多为水便混杂之物，且有重坠疼痛及凉感。平时怕凉，畏风寒，不能食凉饮冷；若有食凉饮冷则大便稀为水液、小腹坠痛等。舌苔白腻，脉沉弦。

辨证：此由肝胃不和，脾虚寒湿留滞肠中，气机不畅所致。

治则：疏肝和胃，理气行滞，健脾化湿，通畅气机。

拟方：选用四逆二陈汤、黄芪建中汤化裁。柴胡10g、炒白芍10g、枳壳15g、陈皮15g、清半夏12g、云茯苓30g、蒲公英20g、海螵蛸30g、木香15g、旋覆花（包煎）15g、赭石15g、黄芪30g、炒白术10g、防风12g、白芷15g、甘松15g、人参10g、炙甘草6g、干姜10g。水煎服，每日1剂。

复诊：服药7剂，"离心"，胃脘部嘈杂、腹胀、呃逆等症大减，大便每日1～2次，已无重坠疼痛之感，但脐下仍感胀痛，上方加乌药、延胡索各15g。

三诊：服药12剂，诸症消失，消化正常，大便成形，身感有力。病久正虚，难以根除，以上方配水丸，每次12g，每日3次，善后。

按语：本案胃炎病已10余年，肝胃脾之功能失调，导致正气亏虚，寒湿留滞阻碍气机不畅而诸症丛生。综合分析，以疏肝和胃，理气行滞，健脾化湿，通畅气机为主治。用四逆二陈汤加木香、旋覆花、赭石等疏肝和胃，理气降逆行滞，健脾祛湿，以畅气机；合黄芪建中汤加白芷、甘松等温里回阳，祛其寒湿之邪，扶正以助气机通畅；同时予玉屏风散（黄芪、炒白术、防风）改汤更助补中益气而增祛寒湿之力。综上分析，所用方药与病症之机相符，故能取效。但此病久正伤，症虽消失，正气恐难速复，欲彻底治愈，仍应以上方据病情配水丸善后为好。

例10：励某，女，51岁，2015年4月15日初诊。

患者素有胃炎多年，面色黄暗，疲惫乏力，整日胃脘胀满不舒，两胁隐痛，口干口苦，小腹坠胀不舒，大便黏腻不爽，但未见白浊脓性之物。每大便前先觉小腹胀痛，便后一切如常。苔白腻微黄，脉沉弦略数。

辨证：中气亏虚，肝郁气滞，伴肠中郁热。

治则：疏肝理气，解郁行滞，和胃清热。

拟方：四逆二陈汤、补中益气汤化裁。柴胡10 g，炒白芍10 g，枳壳15 g，青皮、陈皮各10 g，清半夏10 g，云茯苓15 g，黄芪30 g，炒白术10 g，升麻10 g，当归10 g，党参10 g，砂仁10 g，蒲公英20 g，川黄连6 g，吴茱萸6 g，木香10 g，香附15 g，延胡索20 g，乌药15 g，谷芽、麦芽各15 g，炙甘草6 g。水煎服，每日1剂。

复诊：上方连服20剂，面色红润，身感有力，诸症基本消失，唯感腹部不舒，口中微苦。此药效病微，邪热尚存，上方川黄连改为9 g，木香改为15 g，继用7剂。

三诊：服药后口苦消失，小腹反觉胀满不舒，大便难下，诉愿服原初诊方。服7剂后身感舒适，小腹胀满已除，大便正常，停药观察，病未见反复。

按语：本案为中虚气滞兼肠中湿热，治以四逆二陈汤加蒲公英、川黄连、吴茱萸、香附、木香、砂仁、乌药、延胡索、谷芽、麦芽等疏肝理气，解郁散结，和胃清热，以除口干口苦、胃脘胀满、两胁隐痛等症。此虽治上症，但补中益气之力不足。故合补中益气汤扶正增力；用药3周功效大显，药效病微，唯独腹部不舒，微微口苦，本当效不更方，原方照服。但见其口苦，腹部不舒，即增川黄连、木香用量，清热理气力量更大。但未细思，只是"微微口苦""腹部不舒"，而非"口苦""胃脘胀满"，以致药力过大，苦寒虽能清热去其"口苦"亦易伤正。木香可理气行滞，过用亦与病体无益。故药后虽口微苦已除，却常腹胀满及大便难下。实为药伤正气无力运行而停滞之故，因复用原方继服，获邪去正安诸症得除之效。

本案示治病过程中，当邪微病轻之时，正虚不任攻伐，应增其扶正之品，使正能胜邪，邪去正安，方为的对。故治病中，时刻想到药能治病，用之不当亦能

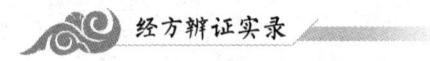
伤人，当铭记于心。此亦示人"效不更方"之名训。

黄芪建中汤合丹参饮加味治胃脘空痛

杨某，女，28岁，1998年5月11日初诊。

患者自幼胃脘痛，诊断为浅表性胃炎，久治未愈。近2年加重，每因学习工作紧张食欲不佳，空腹即"胃脘空痛"，稍食即痛减。近年来每次疼痛即感身冷背寒，甚则战栗，必覆被，饮热水微汗而冷始减，反复发作，日二三次不等。面色萎黄，月经后期。舌淡苔白厚腻，脉沉弱。

辨证：患者自幼胃脘痛，近2年"胃脘空痛"，此由久病中虚寒滞、气血郁阻可知。每痛则身冷背寒，甚则战栗，此乃中虚寒滞，营卫化源不足；气虚寒滞，营卫不能外达，卫不固外。其背寒者，背属督脉，督脉统督诸阳；寒湿郁阻，阳气不能转行于背，故背寒；甚则筋脉失于阳气温煦而战栗。面黄、月经后期等皆为气血虚之征。

治则：补虚温中，散寒行滞。

拟方：方用黄芪建中汤合丹参饮加味。桂枝9 g，炒白芍15 g，炙甘草6 g，生姜3片，干姜6 g，黄芪30 g，党参12 g，炒白术12 g，甘松12 g，檀香9 g，砂仁9 g，丹参20 g，熟附子6 g。水煎服，每日1剂。

二诊：服药9剂，胃脘空痛、背寒战栗等证候基本消失，唯有时吐酸，苔白腻，脉沉略有滑象，上方加海螵蛸30 g，浙贝母15 g。

三诊：上药服至6剂，胃脘疼痛未再出现，食欲大增，身感有力，吐酸已无。复以上方6剂配为水丸善后，病无反复。

按语：胃脘疼痛的病因病机不一，其治各异。本案为久病中虚里寒，气血郁滞而致。故以黄芪建中汤加干姜，温阳散寒，健补中焦以益气血化源；党参、炒白术与熟附子、炙甘草、炒白芍伍用，又具附子汤之义，有温阳散寒、化湿止痛之功；且丹参饮能活血化瘀，理气止痛。久病寒滞必气血郁阻，复加甘松更有理气行滞、疏肝解郁止痛之效。诸药合用，可达温阳散寒、活血化瘀、祛滞止痛之功。虽收效迅速，但病久正虚难愈，即使症状消失，亦易复发，故复以上方配水丸善后。详问许多久病反复不愈者病史，往医并非治之无效，其不愈者，多因症状消失，未能正确善后处理，以致反复发作。

小柴胡汤合四逆二陈汤加减治胃炎兼颈部淋巴结炎

张某，男，22岁，2017年9月10日初诊。

患者素有胃脘部疼痛不舒，腹胀，呃逆，有时反酸，曾诊为胃炎。于5年前外感后发热，头痛、咽干、颈部疼痛等，经治疗发热、头痛等症消失，但左颈部胀痛不减，诊为"左颈部淋巴结炎"。经治未愈，时轻时重，近3周左侧淋巴结胀痛肿大，按之有花生粒样淋巴结节2个，小淋巴结节多个，质硬压痛，伴见37.6℃低热，身感乏力，头痛无神，口干口苦，不能坚持学习，苔黄腻，脉沉弦。

辨证：病为外感，经治发热头痛虽消退，但邪未尽解，反入于里，阻结颈部，颈部属少阳，其经脉郁滞不畅，蕴结生痰，致成结肿，而肿胀疼痛等。

治则：和解少阳，清热活血，软坚散结，佐以健脾益气。

拟方：小柴胡汤四逆二陈汤化裁。柴胡12 g，黄芩10 g，姜半夏10 g，党参10 g，赤芍12 g，枳壳15 g，莪术15 g，陈皮12 g，云茯苓30 g，薏苡仁30 g，炒地榆20 g，夏枯草30 g，生龙骨、生牡蛎各30 g，瓦楞子30 g，金银花30 g，连翘15 g，黄芪15 g，炒白术10 g，防风12 g，炙甘草6 g。水煎服，每日1剂。

复诊：服药平妥有效，连服14剂，淋巴结肿胀疼痛、发热头痛、口干口苦等症均已轻微，查淋巴结节变软变小，已无触压疼痛，但胃脘部不舒，呃逆仍在。上方加丁香6 g，柿蒂30 g，继服。

三诊：服药7剂，淋巴结节软小，无触压疼痛，胃脘已无呃逆不舒，身感有力，精神转好，恢复正常学习，上方继用7剂善后。

按语：患者久病胃脘腹痛、呃逆等，显示肝胃不和，诊为胃炎，虽经治疗，但病情迁延，正气损伤，致5年前外感而"头痛发热、咽干，颈部疼痛"，经治外感之症虽消，但颈部胀痛不减，诊为"左颈部淋巴结炎"，病情未得彻底治愈，并于3周前外感后症情加重。"左颈部淋巴结肿大疼痛"，口干口苦，头痛、发热等。患者病入少阳无疑，故治与小柴胡汤加夏枯草、生龙骨、生牡蛎、瓦楞子、莪术等，以解半表半里之邪，活血行滞，软坚散结；又因"胃炎"久病，故配以四逆二陈汤加黄芪、炒白术、薏苡仁健脾益气，调和肝胃之力增强，抗邪有力。

值得注意的是，药物配伍应相辅相成，如此方中柴胡、黄芩能清半表半里之热，与辛凉发散清热之金银花伍用，既能辛凉发散其热，又助黄芩清热而且使半里之热向外透发；同时配用连翘，增其清热凉血之用，防其半里之热内传，使热向外透解无余。体现了"除邪务尽，扶正致常"的学术思想。

四逆二陈汤合龙胆泻肝汤加减治胃炎兼胁痛症

周某，男，42岁，2011年8月31日初诊。

患者平素性急易怒，好生闷气，于6年前胃脘及两胁胀满疼痛，呃逆时作，口干口苦，虽经多方治疗，效不显著。1年后又增小腹及阴部抽胀疼痛时作。大便时干时稀，小便黄赤短少。舌苔黄腻，脉弦细。

辨证：其人"性急易怒，好生闷气"，为肝气亢盛，气机郁滞于中，胃失和降，其气上逆，故见"胃脘及两胁胀满疼痛呃逆"。病久，肝郁气滞化热；脾失运化，留湿为患，湿与热合，湿热循经下注肝经之地，故又增"小腹及阴部抽胀疼痛""口干口苦，小便黄赤短少"，均为湿热之象。故其病机为肝郁气滞，湿热蕴郁。

治则：疏肝理气和胃，清泻肝经湿热。

拟方：四逆二陈汤合龙胆泻肝汤化裁。柴胡15 g，炒白芍15 g，枳壳15 g，陈皮10 g，姜半夏10 g，云茯苓30 g，龙胆10 g，栀子10 g，黄芩6 g，生地黄15 g，车前子（包煎）15 g，泽泻10 g，木香20 g，延胡索20 g，川楝子10 g，乌药15 g，黄芪30 g，川厚朴12 g，沉香6 g，甘草6 g。水煎服，每日1剂。

复诊：服药6剂，胃脘及两胁胀痛大减，下腹及阴部抽胀已轻，但仍乏力，不愿活动，加黄芪30 g，丹参30 g，淫羊藿20 g，益气助阳养血，以增体力。

三诊：服药效良，连用20剂，诸症消失，体力倍增。愈2年后随访，病无反复。

按语：患者"性急易怒，好生闷气"为肝气亢盛，木盛克土，胃气失和，气滞于中则两胁胀满疼痛，胃气不降而上逆则呃逆，故治用四逆散加重理气之药（川厚朴、木香、乌药、沉香、延胡索、川楝子等）疏肝理气、行滞止痛。肝木克土，脾胃受制则运化失常，胃气失降，故治以健脾和胃，用二陈汤加黄芪等健脾益气、化湿祛痰，与四逆散加味伍用，更能助力其通畅气机之用。本案以四逆二陈汤为主方，然病久肝郁气滞化热，热已伤津致口干、口苦、小便黄赤短少；湿热下移而小腹及阴部抽胀疼痛，故合用龙胆泻肝汤以清泻肝经湿热，二方化裁，恰合病机，药与病对，故收效迅速。

总观本案用药之效，主在配伍恰当，用量适中，药与症对；此病痰结气滞较重，并用理气化痰行滞药，起到重要作用。方中四逆二陈汤已力显不足，故重用木香，理气疏导滞气而治胁腹胀满疼痛为要药，它能疏达肝气，顺之逆气，表里通达，管统一身上下内外诸气，是调理诸气要药，有调气之功、下气宽中之能，故专治气滞诸痛。并与川厚朴合用，增其沉降散滞、燥湿消痰、下气止痛之力。更配以沉香专以化气降逆、疏通气机，对气郁气结者殊为要药，对本案诸症更为适宜。如此配伍，恰对气郁痰结之胀满疼痛，故收效快捷，自在情理之中。

大柴胡汤合小陷胸汤治胃炎兼胁背胀痛症

毕某，女，66岁，1998年5月19日初诊。

患者10余年前因情绪郁闷致胃脘及胁背胀痛，虽治未除，时轻时重；近年来日益加重，夜间尤甚。胃脘部痞闷不舒，按之则痛，吐酸恶心，口干不欲饮水，食欲差，有时心中烦乱。大便硬、难下，3～6天1次，小便略黄，脉沉弦，苔黄腻。

辨证：综观其证，系肝气郁滞，日久由木及土，致枢机不利、气机结滞，故胁背胀痛；肝气横逆犯胃则胃脘痞闷不舒；病久郁热内生，胃热制约于脾，脾不为胃行其津液，而肠中乏津濡润，则大便硬而难行，以至于3～6天1次。胃热，津结为痰，痰热阻滞，故按之则痛。胃热痰阻，胃气失和，故吐酸恶心、口干不欲饮水，食欲不振。

辨证：其病是气滞于中，痰热内阻，胃强脾弱之证。

治则：疏达肝胆，行气导滞，涤痰清热，润肠通便。

拟方：大柴胡汤合小陷胸汤化裁。柴胡15 g，炒白芍20 g，枳实15 g，清半夏12 g，黄芩12 g，川大黄9 g，党参9 g，瓜蒌30 g，川黄连9 g，火麻仁15 g，郁李仁15g，瓦楞子30g，炒杏仁10g，郁金15g，甘草6g。水煎服。

复诊：服药12剂，诸症消失，食欲增加，身感有力，但腹中有空虚感，苔薄白腻，脉缓无力。此邪去中虚，治当益气建中，用香砂六君子汤，服药6剂，腹中空虚感消失，感觉正常，恐其病复，药减其量，2日1剂，又服3剂，停药而愈。

按语：本案病久，气滞于中，痰热内阻，胃强脾弱而致病，故以大柴胡汤枢转气机，行气导滞；因痰热内阻，用清半夏、川黄连、瓜蒌祛痰清热，导滞下行，实含小陷胸汤之意，祛其痰热互结之邪；病久而胃热津伤，脾为胃热之制约，不为胃行其津液，大便硬而不行，故加火麻仁、炒杏仁、郁李仁润肠通便，以治胃强脾弱之证。复以瓦楞子软坚散结，制酸止痛，服后邪去中虚，扶正为主，治以香砂六君子汤，又因病久，防病反复，故药减其量，2日1剂，又服3剂善后。

此案说明治病在祛邪、扶正两个方面，祛邪之中当注意调整脏腑功能；扶助正气是防病复的重要手段。

四逆二陈合理中汤加味治胃炎兼 "胃中向外出凉气" 症

张某，女，46岁，2007年12月6日初诊。

患者胃脘部疼痛发凉多年，在县医院查钡剂透视为胃炎，经治未愈，迁延至今。症见胃脘部胀满疼痛呃逆，总觉 "胃中向外出凉气"，食欲不佳，性情急躁易怒，近2年出现头前额部发紧出凉气。眼周凉，有紧缩感，眼皮跳动不止。经常失眠，心悸不安。面黄瘦弱，身感乏力，小便清长，大便稀，舌苔白腻，脉弦细。

辨证：此乃病久气血亏虚，肝胃气滞，脾虚寒湿为患。

治则：疏肝理气，祛湿健脾。

拟方：四逆二陈汤合理中汤加味化裁。柴胡10g，炒白芍10g，枳壳15g，陈皮10g，清半夏10g，云茯苓30g，黄芪30g，干姜10g，炒白术10g，白芷15g，甘松10g，细辛6g，炙甘草6g，吴茱萸10g，力参10g，谷芽、麦芽各10g。水煎服，每日1剂。

复诊：服药6剂，诸症减轻，仍失眠、心悸不安。上方加炒酸枣仁30 g，生龙骨、生牡蛎各30 g，琥珀12 g，继服6剂。

三诊：服药后睡眠好转，心悸不安已除，身感有力，食欲转好。上方继用3剂，停药观察，病无反复。

按语：本案初始"胃脘部疼痛发凉多年"，知其脾胃虚寒，诊为胃炎。病情迁延，渐渐加重，出现"胃脘部胀满疼痛，呃逆""胃中向外出凉气""食欲不佳"，性情急躁易怒，此因脾胃虚寒，中气亏损，"肝木克土"而致胃气不降，气滞于中，而上逆症现"胃脘胀满疼痛呃逆"，胃中寒凉之气随呃逆外出，呈现"胃中向外出凉气"之感。胃中寒凉之气随经上泛，故见"头前额发紧出凉气""眼周发凉紧缩感"，紧则为寒，寒则气血凝滞不畅、欲通不能，又见眼皮跳动，气血通则跳动止。病久，气血亏虚加重，心失其养，则悸动不安；心主神明，阴血亏虚，阳不能潜领于内，心神无主则失眠。气血亏虚则面黄瘦弱，身感乏力。

从上分析可见，本症关键在脾胃中焦虚寒，中焦为气血化源之地，病久致肝胃气滞，脾虚寒湿为患。因治以四逆二陈汤加吴茱萸、黄芪、谷芽、麦芽疏肝理气，和胃健脾化湿行滞，以调畅中焦；但病久中虚寒湿较重，药力已显不足，故合用理中汤加白芷、甘松、细辛以温中散寒、祛湿化滞；如此则寒湿邪去，正气得复，气机畅行，脏腑功能得以恢复，诸症自除。

本案值得深思的是内脏寒湿之邪，由内反映于外而症见"凉气""紧缩"等，反之又可以此见证里寒。这说明"欲知其内者，当以观乎外；诊于外者，斯以知其内。盖有诸内者形诸外，苟不以相参，而断其病邪之逆顺，不可得也"（《丹溪心法》）。

四逆二陈汤加味治疗胃炎兼肠中虚寒症

郭某，女，40岁，2013年7月14日初诊。

近3年来，患者胃脘部胀满疼痛，每因食凉饮冷加重，伴见身感乏力，消化不良，甚则呕吐，腹泻，呃逆连声。大便稀，每日1～2次，甚至3～5次不等，苔白腻厚，脉沉弦。

辨证：此由肝胃不和，胃肠虚寒，寒湿阻滞，气机不畅而致。

治则：疏肝理气，温阳散寒，和胃化湿。

拟方：四逆二陈汤加味。柴胡10g，炒白芍10g，枳壳15g，陈皮15g，清半夏10g，云茯苓30g，木香12g，延胡索20g，紫苏梗20g，白豆蔻10g，炮姜10g，细辛6g，川厚朴15g，黄芪30g，蒲公英20g，焦三仙各15g，炙甘草6g。水煎服。

复诊：服药7剂，诸症基本消失，唯觉口涩，舌苔薄白少津，大便成形，每日1次，此温通辛散、健脾化湿之品虽使寒湿祛除，胃肠功能恢复，但阴津亏乏，故去细辛、炮姜、清半夏、白豆蔻之温燥，加石斛以益胃阴。

7剂后诸症已消，身感有力。其病时长，为防病复，上方配水丸服月余善后，病无反复。

按语：慢性胃炎其病已久，病复之因在治不彻底，故须丸药善后，以除病根。

胃炎者初愈，应特别注意饮食调养。对生冷、辛辣、肥腻厚味等食物，应少食或不食，韭菜、辣椒尽量不食。同时，饮酒不能过量，否则对身体有害无益。情绪变化对肝胃功能影响较大，故稳定情绪，保持舒畅心态，是治胃病的重要一环，患者与医者均应重视。

四逆二陈汤合干姜黄芩黄连人参汤治胃炎兼呕吐下利症

徐某，男，57岁，2016年5月1日初诊。

患者素有慢性胃炎、胆囊炎。于就诊前天喝喜酒饮冷食凉后，当晚即发热38℃，胃脘胀满疼痛、恶心，呕吐1次；夜12时30分腹泻，至晨泻10余次。后服小建中颗粒1次，发热渐退。但仍恶心，胃脘部疼痛胀满不舒，大便稀水，每日10余次，烦躁不安，夜不能眠。口干口苦，不欲饮水。苔白腻，脉沉弦。

辨证：此患素有胃炎，又饮酒食凉，伤其脾胃，以致脾不升清，胃不降浊，升降失职，清浊不分而湿浊下注于肠则腹泻，郁阻于中，胃气上逆而呕吐，致呕泻之症。

治则：疏肝和胃，健脾化湿，清上温下。

拟方：选用四逆二陈汤合干姜黄芩黄连人参汤化裁。柴胡12 g，炒白芍15 g，枳壳15 g，陈皮12 g，清半夏12 g，茯神30 g，生龙骨、生牡蛎各30 g，蒲公英30 g，海螵蛸30 g，干姜10 g，川黄连6 g，黄芩6 g，力参10 g，黄芪30 g，藿香15 g，白芷15 g，延胡索20 g，炙甘草6 g，诃子15 g。水煎服，每日1剂。

复诊：服药7剂，诸症减轻，恶心已除，但觉两胁胀痛，大便稀，每日3次。上方加木香12 g，香附12 g，理气止痛。

三诊：诸症已消，精神好转，体力渐复，停药观察。

按语：患者素有胃炎、胆囊炎，胆胃久病，正气亏虚。又饮酒食凉，更伤脾胃。酒性湿热，留滞胃肠影响其升降之职，脾不升清，留滞为湿，湿阻气滞，故胃脘胀满疼痛不舒，以致胃气不降，上逆欲吐，甚则呕吐。食凉滞留于胃，加之脾不输津，而留滞为湿，下注于肠，则腹泻，甚则日10余次。气随利亡，其气更虚，虽服小建中颗粒，温中补虚，缓急止痛，但其力不足以抗邪扶正，故发热虽退，毕竟正气不足以祛邪，邪仍留滞，症仍欲呕，胃脘部疼痛胀满，大便每日10余次，且口干、口苦等肝胃功能失常、正气亏虚、上热下寒之症。故治以调理肝胃脾并温阳散寒、清上温下之方，服后病情大减，正气渐复，又因气滞两胁胀痛，加木香、香附以增理气止痛之力，故收功。

四逆二陈汤加清热解毒之品治疗胃炎兼红斑狼疮

王某，男，34岁，2013年11月17日初诊。

患者胃脘部胀痛18年之久。现胃脘胀痛，吐酸水，口干渴欲饮水，饮而不多；性情急躁，好生闷气；每食凉或劳累加重时，常出现头晕、乏力。3年前背部出现皮疹及暗红色如豆粒大小的斑块并连成片，日夜作痒，久久不退。二便可，苔白腻，脉沉弦。

辨证：此由肝胃不和，湿热毒邪郁滞所致。

治则：疏肝理气和胃，祛湿清热解毒。

拟方：四逆二陈汤加清热解毒之品化裁。柴胡12 g，炒白芍12 g，枳壳12 g，青皮、陈皮各10 g，清半夏10 g，郁金10 g，云茯苓30 g，川黄连6 g，吴茱萸6 g，海螵蛸30 g，生牡蛎30 g，蒺藜20 g，蒲公英30 g，土茯苓30 g，白鲜皮30 g，薏苡仁30 g，延胡索20 g，炙甘草6 g。水煎服，每日1剂。

复诊：服药14剂，胃脘疼痛，吐酸水，口干欲饮等症消失。背部皮疹及红斑仍在，但未见新生斑、疹，上方加黄芪30 g，炒白术10 g，防风12 g，金银花30 g，以增强清热解毒及抗病之力。服药7剂，自感身体舒适，以为病愈而停药。

三诊：至2014年5月8日，患者停药近半年期间，正常工作、劳动未有不适，但5月8日后，自感小便点滴不尽，尿时灼热，并腰酸痛、心慌。查心电图示心律失常；尿检：蛋白（＋）。此病累及心肾，治遵前方加减：柴胡10 g，炒白芍10 g，云茯苓30 g，陈皮10 g，清半夏10 g，川黄连6 g，吴茱萸6 g，生龙骨、生牡蛎各30 g，丹参30 g，土茯苓30 g，白鲜皮30 g，蒲公英30 g，虎杖12 g，黄芪30 g，薏苡仁30 g，炒白术10 g，防风10 g，金银花20 g，甘草6 g。水煎服，每日1剂。

四诊：上方服16剂，诸症已消，查尿蛋白阴性，以后上方改水丸常服。

按语：本案以久病胃脘痛胀为主症。其人性急易生气，伴见吐酸，口干渴饮水不多，显见肝气亢盛，有"木克土"之征。故拟四逆二陈汤加郁金、川黄连、吴茱萸、生牡蛎、延胡索等疏肝理气、和胃制酸、止痛清热以治主症，又配以蒲公英、土茯苓、白鲜皮、薏苡仁等清热解毒祛湿以疗疹斑，此即久病与新病同在，治宜兼顾，但治疗当分主次，辨病证轻重缓急。本证"胃脘腹痛"久治不愈，且现症明显，须急治以解病苦，此病居中焦，中焦乃营卫化源之地，久病则气血化源受损，正气抗邪无力。至虚之地，便是藏邪之所。正气抗邪无力，邪从皮毛外袭，郁滞肤表而成疹、斑；其疹斑痒等昼夜不退，又须急治，因用表里同治兼顾之法。

由此案可知，医者在临床治疗久病与新感之病两相兼有时，当辨病情轻重缓急，应先急后缓。一般情况表里同病当先表后里；若里症急重，又应先里后表，若分不清表里轻重缓急，可表里同治；应以解除病苦为主。医者当细心辨析，慎重掌握，切记！

四逆二陈汤合四君子汤加味治疗胃炎兼肛门湿疹症

王某，男，58岁，2016年12月28日初诊。

患者患胃炎10余年，常胃脘隐痛，食欲较差，不能食凉，乏力无神，活动即自汗，性急易怒，腰脊酸软疼痛。近3个月阴囊及肛门周围至尾骨部出现湿疹，作痒，搔后有黏液分泌物，擦后再出，以致心情烦乱，夜间瘙痒更甚，往往影响睡眠。大便稀，每日2～3次。苔白腻，脉沉弦缓。

辨证：此由脾肾阳虚，肝胃不和，湿热下注所致。

治则：健脾益肾，疏肝和胃，祛湿清热。

拟方：四逆二陈汤、四君子汤加益肾药化裁。柴胡12 g，炒白芍10 g，枳壳10 g，陈皮15 g，清半夏10 g，云茯苓30 g，芡实15 g，土茯苓30 g，白鲜皮30 g，苦参10 g，车前子20 g，力参10 g，炒白术10 g，淫羊藿20 g，山药30 g，山萸肉15 g，黄芪30 g，白芷15 g，炙甘草6 g，谷芽、麦芽各20 g，诃子15 g。水煎服，每日1剂。

复诊：服药7剂，阴囊及肛门周围至尾骨上部搔后黏液分泌物减少，胃脘部隐痛消失，食欲仍不好，胃灼热，口苦，上方加川黄连6 g，吴茱萸6 g，海螵蛸30 g。

三诊：服药6剂，阴囊及肛门处分泌物消失，食欲好转，唯自汗明显，加麻黄根15 g，生牡蛎30 g，黄芪改为50 g，以增强益气固表止汗之力。服7剂后，其病已愈，停药观察。因患者胃炎已10余年，恐病反复，四逆二陈汤化裁，配水丸，服月余善后。

按语：本案先病胃炎已10余年，正气损伤消耗。现胃脘疼痛，食欲较差，不能食凉，胃家虚寒可知。脾胃关系密切，由胃及脾，脾气亦虚，则症见"乏力无神，自汗便稀，每日2～3次"。脾虚失职，湿停于里，病涉于表，渐致脾虚及肾，而见腰部酸软疼痛；肾家虚则见"水不涵木"，肝气自盛，故现性情急躁易怒。肝主疏泄，其脉络阴器。肝气失调，湿邪久郁生热。湿热循经下注，故见阴囊及肛门处有黏液分泌物，此为湿热阻遏，气机不畅，蕴而成湿疹。病虽有久病新病之别，却有内在病理的延化，故可同治。因用四逆二陈汤、四君子汤加黄芪疏肝和胃、健脾益气、祛除湿浊、调理中焦，以益营卫化源，补益气血，为治后天之本；又用山药、山萸肉、淫羊藿、芡实等与四君子配伍，以益肾之先天，可达健脾益肾，杜其生湿之源。如此则先天促后天，后天滋先天，生化无穷，人即健康无病。故久病新病均愈。

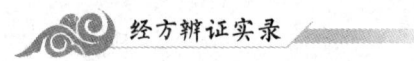

四逆二陈汤合川芎茶调散治胃炎兼头痛症

辛某，女，34岁，2017年4月30日初诊。

患者12岁患脑膜炎，遗留头顶胀痛20余年，每因生气急躁等情绪波动或遇冷风刺激即发，迁延至今。2017年2月起，头顶部及两侧太阳穴处持续胀痛，并有紧缩如戴帽感，时轻时重，甚则接连数日不止。近3年又增胃脘疼痛，吐酸水，呃逆伴小腹隐隐作痛等，几乎每天发作，大便硬、难下，小便黄少。苔白腻，脉沉弦。

辨证：头胀痛为脑膜炎后遗症，由外感致病，迁延痼结，气滞不通。近3年又增胃炎。其病治宜二者同治。

治则：疏肝理气，通畅气机，活血通络，畅行气血。

拟方：四逆二陈汤、川芎茶调散化裁。柴胡10 g，赤芍、白芍各12 g，枳壳12 g，陈皮12 g，姜半夏10 g，云茯苓30 g，木香15 g，丁香6 g，柿蒂30 g，川厚朴10 g，郁李仁15 g，川芎10 g，细辛3 g，白芷15 g，薄荷10 g，藁本15 g，蔓荆子12 g，炙甘草6 g，海螵蛸30 g，浙贝母15 g。

复诊：服药7剂，诸症减轻，为加强疗效，细辛改为6 g，加全蝎10 g，僵蚕10 g，以增强通络止痛之效。7剂后，头痛胀及胃脘痛吐酸、呃逆等诸症已消，因病久痼结，原方配水丸，每次12 g，每日2次，月余病愈，随访病无反复。

按语：案中患者12岁患"脑膜炎"，后遗"头顶胀痛"20余年，情绪波动或受风冷刺激即发。且近2个月持续发作，伴有头紧缩如戴帽。紧为寒性收引之象，是病久仍有外感风寒之因。故用川芎茶调散治疗，其方原为治外感头痛而设。案中"脑膜炎"后遗"头顶胀痛""……受风冷刺激诱发"，足见有外感之征，但病情与病始不同，故治疗在原方基础上加蔓荆子、藁本、生龙牡等伍用，增其祛风散邪活血止痛之力。但病久，近3年又增胃炎，胃脘胀痛，吐酸、呃逆等，故治疗又合用四逆二陈汤加丁香、柿蒂、川厚朴、海螵蛸、浙贝母等，以疏肝和胃，理气行滞，健脾化湿，通畅气机。

纵观病情，患者久病头胀痛与后病胃痛、吐酸、呃逆等痛苦均明显，故治疗久病与后病均应急治，故二方合用治疗。同时考虑久病与后病有共同病理、病症，即"头顶胀痛""胃脘胀痛"。"胀"为气滞，"痛"为不通，"胀痛"为气滞血脉、瘀阻不通而致，故治疗二方合用，功能疏肝理气、通畅气机，又配以活血通络、畅行气血之品，因获速效，7剂症轻，复服7剂症消。后以原方配水丸善后愈。

四逆二陈汤合四君子汤治胃炎兼闻水声即尿症

李某，男，65岁，2014年5月8日初诊。

患者平素胃脘不舒，吐酸水，有时疼痛。食凉饮冷则腹泻，乏力自汗。小便频数，夜间更甚，每夜4～5次，影响睡眠。近又出现每听到水管流水声即尿，甚则急不可待，稍迟则尿失禁。苔白腻，脉沉弱。

辨证：此由肝胃失调，脾失健运，肠中有寒，病久损肾，肾虚不能摄纳所致。

治则：调理肝胃，健脾益肾。

拟方：四逆二陈汤合四君子汤化裁。柴胡10 g，炒白芍10 g，枳壳10 g，陈皮10 g，清半夏10 g，云茯苓20 g，党参10 g，黄芪30 g，炒白术10 g，炙甘草6 g，补骨脂10 g，山萸肉15 g，高良姜10 g，吴茱萸6 g，诃子15 g，海螵蛸30 g。水煎服，每日1剂。

复诊：服药6剂，胃脘部舒适，大便正常，自汗乏力亦明显好转，仍小便频，夜尿多，梦多。上方加桑螵蛸10 g，沙苑子10 g，益智仁10 g，琥珀6 g，以增强肾气，固摄之力。6剂后，夜尿减少至1～2次。改为2日1剂，善后愈。

按语：本案"平素胃脘不舒，吐酸水，有时疼痛"，主要病在脾胃，脾胃为中焦，营卫气血化源之地，病则化源不足，久病必虚；气虚不能抗邪，"食凉饮冷"更伤脾胃之气，其升运之力不足，水谷精微不能输化，留滞为湿，下注于肠故"腹泻"，其气随泻伤而更虚，以致气虚不能固表，不能外达，四肢症见"乏力、自汗"。如此往复，由脾损肾，肾气亦虚，肾虚不能摄纳，故"小便频数"，夜属阴，入夜阴盛而阳衰，肾气更不能摄纳，而夜间小便频，达"每夜4～5次"之多，以致影响睡眠。肾与膀胱相表里，其气俱虚，不能摄纳制约水道，故出现

"听到水管流水声即尿，甚则急不可待，稍迟则尿失禁"之症。

综上分析，病涉肝、胃、脾、肾等脏腑，故治应以调理肝胃、健脾益肾为治，拟四逆二陈合四君子汤化裁。其方用四逆二陈汤调理肝胃，四君子汤加黄芪补益脾胃之气，顾护中焦，以增抗病之力。伍高良姜、吴茱萸温胃降浊，行气散寒；伍海螵蛸制酸止痛；诃子与黄芪同用益气固涩，对治胃内炎症有益气生肌、加速痊愈之功，又对腹泻有防治之能。病久肾气亏虚，又伍补骨脂、山萸肉补肾壮阳、固精缩尿、温脾止泻，又合补阴复阳而平补阴阳之意。诸药合用，药与症符，其效亦著，服6剂胃脘舒适，大便正常，自汗、乏力明显减轻，但小便频夜尿多，梦多，于上方加桑螵蛸、沙苑子、益智仁、琥珀诸药以增强益肾缩尿固摄之力，复服6剂，其症消失，改为2日1剂，善后愈。

六君子汤合痛泻要方治胃炎兼下利症

刘某，女，50岁，2010年1月16日初诊。

近3年余，患者经常胃脘胀痛，痛即腹泻肠鸣，马上如厕，稍迟就有稀便流出，不能自抑，泻利之后腹痛自止。所泻大便中多为稀水，有时亦出现少量脓液黏液，平素怕食凉饮冷，又惧冷风吹身，若食凉饮冷或遇冷风即腹泻加重。平时大便每日3~4次，遇冷即每日6~7次不等，且有坠感。苔白腻厚，脉沉弱无力。

辨证：此病久肝胃失调，胃肠虚寒，寒湿下注，已有滑脱之危。

治则：疏肝和胃，温阳散寒，涩肠止泻。

拟方：六君子汤合痛泻要方加味。陈皮10 g，清半夏10 g，云茯苓30 g，防风15 g，黄芪30 g，炒白术10 g，力参10 g，熟附子10 g，干姜10 g，白芷15 g，甘松10 g，诃子12 g，炒地榆10 g，大血藤15 g，炙甘草6 g，柴胡6 g，炒白芍10 g。煎服，每日1剂。

复诊：服药3剂，胃脘已不痛，大便仍稀，加车前子20 g，继服药5剂，诸症悉除，因病久体弱，上方3剂配水丸1料，每次10 g，每日3次，善后愈。

按语：本案症见"胃脘胀痛，痛即腹泻肠鸣，马上如厕，泻后腹痛自止"，为肝旺脾弱之征，正合痛泻要方之旨。所泻多为稀水样便，亦有时出现少量脓液、黏滞不爽，此为湿滞瘀腐之象，故加炒地榆、大血藤清其瘀腐之邪，又防干姜、熟附子、甘松、白芷辛热之过；其人怕食凉饮冷，又惧冷风吹身，是阳气虚衰不能御邪之征，更见大便清稀如水。这是阳虚里寒，脾虚寒湿下注之症。故以六君子汤加干姜、附子、甘松、白芷、诃子健脾益气，温阳散寒，涩肠止泻治之。其方配伍恰切，疗效较好，对治肝胃不和、阳虚里寒下利者可参考。

四逆二陈汤加味治疗胃炎兼肠中湿热症

张某，女，80岁，2014年5月21日初诊。

患者患肠胃炎50余年，时好时发。现胃脘部胀满疼痛，有时心热，常吐涎沫。大便稀，每日3～4次，便中带脓血黏液，并有重坠感。苔白腻，脉沉弦细。

辨证：肝胃不和，脾虚失养，肠中湿热瘀阻。

治则：疏肝和胃，健脾清热，祛湿行滞。

拟方：柴胡6 g，炒白芍10 g，枳壳6 g，陈皮10 g，清半夏10 g，云茯苓30 g，炮姜10 g，炒地榆20 g，大血藤10 g，炒白术10 g，吴茱萸6 g，党参10 g，黄芪20 g，防风10 g，补骨脂10 g，海螵蛸30 g，炙甘草6 g。水煎服，每日1剂。

复诊：服药6剂，大便每日1～2次，无脓血黏液，仍便稀。胃脘部仍稍胀痛，上方去大血藤，加延胡索10 g，白芷10 g，甘松6 g，谷芽15 g，麦芽15 g，又服6剂。

三诊：药后胃脘部不痛，大便仍稀，每日1次，黄芪改为30 g，复用6剂后大便成形，诸症消失，改丸药善后愈。

按语：本案患者年已80岁高龄，体衰可知，且患胃炎50余年日久不愈。现症见胃脘胀满疼痛，有时"心热"，肝胃失调可知，"常吐涎沫"是脾虚不能摄津，上泛为涎所致；"大便稀""便中带脓血黏液，并有重坠感"是肠中湿热气滞不畅之症。故治宜疏肝和胃、健脾祛湿、清热行滞，拟四逆二陈汤加党参、黄芪、炒白术、防风、补骨脂、海螵蛸以疏肝健脾和胃行滞，制酸止痛；其年迈体衰，故加吴茱萸、炮姜温暖脾胃，以顾护后天之本，使脾能摄涎又恐祛邪正气不支；加炒地榆、大血藤清热解毒，祛风通络，以消肠中脓血；诸药相伍，恰合病症，故而取效。药服6剂，胃脘胀满疼痛及便脓血已消，故上方去大血藤；仍胃脘部稍胀痛，加延胡索、白芷、甘松、谷芽、麦芽，6剂收功，诸症消失。因病太久，

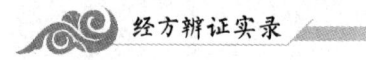

仍以丸药善后。

四逆二陈汤加味治疗胃溃疡出血证

万某，男，35岁，2009年10月11日初诊。

患者胃炎多年，久治不愈，病程迁延。后胃脘部疼痛加重，经钡剂检查确诊为胃溃疡。近月余，胃脘部疼痛加剧，并见胀满，呕吐酸水，甚则伴见少量出血。口干，大便干易出，呈柏油状。小便黄，舌苔黄腻，脉沉弦。

辨证：肝胃不和，胃热血溢。

治则：疏肝和胃，清热凉血。

拟方：四逆二陈汤加味。柴胡10 g，炒白芍10 g，枳壳15 g，陈皮10 g，清半夏10 g，云茯苓20 g，海螵蛸30 g，浙贝母15 g，白及15 g，仙鹤草30 g，墨旱莲20 g，血余炭30 g，蒲公英20 g，三七10 g，生地黄15 g，黄芪30 g，炙甘草6 g，石膏30 g。水煎服，每日1剂。

复诊：服药3剂，出血已止。胃脘痛仍在，加延胡索20 g，木香10 g，复服3剂，诸症已消，身感有力，食欲增加。后以上方加减化裁，改丸药善后，愈。

按语：本案胃炎多年，病情发展到胃溃疡出血，病情严重，所幸出血量不多，症状不甚严重，故可保守治疗。治以四逆二陈汤加海螵蛸、浙贝母疏肝和胃，制酸止痛；伍白及与海螵蛸、浙贝母同用以收敛溃疡面；加仙鹤草、墨旱莲、血余炭、三七、生地黄、石膏、蒲公英等以清热凉血止血。服药后出血止，胃脘部仍疼痛，故加延胡索20 g，木香10 g，药后痛止，症状消失。为防其病复，以上方化裁做水丸善后。

五、呕吐

四逆二陈汤加味治吐食证

例1：梁某，女，37岁，2010年1月24日初诊。

患者咽部有噎塞感，胃脘痞满不舒，吐酸水2年余。每饭后吐食数口，伴见平素性急易怒，心情郁闷，食欲不振，口干，大便稀。苔白腻，脉沉弦。

辨证：肝郁脾虚，胃气上逆。

治法：疏肝理气，健脾和胃。

拟方：四逆二陈汤、启膈散化裁。柴胡10 g，炒白芍10 g，枳壳10 g，陈皮10 g，清半夏15 g，云茯苓15 g，沙参10 g，丹参20 g，浙贝母15 g，荷叶蒂10 g，郁金10 g，砂仁壳10 g，木香10 g，紫苏梗20 g，吴茱萸6 g，海螵蛸30 g，炙甘草6 g，谷芽、麦芽各20 g，黄芪20 g。水煎服，每日1剂。

复诊：3剂吐食已止，痞满消其大半，仍有吐酸水，更服3剂，诸症消失。因其病久，更以此方配水丸服月余，病未反复。

按语：本案患者平素性急易怒，心情郁闷，"食欲不振"，胃脘痞满不舒，大便稀，显系肝郁脾虚，升运失职；脾虚水津不化留滞为湿，阻遏胃气失降，气机郁阻，致"胃脘痞满不舒"；胃气上逆，饮食随气上逆吐出，故"饭后吐食数口"，脾虚食水不化，留滞胃中而食欲不振；水湿下注则大便稀；故治以四逆二陈汤加砂仁壳、紫苏梗、木香、吴茱萸、郁金、黄芪、荷叶蒂等疏肝理气，健脾益气，化湿行滞，使肝气得疏，脾能健运，湿化滞去，气机畅通，则胃脘痞满、饭后吐食、食欲不振诸症自消。又因病已2年余，又每饭后吐食，脾虚不能化津，津不上达而口干，有津血不足之虑，故加沙参、丹参、浙贝母、海螵蛸以滋养津血，制酸和胃，诸药为伍，似又合启膈散之意。药与症符，取效迅速，值得参考。

例2：孟某，女，46岁，2007年5月16日初诊。

患者胃脘部胀痛反复发作近6年，虽经服药，终未治愈。细寻病因，曾于生气后进食，出现吐食，日渐加重，每因情绪变化诱发。现身体乏力，性情急躁，食欲不佳，恶心，胃脘胀满，有时呃逆连声。每顿饭后吐食数口，活动加重，若活动则走一步即吐一口，吐后胃脘稍舒。大便硬、难下。舌质红苔白腻，脉弦细。

辨证：此由肝气横逆克土，湿阻气滞，胃气失和所致。

治则：疏肝理气，和胃化湿。

拟方：四逆二陈汤化裁。柴胡10 g，炒白芍10 g，枳壳10 g，陈皮10 g，清半夏10 g，云茯苓20 g，木香12 g，川厚朴10 g，紫苏子10 g，莱菔子15 g，郁李仁

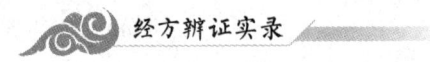

15 g，延胡索15 g，砂仁6 g，白芷10 g，炙甘草6 g，蒲公英20 g。水煎服，每日1剂。

复诊：服药6剂，胃脘胀痛已消，大便已不干硬，口干不欲饮水，舌质红苔少，食后吐食仍在。治宜四逆二陈汤加滋阴清热凉血之品。

拟方：柴胡10 g，炒白芍10 g，枳壳15 g，陈皮10 g，云茯苓10 g，郁李仁10 g，沙参15 g，丹参20 g，石斛12 g，浙贝母15 g，牡丹皮10 g，炙甘草6 g，谷芽、麦芽各10 g。水煎服，每日1剂。

三诊：上药服12剂，吐食渐愈。停药观察。

按语：本案患者性急，生气后即进食，出现吐食，并伴见胃脘胀满恶心、呃逆等，显示肝旺克土，肝气横逆犯胃，胃气上逆而致，故治宜疏肝理气，和胃化湿，通便祛滞，用四逆二陈汤，加木香、川厚朴、紫苏子、莱菔子、郁李仁、延胡索等；待服药6剂，胃脘胀满疼痛、呃逆等症消失，但仍食后吐食，口干不欲饮水，舌质红苔少，此湿滞已消，气机已畅，但胃阴不足，血分有热，故改拟四逆二陈汤加丹参、沙参、浙贝母、石斛、牡丹皮等治之，吐食渐轻而愈。

六、呃逆

旋覆代赭汤合半夏泻心汤治呃逆

王某，男，37岁，1983年8月6日初诊。

患者患慢性胃炎，每因食凉饮冷诱发。1983年6月3日自南京部队回郓城县探亲，途中天气炎热，渴饮凉茶，饥食瓜果。至家即胃脘疼痛绵绵，曾服溴丙胺太林、土霉素等药未愈。6月5日下午恶心呕吐黏液数次，呃逆连声，无酸臭味。胃脘部感痞塞满闷，时有隐痛，肠鸣阵作，大便稀，一日四五次，便无脓血。苔白腻，脉沉弦。检查：心、肺、肝、脾（-），上腹胀气，无明显压痛。体温37.8℃。大便镜检：白细胞1～4个。

辨证：患者脾胃素虚，寒伤中阳，升降失职，湿浊壅聚，气机阻滞，胃气上逆，故恶心呕吐、心下痞闷、呃逆连声、腹部隐痛等。《伤寒论·辨太阳病脉证并治下》曰："……心下痞硬，噫气不除者，旋覆代赭汤主之。"《金匮要略》曰："呕而肠鸣，心下痞者，半夏泻心汤主之。"此证恰合经文之旨。

拟方：旋覆代赭汤合半夏泻心汤加减。旋覆花（包煎）9 g，赭石24 g，姜半夏9 g，胡黄连9 g，炙甘草6 g，生姜9 g，大枣5枚，藿香9 g，茯苓15 g，柿蒂9 g。水煎服，每日1剂。

服药1剂病减，3剂诸症消失而愈。

按语：本案证属脾胃素虚，升降失职，湿浊内阻。呕而肠鸣下利，属半夏泻心汤证；呃逆连声为旋覆代赭汤证；心下痞闷为两方共有证。故治用两方化裁，为增强其宣化湿浊降逆之力，故加藿香、茯苓、柿蒂等。药随证变，故能速愈。由此可知，虽病情变化万千，变通运用经方，即可速效。

四逆二陈汤合旋覆代赭汤治呃逆

徐某，男，40岁，2011年5月27日初诊。

患者患反流性胃炎多年，病情迁延至今。现症见胃脘部硬满疼痛时作，经常"烧心"，甚则吐酸引食管部疼痛不舒，性情急躁易怒，每因生气即呃逆连声，口吐涎沫数口而终。大便偏稀，小便频数。舌苔少津，脉沉弦。经某医院诊为胆汁反流性胃炎伴食管炎。

辨证：此由肝木克土，肝胃失调，胃气上逆而致。

治则：疏肝和胃，理气降逆，调畅气机；使肝能正常疏泄，胃气得以和降，以气机宣通为要。

拟方：四逆二陈汤合旋覆代赭汤化裁。柴胡10 g，炒白芍10 g，枳壳15 g，陈皮10 g，清半夏12 g，云茯苓10 g，川黄连6 g，吴茱萸9 g，海螵蛸30 g，浙贝母15 g，丁香6 g，旋覆花10 g，赭石15 g，槟榔10 g，黄芪20 g，山萸肉20 g，炙甘草6 g，生姜3片，党参10 g。水煎服，每日1剂。

复诊：服药7剂，胃脘疼痛消失，吐酸"烧心"未再出现，唯有时仍呃逆，但呃逆次数减少，上方加柿蒂30 g与丁香伍用以增强降逆止呃之力。临床证明，柿蒂非大剂量方能显效，量小力弱其效不显。服7剂后诸症消失，食欲增加，身感有力。因胃炎多年，为巩固疗效，上方配制水丸善后，1个月后停药观察，随访未见病复。

按语：本案患者性急易怒，肝气亢盛，木盛克土，致脾不升清，留滞为湿；

胃不降浊，湿浊蕴郁，气机壅滞不通，故胃脘部硬满疼痛，"烧心""吐酸"，甚则呃逆连声等症作也。此均由肝胃失调，湿浊阻遏，气机不畅所致，故治宜疏肝理气，以通畅气机为主，选用四逆二陈汤疏肝理气，升清降浊，化痰祛滞，调畅气机；此方能理气升清降浊、化痰祛滞，但其降逆之力不足，故合旋覆代赭汤加丁香、槟榔等以降逆止呃，化痰和胃，和畅气机，服药7剂病去大半，唯呃逆仍在，后加柿蒂30 g收功，实有丁香柿蒂散意。应注意丁香辛温，理中降逆，下气止痛；柿蒂苦涩，降气止呃；丁香性升散，柿蒂涩敛下行，二药伍用，一散一敛，一升一降，相制相约，温中散寒，和胃降逆，止呃甚好，用于寒热错杂的呃逆效良。若中虚者可加黄芪伍党参以补中益气为宜。

自拟降逆止呃汤治呃逆

赵某，女，51岁，2007年11月1日初诊。

患者患胃炎10余年，常因气郁不舒、饮食不适致胃脘胀痛、反酸、口干等。近来20天又增干哕，呃逆连声，两胁扯痛，以致9天不能进食，食入即吐。虽给予西药静脉滴注7天，其证未减，舌红少苔，裂纹遍布，大便略干，小便黄，脉沉弦细。

辨证：此由病久气结津枯，胃阴津亏，胃气上逆所致。

治则：养阴疏肝，和胃降逆。

拟方：宜用降逆止呃汤（自拟方）。柴胡10 g，炒白芍10 g，枳壳10 g，郁金10 g，沉香6 g，丁香6 g，柿蒂30 g，旋覆花（包煎）10 g，赭石15 g，清半夏12 g，沙参15 g，丹参20 g，浙贝母10 g，金石斛15 g，生姜10 g，砂仁壳10 g，炙甘草6 g，瓦楞子30 g。水煎服，每日1剂。

复诊：服药3剂，呃逆减轻，6剂后已不呃逆，能进食，但食欲不佳，有时反酸，加谷芽、麦芽各20 g，鸡内金15 g，海螵蛸30 g，以和胃消食。但睡眠不好，加黄精15 g，炒酸枣仁30 g，继服6剂，一切如常。停药未见反复，临床治愈。

按语：本证从气郁得，久郁化热伤其阴津以致气结津枯，而舌红少苔，裂纹遍布；故用沙参、丹参、金石斛等滋养阴血以复其正。久郁气结，胃气不降而上逆，故胃脘胀痛、呃逆连声，两胁牵扯疼痛。故用四逆散加郁金、沉香、丁香、柿蒂疏肝和胃，理气降逆，以止其呃。郁久化热，津结成痰，方用浙贝母、清半夏、旋覆花、赭石祛痰散结、和胃降逆；另有砂仁壳及生姜和胃健脾。综合方药，共奏养阴疏肝、理气降逆、祛痰散结之功。药与病对，因而收效迅速。

七、痞满

吴茱萸汤加味治肝胃寒逆之胃痞

潘某，女，66岁，1992年12月19日初诊。

患者胃脘胀痛多年，经某医院检查后诊断为胃下垂，病作即呕吐，胃脘胀满。1年数次发作。常以针刺中脘、足三里、三阴交等穴，继服小半夏汤，即可缓解。此次由于劳累后与人争执生气而诱发，病已3天。上法无效，自就诊前夜至当日11时，呕吐清水冷涎，时作时止，胃脘部痞闷胀痛，心悸不安，头晕伴颠顶紧缩而痛，左眼发胀，视物不清，自觉"眼珠突出欲掉"。大便稀，每日三四次。小便黄，苔白腻略黄，脉沉弦细。

辨证：患者素有胃下垂病，病位在胃无疑，久病则虚，胃虚则寒，寒则生浊，寒浊阻遏，胃气不降，壅遏于中，故胃脘痞满胀痛；病由劳累及生气诱发，显系胃气本虚，湿浊壅聚；兼肝木克土，致胃气壅逆而呕吐清水冷涎。证为肝胃寒逆。小半夏汤能涤饮降逆，祛胃中寒浊，但不能疏肝解其横逆之气，故服之无效。肝气夹胃中寒浊上逆，清阳被阻，故头晕；寒为阴邪，其性凝敛，寒浊随经上逆颠顶，故颠顶紧缩疼痛。目为肝窍，肝气夹寒浊上逆，清窍壅滞，故目胀而有"眼珠突出欲掉"之感。清窍壅滞，精气被阻，目失其养，故视物不清。总观其证，属胃气虚寒，肝旺克土，肝气夹胃中寒浊上逆而致。

治则：温肝和胃降逆。

拟方：方用吴茱萸汤合理中、二陈汤加减。吴茱萸10 g，党参15 g，生姜9 g，炒白术15 g，半夏12 g，陈皮15 g，云茯苓15 g，薄荷10 g，丹参24 g，菖蒲12 g，旋覆花（包煎）12 g，炙甘草6 g。水煎服。

服药1剂，症减轻，3剂诸症消失。为防病复，拟方：黄芪20 g，炒白术15 g，陈皮15 g，升麻6 g，枳壳12 g，丹参24 g，半夏10 g，菖蒲10 g，炙甘草6 g，水煎服。3剂善后。

按语：此患者呕吐清水冷涎，颠顶紧缩而痛为主证，正合《伤寒论》"干呕，吐涎沫，头痛者，吴茱萸汤主之"之旨。故以吴茱萸汤温肝和胃降浊，以治主证。素有胃下垂，且伴头晕心悸，胃脘痞塞胀满，以及"眼胀突出欲掉"之感，系中虚肝气冲逆，升降失常，湿浊留滞变生痰涎，故合理中、二陈汤温复中阳，燥湿化痰。中焦湿滞气塞，加菖蒲、薄荷、丹参和中辟浊，疏肝通瘀，宣畅气机；旋覆花气质轻清，能升能降，既能疏肝利肺，又能散结气而治心下痞塞，加之与诸药协同，以复中阳，调畅气机，达到消除肝胃寒逆之变，则诸症即除。

苓桂术甘汤合半夏泻心汤加减治心下痞水气上冲证

刘某，女，39岁，1988年5月9日初诊。

患者胃脘痞闷不舒5年余。曾服西药及中药50余剂，时轻时重，迁延至今。经县医院钡剂透视诊为"胃下垂"，且有肾炎史。现症见胃脘满闷有堵塞感，腹胀、恶心、食少。在食凉或劳累后，即觉有一股气从小腹上冲直至心下，且牵扯疼痛。于晨起空腹时，心下痞满，按之较硬而稍痛，伴有"叭叭"响声。并有头晕、心悸，大便稀薄、小便清白如常。舌苔薄白水滑，脉沉缓。

辨证：本案胃脘痞闷不舒5年，由胃中虚寒可知，胃寒湿浊壅聚心下，气机阻滞，胃气上逆故胃脘痞闷，腹胀恶心食少。脾胃燥湿互济，相互为用，胃中虚寒，燥气不足，脾受其害，健运失职，湿停于内。加之曾患肾炎，肾阳已损。在劳累及受凉后，阳气更显不足，致水寒之气上冲，则见气从小腹上冲；水阻气滞故牵扯疼痛。早晨胃中浊阴亦盛，正气与寒浊相搏，欲祛除寒浊而不能，故"叭叭"作响。水湿之邪影响于心则心悸，水阻清阳不升则头晕。

治则：健脾和胃，降逆，通畅气机佐以安神。

拟方：苓桂术甘汤合半夏泻心汤加减。茯苓20 g，桂枝12 g，白术10 g，半夏10 g，干姜10 g，川黄连6 g，党参12 g，炒白芍10 g，生龙骨、生牡蛎各24 g，炙甘草6 g，大枣5枚，水煎服。服药3剂，诸症消失，后以补中益气汤化裁善后病愈。

按语：从其病情分析，实为中虚累及心肾亦虚致湿阻气逆之证。此与《伤寒论》"心下逆满，气上冲胸，起则头眩"之苓桂术甘汤证、"但满而不痛者，此为痞"之半夏泻心汤证及"气从少腹上冲心者"之桂枝加桂汤证，病机有相类处。故以苓、桂、术、甘通阳化气行水法湿。桂、甘同用壮心阳以温肾水，平冲降逆；姜、夏、参、枣、草相伍健脾和胃，益气补中，以复中阳，增强其枢转之力，使湿无内停之机；桂、芍、草为伍又有调营卫，和阴阳之用；湿停久郁，往往生热，少佐川黄连燥湿祛热。复用生龙骨、生牡蛎宁心安神。久病体虚，气血难以速复，故以补中益气汤化裁善后，防其病复。

四逆二陈汤与桂枝加桂汤合治奔豚证

辛某，女，45岁，1993年12月15日初诊。

患者平素性情急躁、易怒，经常胸闷气短，长息为快。患者于2年前胃脘部疼痛胀满，按之较硬，然其痛并未增重。但生气后疼痛明显加剧。食欲不佳。有时心慌头晕痛，睡中多惊梦。近1年来，常自觉有一股气从小腹沿脐正中向上冲逆，直至咽部，随之咽中有噎塞憋闷感，痛苦不能言，胸闷，同时四肢挛急抽筋样烦痛，待30～50分钟后渐渐缓解。随之全身乏力，疲惫不堪。查脑电图排除癫痫。胃肠检查未见异常。苔白腻，脉沉弱结代。

辨证：病属肝郁脾虚，胃失和降，心火虚衰，不能下温肾水，肾中水寒之气上冲所致。

治则：疏肝健脾和胃，壮心阳以温肾水，使肾水得制。

拟方：四逆二陈汤与桂枝加桂汤化裁。桂枝12 g，炒白芍10 g，炙甘草6 g，大枣3个，生姜3片，当归10 g，川芎15 g，丹参24 g，陈皮10 g，木香10 g，柴胡10 g，黄芪20 g，枳实10 g，半夏10 g，云茯苓20 g，炙甘草6 g。水煎服，每日1剂。

复诊：服药1剂轻，3剂后其气向上冲逆消失，筋脉挛急已无。仍胃脘胀闷，上方加川厚朴15 g，党参12 g。

三诊：服6剂后，诸症消失，临床观察月余，未见病情反复。

按语：本案从症状分析，一是其病"胸闷气短""胃脘部疼痛胀满，按之较硬""生气后其疼痛加重""食欲不佳"，为肝胃气滞之象，故治以四逆二陈汤加当归、丹参、川芎、黄芪、木香，疏肝理气、健脾和胃以补益气血，而达扶正之能；二是心火虚衰，不能下温肾水，肾中水寒之气上冲而致奔豚气逆之症，故配以桂枝加桂汤以平冲降逆。综上可知，其用方药，恰合病机，故治取卓效。

八、泄泻

理中丸治虚寒泄泻

任某，男，46岁，1974年8月7日初诊。

患者素体脾胃阳虚，不能食凉。此次因下水受凉后胃脘不舒，隐隐作痛，自感腹部发凉，纳差，食后腹部胀满，神疲乏力，有时头晕恶心，甚则呕吐痰涎。大便稀薄，无脓血，每日3～4次。苔白腻，脉沉缓弱，血压80/50 mmHg。经胸透、钡剂及肝功能、二便等检查，均无明显异常。

辨证：脾胃阳虚，肠中虚寒。

治则：健脾和胃，温中散寒。

拟方：理中丸，每次2丸（每丸9 g），每日3次，生姜15 g煎水送服。共服7天，症状消失痊愈。血压升至105/60 mmHg，停药后观察，无反复。

按语1：此例病属中焦阳虚，复受寒湿，更伤其阳，致运化失职，升降失常，清不得升，浊不得降，湿滞中焦，气机不畅而头晕，腹痛隐隐，食少腹胀，恶心甚则呕吐，大便清稀。脾胃久虚，受纳运化力弱，精微不足，而致神疲乏力。故治以生姜温胃散寒，理中丸温补中阳，健脾祛湿，中阳复，寒湿除，则诸症自愈。

理中汤首见于张仲景之《伤寒论》，系由人参（或党参）、干姜、甘草（炙）、白术四味药组成。方中人参（或党参）益气生津以补虚，白术健脾助运以祛湿，干姜温中助阳以散寒，甘草和中益胃而补土。干姜配白术能除满而止呕，人参配甘草能解痛而止利。故诸药相合，药性温热，具有健脾益胃、温中散寒、益气扶正之功。本方多用于脾胃阳虚、中焦虚寒证。后医在运用本方的基础上，根据自己的临床实践，对本方加减化裁，应用治疗多种病证均取得良效。

笔者运用理中汤（丸）加减治疗中焦阳虚、肠胃虚寒引起的病症，取得满意效果。

按语2：理中汤（丸）药性温热，具有健脾益气、温中散寒、调理中焦的功能。故凡临床上出现头晕、面色苍白或萎黄、乏力纳呆、食后腹胀、恶心甚则呕吐、腹痛喜暖喜按、口淡不渴、大便稀薄、小便清长、舌淡苔薄白、脉沉细或沉迟无力等脉症者，如急性肠胃炎、慢性腹泻、慢性气管炎、蛔虫病及妇科月经量过多等具有中阳虚弱表现者，皆可以本方为主加减治疗。

本方还可通过温中健脾和胃，调理消化道功能，以提高机体的抗病能力，适当加减，还有恢复脏腑功能的作用。经多年观察，治疗前血压均低于正常，治疗后诸症消失，血压亦升高或恢复正常。

附子理中汤加减治疗脾肾虚寒泄泻

韩某，女，59岁，2014年5月12日初诊。

患者自述，1996年秋因体力劳动较重，汗出较多，又饮凉水，即出现腹痛腹泻，大便清稀如水，便中伴未消化食物，一夜5次之多，次日晨起即头晕疼痛，腰痛酸软无力，不欲进食。自知受凉，饮热姜水后症轻，只乏力食少。未加注意，迁延月余，现腹部仍疼痛隐隐，腰痛软弱无力，大便稀，每日3～5次不等。每吃凉食即腹泻，每日5～6次，且有下坠感觉。苔白腻，脉沉无力。

辨证：此患者劳累汗多伤阴耗气，饮冷复伤中阳致寒湿下注而利，治不及时，病情迁延致中焦虚寒，累及于肾。

治则：温中散寒，健脾益肾。

拟方：附子理中汤化裁。附子10 g，干姜10 g，力参10 g，炒白术10 g，云茯苓20 g，黄芪30 g，升麻10 g，陈皮10 g，补骨脂10 g，肉豆蔻6 g，罂粟壳6 g，诃子12 g，细辛6 g，炙甘草6 g。水煎服，每日1剂。

复诊：服药3剂，腹泻、腹部隐痛基本消失，食欲略好，腰痛仍在，上方加肉桂6 g，继服6剂，诸症消失，食欲转好，身感有力，停药观察，病无反复。

附子理中汤合二陈汤治脾虚泄泻

例1：李某，男，37岁，2014年5月31日初诊。

患者近10余年身体乏力，食欲不佳，经常胃脘不舒，常因食凉饮冷或遇冷风久吹即腹泻，发则每日3～5次，大便清稀或为水泻，便无脓血黏液，泻时总觉少腹发凉，肛门中出冷气，且有便不尽感觉。苔白腻，脉沉无力。

辨证：此乃素体脾肾阳虚，肠胃虚寒，抗病力弱。

治则：健脾温肾，益气助阳，调理肠胃。

拟方：附子理中汤与二陈汤化裁。熟附子10 g，力参10 g，干姜10 g，炒白术10 g，炙甘草6 g，陈皮10 g，白豆蔻10 g，云茯苓30 g，黄芪30 g，淫羊藿20 g，巴戟天15 g，白芷10 g，诃子10 g，谷芽、麦芽各12 g，小茴香10 g。水煎服，每日1剂。

复诊：上方服药9剂，身感有力，少腹部转温，大便成形，每日1次。便无冷感，唯食欲不佳，加焦山楂10 g，鸡内金15 g以健胃消食。服药6剂后，食欲好转，诸症消失，临床治愈。观察3个月余，病无反复。

按语：本案为脾肾阳虚，肠胃虚寒之证。脾为后天之本，主运化水谷精微以滋养于胃，为物质基础；肾为先天之本，肾阳温煦脾土，为生化动力；如此先天促后天，后天滋先天，生化无穷，人即健康无病。此人脾肾阳虚，脾虚不运，肾虚温煦无力，是形成身体虚衰的根本原因。故治宜健脾温肾，益气助阳，用力参、黄芪、云茯苓、白术、淫羊藿、巴戟天、熟附子等以温复脾肾之阳，以治其本；肠胃虚寒，寒则不能消谷，水谷精微不得输化，留滞为湿，下注于肠则利。故用二陈汤加干姜、白芷、小茴香等温阳散寒化湿，以复肠胃之能。更以谷芽、麦芽助胃消食以增饮食。又加诃子收涩止利，以免其滑脱气陷之虞。诸药伍用，恰对其症，故取效良好。唯食欲未复，复诊更加焦山楂、鸡内金增其消食之力。诸症消失，临床治愈以收全功。

例2：李某，男，70岁，2011年10月2日初诊。

患者腹泻20余天，经西药静脉滴注1周，腹泻症状未见减轻，遂求治于中医。现腹泻每日四五次至七八次不等，大便有少量黏液，无脓血便，便时有坠感。伴见乏力嗜睡，懒动，食饮不佳等。舌苔白腻厚，脉沉无力。

辨证：泻下日久脾肾气虚，胃气失和。

治则：健脾益肾，涩肠止泻，兼以疏肝和胃。

拟方：黄芪30 g，力参10 g，炒白术10 g，云茯苓30 g，熟附子10 g，干姜12 g，芡实15 g，细辛6 g，柴胡10 g，炒白芍10 g，防风15 g，藿香12 g，罂粟壳6 g，诃子15 g，陈皮10 g，清半夏10 g，炙甘草6 g。水煎服。

复诊：服药1剂轻，2剂腹泻止，3剂食欲增加，身感有力。大便不稀，每日1次。继服2剂愈。

按语：此患者年迈体弱，腹泻更伤脾肾之气，故补益脾肾以治其本；腹泻不止则正气继伤，故当涩肠止泻，使正气得补而腹泻自止。加之兼以调和肝胃，以复消化之能。营卫调和，气血自充而愈。

桃红四物汤合失笑散治疗术后泄泻证

宋某，女，52岁，2006年8月11初诊。

患者肾结石术后小腹板硬，自觉气从小腹部向上冲逆，随即腹部胀气疼痛，上下不通，伴见腰部绵绵而痛，身感乏力，两腿虚肿，二便可，舌苔白腻，脉沉弦。

辨证：此病由手术后气滞血瘀，经脉闭阻所致。

治则：活血化瘀，理气行滞，疏通经脉。

拟方：桃红四物汤合失笑散化裁。当归10 g，川芎10 g，赤芍10 g，桃仁10 g，红花10 g，蒲黄10 g，五灵脂10 g，九香虫10 g，王不留行30 g，伸筋草30 g，延胡索20 g，乌药15 g，沉香6 g，木香15 g，冬瓜仁30 g，力参10 g，炒白术10 g，炙甘草6 g。水煎服，每日1剂。

复诊：服药6剂后，小腹部变软，"气从小腹部向上冲逆"及腹部胀气疼痛等症消失。腿已不肿，仍有时少腹隐隐作痛。效不更方，原方继用6剂，诸症消失，停药观察，3个月后随访，未见病情反复。

按语：本案为术后病作，术中伤气耗血，气血损耗，运行乏力，又加术中筋肉之伤，致气滞血瘀、经脉闭阻，出现"少腹板硬"，肠胃之气不能自由升降，气机壅滞，其气上逆症见"气从少腹部向上冲逆""腹部胀气疼痛，上下不通"，故治宜活血化瘀、理气行滞、疏通经脉，用桃红四物汤合失笑散并加九香虫、伸筋草、王不留行以增活血化瘀、通畅筋脉之力。又以延胡索、乌药、木香、沉香等理气化滞、通畅气机而止痛；术后气血已虚，故以力参、炒白术、炙甘草益气

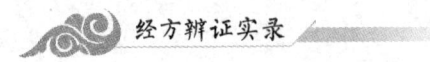

补中，使气血运行有力。诸药伍用，气血畅通，经脉和利，诸症消失病愈。

补中益气汤合四逆汤治食后腹泻证

路某，男，40岁，2007年8月4日初诊。

患者自2006年冬天，饮食生冷后即出现腹泻，每日7～8次，经治虽好转，但出现食后1小时即腹中不舒、肠鸣，随后腹泻1次，便时急迫，其泻如注，且便后有重坠感。伴见头晕、乏力，食凉即泻。苔白腻厚，脉沉濡。

辨证：病由饮食生冷引发，致脾胃受伤。治虽好转，但脾阳未复，运化无力，湿停于内。加之饮食后，脾虚运化无力而水谷精微及水湿留滞于里，下注于肠，故见食后1小时即腹泻。中虚气陷，故便后有重坠感。头晕、乏力等均为脾虚之象。病为中虚气陷，脾虚失运而致。

治则：补中益气，健脾益肾。

拟方：补中益气汤合四逆汤化裁。黄芪30 g，炒白术15 g，陈皮10 g，升麻10 g，柴胡10 g，力参10 g，干姜12 g，山药30 g，云茯苓20 g，山萸肉15 g，芡实20 g，熟附子10 g，砂仁10 g，诃子10 g，五倍子6 g，炙甘草6 g。水煎服，每日1剂。

复诊：服药6剂，便后已无坠感，大便较前好转，但仍食后大便1次。上方再加入防风15 g，石榴皮10 g，罂粟壳6 g，炒地榆15 g。服药3剂，大便成形，每日1次。未再出现食后即便，停药观察3个月，未见反复。

按语：本案以"食后即便"且便后有重坠感为特点，其主要病机在中虚气陷，已有滑脱之虞。故药用补中益气汤补中益气升阳，以治阳虚气陷之证。复以四逆汤温中回阳逐寒，以复肾脾之阳，此病久已由脾虚及肾；且每饭后必便，是有滑脱之象，故加收涩固脱之品同用，收到事半功倍之效。

二陈汤加味治疗食凉饮酒所致急性腹泻

唐某，男，20岁，2006年11月9日初诊。

患者6天前食凉拌菜、饮酒1小时，出现恶心，腹部胀满疼痛不舒，随即腹泻，便时重坠不爽，大便稀伴黏液时出，无脓血，每日3～5次。第二天身体倦乏无力，食欲不佳，腹部胀痛不舒。苔白腻，脉弦。大便仍稀，伴有白冻样黏液。

辨证：此病由食凉饮酒伤其肠胃所致。胃伤则其气不降而上逆恶心欲吐。饮酒食凉伤其肠，肠失分清泌浊之职，湿滞气阻则少腹胀痛而泻，便带黏液重坠不爽。

治则：健脾和胃，理气行滞，祛邪止利。

拟方：陈皮10 g，清半夏10 g，云茯苓30 g，黄芪30 g，炒白术10 g，党参10 g，柴胡10 g，炒白芍10 g，乌药10 g，大血藤15 g，炒地榆30 g，延胡索20 g，白芷15 g，诃子10 g，冬瓜仁10 g，炙甘草6 g，葛花10 g。水煎服，每日1剂。

复诊：服药3剂症除，病愈。

按语：本案为食凉饮冷，饮酒超量所致。食凉饮冷伤其胃肠之气；酒性湿热，饮多则胃肠湿滞气阻，其气失于和降，胃气上逆则恶心欲吐；湿滞气阻，肠胃气机不通则腹痛胀满；湿阻气滞则便时重坠不爽等。故用二陈汤加柴胡、炒白芍、乌药、延胡索等疏肝理气、和胃行滞，祛其湿浊，并加大血藤、炒地榆、冬瓜仁、白芷、葛花等清热祛湿解未尽之酒害，邪去利止，且加诃子止泻扶正。诸药协和，故收药到病除之效。

四逆散合附子理中汤治结肠炎

程某，女，51岁，1978年1月9日初诊。

患者于8年前产褥食生米，复加生气引起腹泻，此后时轻时重；每因饮食生冷或生气后诱发。本次发病已1个半月，经某医院查为"慢性结肠炎"。经治效果不明显，故转中医就诊。其人面色微黄，乏力神疲，食欲不佳，腹胀，"呃逆"连声，小腹冷痛，泻下清稀，便无脓血，每欲大便即小腹拘急坠胀疼痛，泻后痛减，大便每日3～4次，小便短少。苔白腻，脉沉弦缓。

辨证：其病腹泻由肝郁脾虚，肠中虚寒所致。

治则：疏肝健脾，温阳散寒。

拟方：四逆散合附子理中汤加减。柴胡9 g，白芍6 g，熟附子9 g，薤白9 g，炙甘草3 g，乌药15 g，干姜9 g，炒白术9 g，陈皮9 g，防风9 g，党参9 g，枳壳12 g。水煎服，每日1剂。

复诊：先后服药9剂，饮食增加，胃脘及小腹胀痛已除，大便正常，已无坠感，唯觉饮后胃脘部发闷，小腹仍凉，苔薄白，脉沉弦。治依前法，上方加小茴香、谷芽、麦芽各15 g，炒莱菔子9 g，水煎服。

三诊：上方服药3剂，临床症状消失，食欲增加，身感有力，二便正常。为巩固疗效，每2日1剂，继用3剂以善后。

按语："结肠炎"属中医学"下利""肠癖""滞下""泄泻"等范畴。致病多与感受外邪、饮食所伤、情绪郁滞等因素相关，以致邪气结滞于胃肠，阻遏气血运行不畅，血络损伤而发病。此病病程较长，缠绵难愈，易伤正气。其病因复杂，证情不一，治法有别。此例慢性腹泻达8年之久，系由"产褥期食生米，复加生气"引发。此患者生产耗气伤血体虚，又食生米，有损脾胃肠中之气，更加生气以致脏腑功能失调，导致肝郁脾虚、肠中虚寒，脾之运化失常，寒湿下注致泄泻。其病以"每欲大便即小腹拘急坠胀疼痛，泻后痛减"，且"见小腹冷痛，泻下清稀，便无脓血"而神疲乏力，食欲不佳等，足见其肝郁脾虚肠中虚寒之征，故治宜疏肝健脾、温阳散寒，宜用四逆散（改汤）、附子理中汤化裁。其方用四逆散加乌药、陈皮，后更加莱菔子，增其疏肝理气通畅气机之能，以疏导滞气；伍以附子理中汤加小茴香增其温阳散寒之力，更加薤白利气开结、疏解邪气。诸药共奏扶正祛邪、化解湿滞之功以调畅气机而复脏腑功能，令病痊愈。此乃扶正祛邪、攻补兼施之法，症如上者，用之多有良效。

升阳益胃汤加味治结肠炎

任某，男，16岁，2008年8月3日初诊。

患者患结肠炎1年余。症见胃脘胀满不舒，身感乏力，食欲不佳，食凉即腹泻，大便稀，常伴白色黏液，每日五六次，便时有重坠感，小便清白。苔白腻，脉沉弦。

辨证：脾胃阳虚寒湿下注而利，久利伤及肾阳，以至肾不摄纳，下焦不固而有滑脱之虞。

治则：温胃散寒，健脾益肾，涩肠止泻。

拟方：升阳益胃汤化裁。柴胡10 g，清半夏10 g，云茯苓30 g，橘皮10 g，炒白术10 g，黄芪30 g，芡实15 g，力参10 g，炒白芍10 g，防风10 g，炒地榆15 g，干姜15 g，肉豆蔻10 g，白芷15 g，补骨脂10 g，诃子10 g，枳壳10 g，炙甘草6 g。水煎服，每日1剂。

复诊：服药6剂，胃脘已舒，大便每日1次，便已成形。复服3剂巩固疗效，善后愈。

按语：《景岳全书·泄泻》曰："泄泻之本，无不由于脾胃。"因脾主运化，胃主受纳。脾胃虚弱则不能受纳水谷和运化精微，以致湿滞内停，清浊不分，混杂而下，致泄泻。所以泄泻的病变主要在脾胃及肠。同时，泄泻日久则损及于肾，"肾为胃关"，如《景岳全书·泄泻》曰："肾为胃之关，开窍于二阴，所以二便之开闭，皆肾之所主"。本案久利伤及肾阳，肾中阳气不足，则命门火衰，阴气盛极即令人洞泄不止，泄时重坠不爽。故有"久泻无不伤肾"之说。肾阳虚衰不能温煦脾土，脾家更虚，形成恶性循环。此久泻体衰，中气虚陷，故治以温胃散寒、健脾益肾中加入益气升阳及涩肠止泻之品。

附 升阳益胃汤：黄芪五钱，人参二钱，半夏钱半，炙甘草一钱，羌活二钱，独活二钱，防风一钱，炒白芍二钱半，陈皮二钱，炒白术、茯苓、泽泻各三钱，柴胡、黄连各一钱，生姜三片，大枣三枚。治脾胃虚弱，口苦不思饮食，大便腹泻，腹部痞胀或痛，小便浑浊，身体倦怠，肢节困痛；以及由于身体虚弱的感冒风湿，肢体酸痛、恶寒、发热等症。（《中医方药手册》）

升阳益胃汤：人参、炙甘草、半夏各一钱，黄芪二钱，白术三分，白芍、防风、羌活、独活各五分，柴胡、茯苓小便利勿用，泽泻不淋者勿用，各三分，陈皮四分，黄连三分，生姜五片，大枣二枚。（《景岳全书》）

原"治秋燥令行，湿热少退，脾胃虚弱，怠情嗜卧，体重节痛，四肢不收，口苦舌干，饮食不消，大便不调，小便频数，兼见肺病，洒淅恶寒，惨惨不乐，面色恶而不和，乃阳气不伸故也，当升阳益胃。《良方》无黄芪、甘草、半夏、芍药四味。"并加注："服药后，如小便毕而病反增，是不宜利小便也，当去茯苓、泽泻。若得喜食增食，初一二日间不可太饱，恐药力尚浅，胃气再伤，不得转运也。或用美食以助药力而滋胃气，慎不可淡食以损药力而助邪气之沉降也。亦可小役形体，使胃气升发，切勿大劳，致令复伤，但以胃气安静为尤善。"

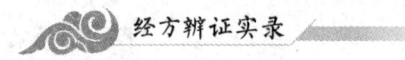

附子理中汤合痛泻要方加减治慢性结肠炎

柏某，女，34岁，1978年9月27日初诊。

患者于7年前因服泻药致腹泻，久治未愈。现胸胁痞闷，食少腹胀，乏力心悸，失眠易惊，易烦躁，大便稀薄，每日2次，且伴少腹胀痛。西医曾诊为"过敏性结肠炎"、低血压（血压80/55 mmHg），给予土霉素、维生素C、泼尼松等治疗，效果不佳，故来我院。

辨证：脾虚肝郁泄泻。

治则：温中健脾，疏肝解郁。

拟方：附子理中汤合痛泻要方加减。熟附子12 g，炒白术9 g，干姜9 g，陈皮9 g，白芍12 g，防风9 g，小茴香9 g，柴胡6 g，炙甘草6 g，罂粟壳9 g，合欢花15 g，茯神15 g。水煎服。

服药6剂后，诸症皆除，唯大便仍稀。继上方加肉桂以补命门之火、黄芪以增强补中益气之力。服6剂后，痊愈，血压升至100/65 mmHg。

按语：结肠炎的病因繁多，治法不一。此例慢性结肠炎，反复发作已7年，究其病因，始于泻药伤其脾胃之阳，病延日久，越泄越虚，加之性情急躁，气郁不舒而致脾虚肝郁、疏泄失常，且兼肠胃虚寒，故出现胸闷、腹胀、乏力、纳差、泄泻等症；久病化源不足，阴血亏损，则心肝失养而心悸、失眠、易惊。用理中汤加附子、小茴香以温中散寒，健脾益肾；合痛泻要方加柴胡以疏肝理脾，升清降浊；罂粟壳涩肠止泻；合欢花宁心安神；恐附子助阳之力不足，而后加肉桂以补其命门之火。如此症者，笔者临床治疗多例，疗效均佳。

四逆二陈汤合理中汤、玉屏风散加味治结肠炎

刘某，男，21岁，2008年6月21初诊。

近3年，患者胃脘部腹痛不舒，食欲不佳，每食凉饮冷即腹泻，每日3～5次，大便稀，甚则如水。体倦乏力，精神不振，小便清白。苔白腻，脉沉弱。

辨证：肝郁脾虚，肠中虚寒。

治则：疏肝理气，健脾化湿，温阳散寒，兼以涩肠止泻。

拟方：四逆二陈汤、理中汤、玉屏风散化裁。柴胡10 g，炒白芍10 g，枳壳12 g，陈皮10 g，姜半夏10 g，云茯苓30 g，力参6 g，黄芪30 g，炒白术10 g，防风10 g，干姜12 g，诃子10 g，罂粟壳6 g，甘松10 g，白芷15 g，紫苏叶10 g，炙甘草6 g。水煎服，每日1剂。

复诊：服药3剂，腹泻立止，令原方继用3剂，以巩固疗效。后自行停药，胃肠功能恢复，腹泻未再发作，诸症消失，饮食好转，身体由瘦转胖，后患者告知病愈。

按语：本案为肝胃不和，肠中虚寒，故与四逆二陈汤、玉屏风散疏肝和胃、健脾益气，伍理中汤加紫苏叶、甘松、白芷温阳散寒，诃子、罂粟壳涩肠止泻。药与病符，疗效显著，临床可参。

四逆二陈汤合理中汤、乌及散治溃疡性结肠炎

付某，男，37岁，2018年8月20日初诊。

患者平素性情急躁易怒。于2年前始，每遇风冷或食凉饮冷即腹泻，伴见小腹部胀痛，虽多次服药治疗，其病未愈，病情迁延至2018年5月，某医院查为"溃疡性结肠炎"。症见腹泻，每日3～5次，往往腹泻时小腹胀痛，伴见便中有白色黏液分泌物，并有坠胀欲便不尽之感，小便正常。苔白腻，脉沉弦缓。

辨证：细研病机，其人"性情急躁易怒"，肝气亢盛。于2年前始有"遇风冷，或食凉饮冷即泻"，伴见"小腹胀痛""便有白色黏液分泌物"且"脉沉弦缓"等，均见肠中虚寒、气机郁滞之象，足见此腹泻为肝郁脾虚、痰湿内阻、气机阻遏之象。

治则：疏肝行滞，健脾化湿，祛痰清热。

拟方：四逆二陈汤合理中汤、乌及散化裁。柴胡10 g，炒白芍10 g，枳壳15 g，陈皮12 g，姜半夏10 g，云茯苓30 g，炮姜10 g，力参10 g，炒白术10 g，白及12 g，海螵蛸30 g，诃子12 g，甘松12 g，延胡索20 g，黄芪30 g，防风10 g，大血藤20 g，炒地榆30 g，炙甘草6 g，白芷12 g。水煎服，每日1剂。

复诊：服药3剂，诸症略有减轻，有效继服7剂，腹泻时小腹胀痛，大便有白色黏液分泌物等均已大减。效不更方，又服6剂，诸症均除。腹部未有不舒。但

"溃疡性结肠炎"易于病复。为防病复，上方配水丸，每次10 g，每日3次。服月余善后愈。

按语：溃疡性结肠炎较为难治，且易于反复。本案为肝郁脾虚，湿阻气滞，积滞于肠。其病有脾气虚弱，湿邪留滞的一面，又有肝气疏泄失常，气滞湿郁积滞在肠化热的一面，成为虚实夹杂之证。故治宜用四逆二陈汤疏肝理气、健脾益气，化湿祛痰以畅气机；伍以理中汤加黄芪、炒白术增其补益中焦之气以益化源，助抗病之力。更加防风、大血藤、炒地榆、白芷、甘松等以祛风除湿兼祛郁热之邪，更用延胡索理气活血以畅血脉之滞而止痛。更合海螵蛸、白及、诃子渗湿收敛、祛瘀腐积滞、治溃疡腹泻直达病所。综上，诸药伍用，可达清补温涩并行，扶正祛邪，调理脏腑功能，增强抗病能力，祛除病邪、消其病症而康复的目的。

白头翁汤合附子理中汤加减治中虚热利证

张某，男，1992年11月12日初诊。

患者因食生冷，后与家人争吵，遂致腹泻5个月余。病始未放在心上，病日重即治，其间曾服黄连小檗碱、复方新诺明，肌内注射庆大霉素等，亦曾服中药治疗，病情时轻时重。此次发作20余天，日泻10余次，某医予痛泻要方合理中汤加清热之品，其证暂有减轻，停药腹泻如初。诊时，腹泻日10余次，便下或为稀粪，或为污秽奇臭水液，无脓血。下腹胀痛时作，肛门有热辣重坠感。伴食欲不佳，口渴饮而不多。舌质红，苔黄腻，脉弦滑。

辨证：此案以腹泻为主证。证析腹泻有寒热虚实不同，涉及不同脏腑。其人腹泻5个月余，久泻中虚气弱必然；且病始食生冷伤中，气郁又致肝失疏泄之职，遂成中虚气陷夹肝经湿热下注之疾。服药未愈，病程迁延，正气愈虚，服痛泻要方与理中汤加清热之品，似属对证，未愈者何？理中汤能理中焦复中阳；痛泻要方加清热之品，虽能泻肝补脾、止泻清热，但其疏肝燥湿涤热之力不足。肝经湿热不除，其泻不止，故服之虽病势暂减，终未根除。

治则：温中补虚，泻肝经湿热。

拟方：白头翁汤合附子理中汤加减。熟附子10 g，干姜10 g，党参15 g，炒白术15 g，甘草6 g，白头翁18 g，川黄连12 g，黄柏12 g，秦皮10 g，炒地榆30 g，车前子（包煎）30 g，陈皮15 g。水煎服，每日1剂。

服药3剂，大便次数减为每日1次，肛门热辣重坠感及下腹胀痛消失，但腹部有"空荡"感。此湿热已去，正气未复，治宜调中益气，兼祛余邪，用上方去黄柏、秦皮、炒地榆、车前子，白头翁、川黄连改为6 g，加黄芪24 g，小茴香10 g，山药24 g，并嘱注意生活调养。3剂后其病愈。

按语：此为湿热久利，为正虚邪实之证，治宜攻补兼施，但须分清主次，故首治以疏泄肝经湿热为主，兼顾调理中气之法。待湿热基本祛除，正虚明显之时，改以调中益气兼祛余邪而愈。从此可见，治病应视邪正盛衰，抓住病机的主要方面，细心辨证，慎重选方用药，做到祛邪当顾其正，扶正不碍其邪，以达邪去正复病愈之旨。

真人养脏汤合四神丸治慢性痢疾

李某，男，43岁，2011年9月29日初诊。

患者下利20余年，反复发作，治疗不能根除，有时静脉滴注西药暂缓一时，不能食凉，食则下利益甚。发则大便日四五次至七八次不等，便带白色黏液，甚而便带脓血。伴有腹痛下重等。面色黄白、乏力。经与附子理中汤合痛泻要方不效。

辨证：脾肾虚寒，下利脓血。

拟方：真人养脏汤合四神丸化裁。党参15 g，炒白术12 g，云茯苓15 g，薏苡仁30 g，黄芪30 g，肉豆蔻10 g，吴茱萸6 g，补骨脂12 g，五味子12 g，罂粟壳6 g，诃子10 g，木香10 g，肉桂6 g，仙鹤草30 g，海螵蛸30 g，陈皮10 g，炙甘草6 g，清半夏15 g。水煎服。

复诊：服药3剂，腹痛下利、白色黏液已消。多梦加琥珀10 g，继服身感有力，食饮增加。丸药善后。

按语："痢无止法"是其常，但痢已20余年，时有反复，已见中气亏乏而虚陷，故用补虚温中、涩肠固脱与温肾暖脾、固肠止泻法治之，使正气恢复，抗邪有力。病情大减，改为丸药巩固疗效而愈。

附 真人养脏汤：白芍三钱，当归、人参各二钱，白术三钱，肉豆蔻、肉

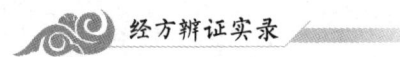

桂、炙甘草各一钱，木香一钱，诃子皮二钱，罂粟壳钱半，水煎二次分服。

主治泻利日久，脾肾虚寒，滑脱不禁，腹痛，喜温喜按，不思饮食，小便清白，或脱肛不收，舌苔白润，脉迟缓或沉细。可用于慢性肠炎，慢性痢疾的久泻不止，身体虚弱或兼有脱肛等。（《中医方药手册》）

四神丸：补骨脂四两，五味子、肉豆蔻（去油）各二两，吴茱萸一两，生姜四两，红枣五十枚，共研细面，水泛为丸，每服三钱，一日二次，白开水送下。

主治脾肾虚寒，久泻不止，腹胀腹痛，或有冷感，五更时尤甚者，可用于慢性肠炎、肠结核的腹泻，至黎明始作，或较甚者。（《中医方药手册》）

九、便秘

麻子仁丸加减治脾约便秘

例1：刘某，女，19岁，2010年8月10日初诊。

患者便秘3年余，现口臭，腹部胀满，大便干难下，小便每日3～5次，苔黄燥，脉沉略数。

辨证：肠胃积热津亏，肠中乏津濡润。

治则：滋阴清热通便，泻下积滞。

拟方：麻子仁汤（丸改汤）化裁。火麻仁15 g，枳实10 g，川厚朴10 g，大黄10 g，炒杏仁15 g，炒白芍15 g，当归10 g，麦冬15 g，玄参15 g。水煎服，每日1剂。

复诊：服药3剂，大便不干，每日1次，仍口臭，上方加寒水石30 g，丁香6 g，白芷10 g，以清胃热化浊。又服6剂，大便通畅，每日1次，口臭已除。因其病久，防病反复，上方配水丸巩固疗效，又服月余停药观察病愈。

按语：本案为习惯性便秘，但肠胃燥热津亏明显。故用麻子仁丸改汤增强其润肠通便之力。改缓下为急攻颇有峻下之力。因其便燥津亏，又加玄参、麦冬等以增强滋阴润燥、泻热通便之力。因有"口臭"，乃其胃热上熏之症，故其后又加寒水石、丁香、白芷清胃热、化污浊，以疗口臭。胃热得清，污浊已除，口臭自愈。

例2：刘某，女，28岁，1981年12月20日初诊。

患者近20天感气短恶心，口干不欲饮水，乏力，腹胀满，大便干，3～4天1次，小便数，苔薄白少津，脉略数。已妊娠3个月。

辨证：患者气短恶心，口干不欲饮水，为妊娠脾胃不和证。腹胀满大便干，小便数，乃胃强脾弱，脾受胃之制约不为胃行其津液之故。

治则：润肠通便，调和脾胃。

拟方：麻子仁汤合健脾和胃之品化裁。火麻仁24 g，枳实4.5 g，大黄（炒）3 g，川厚朴4.5 g，炒杏仁9 g，炒白芍9 g，党参10 g，云茯苓15 g，白术9 g，半夏6 g，砂仁6 g，炙甘草3 g。水煎服，每日1剂。

服药1剂大便即行，2剂大便不干，小便复常，他证亦除。嘱服蜂蜜少量以养阴生津润燥善后。

按语：患者已妊娠3个月，枳实、川厚朴、大黄似不可用，但便干3～4天1次，故小量用之，虽有攻下堕胎之虑，但有是证用是药，且量少并四君子汤合用，不致为害。此既可润肠通便，又能健脾和胃。此非常法，用之应慎。

例3：张某，男，66岁，2012年10月14日初诊。

患者大便秘结不通多年，于3年前诊断为"冠心病""心脑供血不足"。现症见头晕痛，胸闷刺痛，有时心慌阵作，经常两足发凉，小便频数，夜尿较多，常一夜七八次，影响睡眠。大便硬而难下，非服泻药不可。舌苔黄燥，脉弦数。

辨证：血瘀津亏，肠中燥热。

治则：活血养血，清热生津，润燥通便。

因患者不宜汤剂，下咽即吐，故配水丸缓图。

拟方：当归60 g，丹参180 g，赤芍60 g，三七60 g，檀香60 g，力参60 g，麦冬60 g，五味子60 g，枸杞子60 g，山萸肉60 g，补骨脂60 g，生龙骨、生牡蛎各180 g，火麻仁100 g，枳实90 g，厚朴90 g，大黄90 g，炒杏仁60 g，郁李仁60 g，槟榔60 g，延胡索90 g。共为细面，水蜜为丸，每服12 g，每日3次。

复诊：服药1料，症状消失，为防复发，更服原方1料病愈。

按语：本案病情复杂，其中习惯性便秘多年，冠心病3年，尿频夜甚，其治抓主要病症，兼顾他症。案中患者"习惯性便秘多年"，非用泻药始便，且苔黄燥，故治宜麻子仁（丸剂改汤剂）汤加郁李仁、槟榔通便泻热，攻下积滞。使气机畅通，津液不继续耗伤；"冠心病"3年，头晕痛，胸闷刺痛，心慌等，治以当归、丹参、檀香、三七、赤芍、力参、麦冬、五味子等活血养血益气，恢复心之功能；小便频数，夜尿多，影响睡眠系肾虚不能摄纳小便而致，故又加枸杞子、补骨脂、山萸肉益肾补虚以缩尿。上药配伍，恰合病情，故收效良好。

上3例均为脾约证但兼证不同，故据病情差异，按辨证论治准则，权衡利弊，其治有异。例1为脾约证，肠中津亏兼胃中有热与腐污相搏，而污浊之气上蒸而口臭，故用麻子仁丸（改丸为汤）加麦冬、玄参以滋阴生津清热润燥，口臭又加寒水石、丁香、白芷以清胃化浊，而除污浊之气，如此则病愈。例2为妊娠患者，病已"近20天气短恶心""乏力，腹满大便干，小便数"，证情急，有是症用是药，应润肠通便，但须特别注意孕妇攻下有堕胎之虞，为稳妥应润下药与四君子汤合用，在健脾益气和胃的前提下润肠通便而不致为害，但此非常法，仍须慎重。例3为脾约证与冠心病、心脑供血不足等症并见，证情复杂，且患者年高体衰，又须兼治，故以活血祛瘀通脉、益气滋阴补肾与泻热通便之法同用，达祛邪扶正、提高抗病之力，以求病愈。

麻子仁丸合清胃散治习惯性便秘兼口唇干裂

汪某，女，43岁，2002年5月9日初诊。

患者习惯性便秘20年，大便三四天1次，便干难下，痛苦难忍。病9年后伴见口唇干裂起皮，疼痛出血，唇肿疼痛。口干时欲饮水，湿润即可。舌苔黄燥，脉沉有力。

辨证：胃肠积热，津亏肠燥，脾气虚而不能输津润燥。

治则：清泻阳明积热，助脾转输津液以润燥。

拟方：麻子仁丸（改汤剂）、清胃散（改汤剂）化裁。火麻仁15 g，枳实10 g，川厚朴10 g，大黄10 g，炒杏仁10 g，炒白芍10 g，党参10 g，炒白术10 g，生地黄、熟地黄各15 g，升麻20 g，川黄连6 g，当归10 g，牡丹皮15 g，石膏30 g，白鲜皮30 g，炙甘草6 g。水煎服，每日1剂。

复诊：服药4剂，大便通畅，口唇干裂出血肿痛消失。欲配水丸善后，病家不服。后病愈无反复。

按语：本案便秘20余年，大便三四天1次，便干难下，痛苦难忍，知病久肠中热盛津伤，肠燥失润。病9年后，常口唇干燥起皮出血，是肠中积热上干脾胃，热盛津不上输，口唇失润所致。故治宜泻下清上，因病久泻下当防津伤，故以麻子仁丸（改汤剂）润肠中有泻热通便之意，实含"釜底抽薪"之法。即使大便通畅，热随便泻，肠中无热上干；更加党参、炒白术健脾益气增其运化输津之力以扶正，实有防病再复之用。病已见口唇干燥、出血肿痛之苦，又须急顾，因合清胃散（改汤）加石膏、白鲜皮等清散在上之热。如此则肠中便通热泻于下，上热得清，邪去正安，故20余年久病而获速愈。足见治病抓住病机，切中要害，准确用药，药与病对，可获卓效。

另外，从本案用药的剂量看，各药有轻重之别。应据症情轻重，酌情用量之大小。如口唇肿痛出血，邪热较重，故方中升麻重用20 g，与石膏30 g伍用，升清阳而泻阳明散漫之热，清升热降，气机通畅，则唇肿疼痛出血等症自消。故辨证治疗中选方用药十分重要；但在观察证情中，对药用量权衡利弊、酌情配伍亦是重要的一环，值得重视。

大承气汤加味治阳明腑实证

王某，女，32岁，1996年7月29日初诊。

患者6天前患外感病，经本村卫生室治疗（药物不详），先用西药治疗1天未效，病情发展，遂服中药治之。症见头晕胀痛，如立舟上，旋转欲仆，神识时清时昧。脘腹痞满，恶闻食臭，食入即吐，口苦。右半身麻木，活动不遂。大便干结，6天未行，小便黄少。舌红苔黄黏腻垢浊，脉弦滑数。

辨证：综合脉症分析，证属阳明腑实，痰湿内阻。时在夏秋之交，天热气燥，感受外邪，治疗不当，表邪入里，化燥成实，燥实内阻，腑气壅滞，浊气上攻，故见头晕胀痛欲仆、脘腹痞满、恶闻食臭等。若证属单纯阳明腑实，舌苔当黄燥，甚则焦黑起刺，不应苔黄黏腻垢浊，脉当沉迟有力或沉实有力，亦少见弦滑数脉。故其证阳明腑实必兼痰湿内阻。

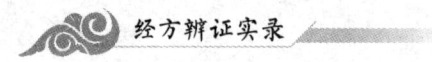

治则：泻热通便，峻下腑实，祛痰化浊，通畅气机。

拟方：方用大承气汤加清化痰湿之品。大黄10 g，枳实10 g，芒硝6 g，川厚朴10 g，黄连10 g，胆南星10 g，石菖蒲10 g，郁金12 g，瓜蒌30 g，甘草6 g。水煎服，每日1剂。

复诊：服药2剂，头晕胀痛、脘腹痞满、右半身麻木不遂等明显减轻，不呕，能进食米粥，大便通畅略干，小便仍黄，精神转佳，已起床活动，舌红苔薄黄，脉略弦滑。治用上方去芒硝，减大黄为3 g，加牡丹皮15 g，佛手15 g，再进2剂。

三诊：药后诸症消失，唯见纳差、乏力，睡眠欠佳。此邪热痰浊已去，正气未复，故以调理中焦扶正之品善后而愈。

按语：病由外感致阳明腑实兼痰热湿内阻之证。其症见头晕胀痛、脘腹痞满、神识时清时昧，且半身不遂，病情急重。故以大承气汤峻下腑实，畅通气机。腑气通，浊热无上攻之机，则头晕胀痛、脘腹痞满、恶闻食臭等症自除。又用黄连、瓜蒌、胆南星、石菖蒲等祛痰热互结之邪，邪热痰浊得清，经脉和利，半身麻木不遂等症即去。由此可见，中医治病贵在辨证清楚，用药得当，方能速效。

十、黄疸

茵陈蒿汤合玉屏风散治阳黄

张某，男，66岁，2010年3月4日初诊。

患者1个月前始发热，似外感，经卫生室静脉滴注等治疗未见好转，10余天后出现目黄、皮肤发黄、小便黄赤如浓茶，大便灰白，伴胁痛腹胀、乏力、口干苦涩，舌暗红，苔黄白、厚腻，脉沉弦。经化验：谷丙转氨酶280 U/L，胆红素35 μmol/L，肝大剑下2 cm，胁下1 cm，触痛。

辨证：此为湿热蕴蒸发黄，属阳黄。

治则：清热利湿退黄，辅以疏肝活血化瘀。

拟方：茵陈蒿汤合玉屏风散化裁。茵陈30 g，栀子10 g，大黄6 g，田基黄20 g，白茅根30 g，车前草30 g，黄芪30 g，炒白术10 g，防风10 g，云茯苓30 g，谷芽、麦芽各15 g，炙甘草6 g，柴胡10 g，郁金10 g，丹参20 g，莪术15 g，五味子（捣）10 g。水煎服，每日1剂。

复诊：服上药10剂，转氨酶下降，大便正常，皮肤及目黄消失，他症基本已去，但食欲欠佳。上方加灵芝，党参、白豆蔻健脾益气以助中焦，益气血化源，增强抗病能力。服12剂后，查肝功能已正常，体力恢复，食欲增加，停药观察愈。

按语：急性肝炎是肝炎病毒引起的一种以肝脏损伤为主的全身急性传染病，以急性肝细胞坏死及炎症反应为主要病理变化。临床以肝区疼痛、食欲不佳、恶心呕吐、厌食油腻为常见证候，肝大、肝功能异常为重要诊断依据。其发病一般认为与病毒感染、免疫功能降低等因素相关。中医学根据有无黄疸表现分别属于"黄疸""胁痛"；就其病机本身讲，均为邪毒、湿热郁阻、气滞血瘀所致。因湿热轻重及疫邪侵入气血深浅、强度的不同，出现了有黄疸、无黄疸的不同临床表现。

值得注意的是，本病的传染性强，应严防广泛传播，避免造成更大的病害。

本案中医辨证为"阳黄"，因湿热蕴蒸而发黄，故治宜清热利湿退黄，用茵陈蒿汤加田基黄、白茅根、车前草；然见肝之病，知肝传脾，当先实脾，故配以黄芪、炒白术、云茯苓、防风、谷芽、麦芽、炙甘草健脾益气，调理中焦，增抗病之能；肝藏血主疏泄，湿热蕴蒸，致其功能失职，气血郁滞不畅，故加柴胡、郁金、丹参、莪术疏肝活血行瘀以畅血行，复其疏泄之职。另加五味子一味，滋肾生津，以养肝阴，使水能涵养肝木，令其条达，以复肝之疏泄职能。五味子亦有降酶之功。

茵陈蒿汤加味治黄疸性传染性肝炎

史某，男，40岁，2014年6月22日初诊。

患者5天前发热，身感无力，咽痛，服牛黄解毒丸多次且量大，昨天开始恶心欲呕，肝区疼痛明显，乏力、眼黄、皮肤发黄、小便黄赤如浓茶水，大便灰白，苔白黄腻，脉沉弦。急查肝功能：直接胆红素29.5 μmol/L，总胆红素31.8 μmol/L，谷丙转氨酶339 U/L，转肽酶132 U/L，碱性磷酸酶184 U/L，肝剑

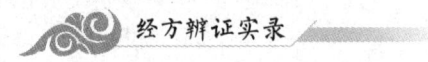

下3 cm，右锁骨中线肋下2 cm，质韧有触痛。

辨证："阳黄"，湿热蕴蒸，胆汁不循常道外溢肌肤而发黄，色黄如橘子色。

治则：清热利湿退黄。

拟方：茵陈30 g，栀子10 g，田基黄20 g，车前草30 g，柴胡10 g，丹参30 g，鸡骨草30 g，鸡内金15 g，云茯苓30 g，炒白术10 g，黄芪30 g，灵芝15 g，谷芽、麦芽各15 g，龙胆6 g，甘草6 g。水煎服，每日1剂。

复诊：服药5剂，自感身黄、目黄、小便色黄赤退去大半，已不恶心，食欲增加，大便略稀。查肝功能：直接胆红素16 μmol/L，总胆红素27.3 μmol/L，谷丙转氨酶139 U/L，转肽酶129 U/L，碱性磷酶129 U/L。

上方继服，至15剂，查肝功能各项指标转为正常。令继服6剂，巩固疗效。1个月后复查肝功能无异常，临床治愈。

四逆散合茵陈蒿汤治黄疸性传染性肝炎

例1：闫某，男，20岁，1977年1月15日初诊。

患者近来乏力，食欲不振，厌食油腻，恶心甚则呕吐，肝区胀痛，有时腹胀肠鸣。大便溏，每日2～3次，小便黄赤短少，苔薄黄腻，脉弦数。有肝炎接触史。

查体：营养一般，巩膜、皮肤黄染明显。心、肺无异常发现。肝上界在右侧锁骨中线肋缘下2.5 cm；质韧，触痛明显，脾未触及。腹胀气明显，无压痛。

肝功能检查：锌浊度12.2 U/L，转氨酶400 U/L，黄疸指数25 μg/dL。

辨证：属阳黄。

治则：疏利肝胆，清热利湿退黄。

拟方：四逆散合茵陈蒿汤加减。柴胡15 g，枳实9 g，甘草6 g，茵陈30 g，栀子9 g，大黄6 g，车前草30 g，白茅根30 g，橘皮9 g，生麦芽30 g。水煎服，每日1剂。

二诊：依上方先后服药9剂，食欲大增，腹已不胀，巩膜、皮肤黄染消失，仍肝区痛，乏力，口干。肝功能检查：转氨酶转阴，锌浊度17 U/L，此乃湿热余邪未尽，肝肾阴液已亏，治宜扶正祛邪兼顾。

拟方：柴胡9 g，枳实6 g，白芍9 g，甘草6 g，茵陈15 g，麦冬12 g，沙参30 g，黄精18 g，丹参15 g，党参9 g，板蓝根15 g，炒黄芩12 g。水煎服，每日1剂。

三诊：照上方服药9剂，临床症状消失，肝已回缩，复查肝功能已正常。临床治愈，嘱其注意生活调养，劳逸结合，以防复发。

按语：患者证属"阳黄"，即所谓"疫疸"或称"瘟黄"。其发病是由"疫邪"外袭，郁而不达，以致湿热蕴结中焦，熏蒸于肝胆，导致肝胆疏泄失常，胆汁不循常道外溢肌肤而发黄疸。正如《沈氏尊生书》所说："天行疫疠，以致发黄者，俗为之瘟黄，杀人最多。"这里说的"疫疠"之邪，即具有强烈传染性的使人发生黄疸病的病源，当属西医学的肝炎病毒。

在治疗上，据"身黄如橘子色，小便不利，腹微满者，茵陈蒿汤主之"之训，又据《素问·六元正纪大论》"木郁达之"之旨，选用四逆散合茵陈蒿汤加减之。四逆散去芍药加橘皮、生麦芽，疏肝解郁，理气消胀，透邪外出，以恢复其肝胆功能；茵陈蒿汤加车前草、白茅根，清热利湿退黄。两方合用，肝胆功能恢复，湿热之邪消除，则黄疸自退。

例2：洪某，男，27岁，1978年1月9日初诊。

患者于1977年9月因急性肠梗阻住某医院治愈。出院后出现黄疸，经某传染病医院检查诊为"慢性活动性肝炎""早期肝硬化""肝癌待排"，欲做肝穿刺活检，本人拒不接受，遂来中医院治疗。症见神疲乏力，恶心纳呆，厌食油腻，烦闷，易急躁，右胁及上腹胀痛，甚则连及背部，大便灰白，小便黄赤，苔黄腻，脉弦数。

检查：形体消瘦，巩膜及皮肤深度黄染。肝上界在第6肋间，锁中线肋缘下1 cm，质韧，边缘整齐，叩触疼痛明显。脾肋下1 cm，质软无触痛。肝功能：转氨酶300 U/L，锌浊度12 U/L，黄疸指数40 U/L。尿三胆均呈阳性。甲胎蛋白阴性。

辨证：病因湿热疫邪内郁，肝胆疏泄失常，胆汁不循常道，外溢肌肤，故身、目发黄，黄色鲜明。肝郁气滞影响脾胃功能失常，故见食少恶心，烦闷，胁腹胀痛等。

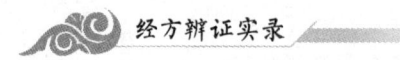

治则：清热利湿，疏利肝胆。

拟方：茵陈蒿汤合四逆散加味。茵陈30 g，栀子9 g，大黄6 g，柴胡9 g，赤芍9 g，枳实9 g，薏苡仁30 g，郁金9 g，白花蛇舌草24 g，车前草24 g，甘草3 g。水煎服，每日1剂。

服药21剂后，精神好转，食欲亦佳，腹胀胁痛轻微，二便正常，黄疸消失，肝已回缩正常，脾侧位可及，肝功能复查均在正常范围。

此患者久病气血亏损，为防病复，拟益气养血、健脾和胃以助气血恢复，方用八珍汤加减：当归9 g，丹参18 g，赤芍9 g，生地黄18 g，黄精15 g，山药15 g，党参9 g，炒白术9 g，茯苓9 g，谷芽9 g，麦芽9 g，炙甘草6 g。水煎2次，分2次早、晚服。

服药6剂，改六味地黄丸善后，病愈无反复。

茵陈蒿汤合五苓散加味治胆管癌

张某，男，43岁，2011年6月26日初诊。

患者患黄疸病6个月余，病始只有眼黄、尿黄。3个月后渐渐加重。身体日益消瘦、乏力，黄疸日重。遂去县、省诸医院检查，确诊为胆管癌，已广泛转移，未接受手术、化疗等，医生建议中医治疗。现症见目黄、皮肤深黄如橘子色，尿黄赤，大便灰白，伴见右胁胀痛，消瘦乏力，食欲不佳、皮肤瘙痒，舌苔黄腻厚浊，脉沉弦。

辨证：此病属湿热郁蒸发黄，黄如橘子色，为湿热阳黄，由胆汁不循常道，外溢肌肤所致。

治则：清热利湿退黄，健脾益气，活血祛瘀，软坚散结。

拟方：茵陈蒿汤合五苓散加味化裁。茵陈30 g，栀子10 g，大黄6 g，云茯苓30 g，猪苓20 g，泽泻12 g，桂枝10 g，炒白术10 g，黄芪30 g，薏苡仁30 g，谷芽 15 g，麦芽20 g，莪术20 g，三棱10 g，桃仁10 g，夏枯草30 g，半枝莲30 g，田基黄30 g，车前草30 g，延胡索20 g，川楝子10 g。水煎服，每日1剂。

复诊：上方服后身感舒适，连用14剂，黄疸消退明显，但仍感乏力、食欲不佳，右胁胀痛，上方加白屈菜6 g，力参10 g，香附15 g，木香12 g，黄芪、半枝莲均改为60 g。水煎服，每日1剂。

三诊：服药平安，连用21剂，饮食增加，身感有力，黄疸消失，大便已不灰白，小便略带黄色。上方继用，但应病轻药亦减其量，每2日1剂分服，巩固疗效。

按语：黄疸以面目、皮肤及小便黄赤为特征，其病多因疫毒、湿热、寒湿之邪侵袭，或酒食不节、劳倦内伤，致脏腑功能失职，气机郁滞不畅，胆汁失于疏泄，外溢肌肤发为黄疸。临床多分为阳黄、阴黄两类。本案据目黄、皮肤深黄如橘子色、小便黄赤等证候诊为阳黄。又据查为"胆管癌"广泛转移，知是阻塞性黄疸。治应据其症辨证施治，以救人命，尽速施以救治。

治中向其家属说明病情的真实情况，尽力救治。故治以清热利湿退黄，以祛湿热之邪，辅以健脾益气以扶正而杜生湿之源；更佐以活血祛瘀、软坚散结之品以疏通气机。其方以茵陈蒿汤为主清热利湿退黄，为增强祛湿之力，更用五苓散通阳化气行水，疏通水道以达湿去热孤而病解之功，更用黄芪、薏苡仁以使健脾益气化湿之力更强，又虑及癌症已广泛转移，更用半枝莲、猪苓、莪术、桃仁、夏枯草等以活血化瘀，软坚散结。

总观全方，重在健脾益气以固本，清热利湿以祛邪，活血化瘀散结以通畅血脉，增其通利气机之力，为此则达湿热祛除、脾气健运、血脉流畅之功。故可速效。

附 白屈菜，又名地黄连、土黄连、八步紧、断肠草等，性味苦辛、微温、有毒。功能镇痛止咳、利尿解毒。主治胃肠疼痛、黄疸、水肿、疥癣疮肿等。据《四川中药法》载："治肝硬化，皮肤结核，脚气病，胆囊病及水肿黄疸。"《北方常用中草药》载："有镇痛，止咳、杀菌、利尿、解疮毒之功。治急慢性胃炎、胃溃疡、腹痛、泻痢、咳嗽、肝硬化腹水。"

医者可据病情掌握其用量，应从小量渐加，慎重用量，以防其毒性不利病情。

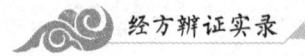

十一、胁痛

四逆散加减治疗时邪胁痛

李某，男，6岁，1978年1月20日初诊。

患者近几天畏寒发热，食欲差，恶心，右胁部疼痛，易哭闹，腹部胀气明显，夜晚更甚，大便稀，每日3次，小便短少。苔薄白，脉略弦数。

查体：面色微黄，营养中等，精神疲惫，巩膜、皮肤无黄染。心、肺无异常发现。肝上界在第5肋间，剑下2.5 cm，右侧锁骨中线肋下2 cm；质韧，叩、触痛明显。脾未触及，腹部胀气，无压痛。

化验检查：血常规正常，尿及大便常规均正常；肝功能检查：锌浊度8.2 U/L，转氨酶700 U/L，黄疸指数6 U/L。

辨证：时邪胁痛（急性无黄疸性传染性肝炎）。

治则：清热解毒，疏肝利胆。

拟方：四逆散加减。柴胡9 g，枳实9 g，甘草6 g，龙胆6 g，鸡骨草15 g，败酱草30 g，丹参15 g，生麦芽15 g，大枣5枚。水煎服，每日1剂。

复诊：服上方4剂，食欲增加，腹胀减轻，右胁痛消失，玩耍正常。小便黄，大便正常。此正复邪衰，药减其制，治遵前法：上方去败酱草，加白茅根30 g，麦芽（炒）加至30 g。

三诊：前方先后服药12剂，患儿精神佳，面色较前红润，饮食、二便均正常，肝大已回缩至正常范围。肝功能检查转阴。

按语：急性无黄疸性传染性肝炎系由肝炎病毒引起的一种急性肠道传染病。初治以祛邪外出为主，但应避免过度攻伐而伤正气。意在药力帮助下达到正复邪消的目的。故治疗中以柴胡轻清升散透邪外出，疏达肝胆为主药，枳实理气散结通畅气机，甘草缓中调胃。柴胡、枳实、甘草相伍能疏肝解郁通畅气机、透邪外出。四逆散去芍药恐其酸恋邪，故加龙胆、败酱草、鸡骨草等以清泻肝胆湿热，使邪从内、外二途分消，加丹参养血活血以扶正。

坚持"见肝之病，知肝传脾，当先实脾"的原则，以保护人体能摄取充足的营养，增强其抗病能力，故加生麦芽、大枣顾护脾胃，培补中气，以达扶正祛邪的目的。

综上分析，治疗以中西医结合的观点用药为好。使用中药首先应符合中医辨证施治的原则。在此前提下，既要考虑到如柴胡、甘草、鸡骨草、生麦芽相配伍能疏肝解郁、透邪外出，同时也应注意其降酶、护肝、镇痛、助消化等现代药理作用。

四逆散合金铃子散加味治胆囊炎

孙某，女，39岁，1978年4月1日初诊。

患者右上腹疼痛3个月余，虽服西药及肌内注射丹参注射液，但疗效不显，近来加重10余天，故来门诊治疗。现右上腹阵发性疼痛，甚则牵引肩背，胆囊区压痛明显。食欲不振，恶心，吐苦水，神疲乏力，下午低热，小便黄少。苔薄黄腻，脉沉弦数。经十二指肠引流镜检确诊为胆囊炎。

辨证：肝胆郁热（胆囊炎）。

治则：疏肝解郁，利胆清热。

拟方：四逆散合金铃子散加减。柴胡12 g，炒白芍24 g，焦山楂15 g，白通草9 g，甘草6 g，枳壳9 g，枳壳9 g，广木香6 g，茵陈18 g，蒲公英18 g，川楝子9 g，延胡索粉（冲服）3 g。水煎服。

复诊：服上方6剂，右上腹痛已除，低热已退，食欲增加，精神好转，再服6剂巩固疗效。后经随访，未见复发。

按语：胆为"中清之腑"，以疏泄清利为宜。胆寄附于肝，肝胆相为表里。胆与肝的关系十分密切，共同协助脾胃运化饮食。胆汁疏泄不利，则影响脾胃功能而出现食欲不振、恶心腹胀，同时伴见低热、右胁下疼痛等症。此即肝胆郁热为患，治用四逆散合金铃子散，加广木香以疏肝解郁止痛，加茵陈、蒲公英、白通草以利胆清热祛湿，少佐山楂以健胃消食。药与症对，故能取效较快。

乌梅汤加减治妊娠胆道蛔虫病

赵某，女，25岁，1970年10月6日初诊。

患者自述已妊娠4个月余。10月6日上午突发右上腹阵发性疼痛，向右肩放

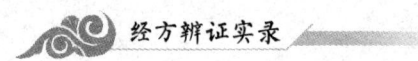

射，伴恶心、呕吐黄水黏液，心中烦乱，四肢发凉。苔白腻，脉沉弦。

检查：右上腹及剑突下轻度压痛，无反跳痛，腹软。巩膜无黄染。医院诊为妊娠胆道蛔虫病。遂住院治疗，先用西药无效，改服中药治疗。

辨证：蛔厥。

治则：安蛔止痛。

拟方：乌梅汤加减。乌梅30 g，当归9 g，川椒1.5 g，桂枝6 g，细辛1.5 g，制附子3 g，干姜6 g，胡连9 g，炒黄柏9 g，炒白芍6 g，木香6 g，党参15 g。水煎服。

1剂痛止，2剂诸症消而出院。

按语：乌梅丸为治蛔厥主方，临床效果显著。但对于妊娠患者，方中川椒、细辛、制附子等有一定毒性，尚须注意用量，宜小不宜大，慎用为是。另外，本方临床治疗蛔虫腹痛、慢性痢疾、慢性肠炎等，证属上热下寒、寒热夹杂者，用之多可取效；亦有用于治疗上热下寒的白塞综合征取效者，值得参考。

十二、消渴

乌梅汤加减治消渴

马某，67岁，1992年4月26日初诊。

患者近2年来急躁易怒，口渴欲饮，饮不解渴，有时连续饮两暖瓶水，甚则饮水即吐，渴仍不止。喜饮热茶，多饮则口舌烂赤，时至中午，即心中挛急嘈杂，少食则舒，若午餐，复又泛泛欲吐，不能进食。强食则胃脘痞闷不适，大便尚可，小便清白，舌红苔白腻，脉弦细。胸透、胃肠道钡剂透视、化验血常规均未见异常。

辨证：此病系相火亢旺于上，而为上热，上热即隐伏下寒，成上热下寒证。与《伤寒论》326条"厥阴之为病，消渴，气上撞心，心中疼热，饥而不欲食，食则吐蛔"的病机一致。

治则：清上温下，寒温并投。

拟方：乌梅汤加减。乌梅30 g，细辛3 g，桂枝3 g，干姜3 g，附子（炮）6 g，黄柏3 g，黄连9 g，当归9 g，炒白芍15 g，白术9 g，山萸肉9 g，阿胶（烊化）9 g。

服药3剂，诸症减轻，苔腻，胃脘稍觉痞闷，上方加天花粉30 g，复服3剂，诸症消失，食欲增加，身感有力。嘱其注意调养，后未反复。

按语：本案为上热下寒之"消渴"证，其病重在肾水亏虚，水不涵木，故性情急躁易怒；水亏火亢，津血亏耗则"消渴"，茶苦凉，能清头目，醒神除烦止渴，利尿清热。为何多饮而反至"口舌烂赤"，《本草纲目》曰："茶苦而寒，阴中之阴，沉也，降也，最能降火，火为百病……然火有五，火有虚实。若少壮胃健之人，心肺脾胃之火多盛，故与茶相宜。温饮则火因寒气而下降，热饮则茶借火气而升散……若虚寒及血弱之人，饮之既久，则脾胃恶寒，元气暗损……此茶之害也。"苏轼《茶说》云："除烦去腻，世故不可无茶，然暗中损人不少，空心饮茶入盐，直入肾经，且冷脾胃，乃引贼入室也。"《本经逢原》曰："胃虚血弱之人，有嗜茶成癖者，久而伤精，血不华……而侵（清）晨啜茗（即茶），每伤肾气"。

此患者肾水本虚，水不涵木，火亢于上，再多饮热茶，更伤其肾，肾水益亏，其火愈炽，以致茶借火气而升散，火借茶热而上炎，故见口舌生疮。病为上热下寒，故治宜清上温下，方用乌梅汤，更加山萸肉、阿胶滋肾水、清虚热、涵养肝木以治其本；加白术补中益气以益化源；加炒白芍与桂枝为伍以益阴和营，调节阴阳，和其气血，如此则阴阳协和而病速愈。

十三、胸痹心痛

升脉散合丹参饮治冠心病

李某，男，61岁，2010年5月7日初诊。

患者患冠心病10余年，经常胸闷心慌，每劳累、急躁等加重。平时两手冰凉，入冬更重。近来又增晚上至半夜两肩、臂剧烈抽动，手发麻，甚则两腿颤动抽搐不能控制，时缓时快，直至凌晨1～2时渐停。病情影响睡眠，甚为痛苦，全身疲惫不堪。舌质紫暗，苔白腻，脉沉弦有力。

辨证：气虚血瘀，肝风内动，筋脉失养。

治则：益气养血，活血化瘀，滋阴潜阳，镇肝息风。

拟方：黄芪30 g，人参10 g，麦冬10 g，五味子10 g，当归10 g，丹参30 g，檀香10 g，三七10 g，砂仁10 g，石决明30 g，珍珠母30 g，钩藤30 g，天麻10 g，生龙骨30 g，生牡蛎30 g，炙甘草6 g。水煎服，每日1剂。

复诊：服药2剂即两肩、臂抽动、腿颤抽搐停止，已能安卧。6剂后胸闷心慌明显减轻，唯在活动用力时感心慌无力。加重黄芪用量为50 g，又服10余剂，诸症已消。改为水丸常服善后，以巩固疗效；并嘱避免过劳及情绪激动等。

按语：冠心病指冠状动脉粥样硬化导致心肌缺血缺氧引起的心脏病。中医学无此病名，当归属于"胸痹""真心痛"等范畴。冠心病在临床有诸多证型，治法不一，方药有异。本案为气虚血瘀，肝风内动，筋脉失于温养，故治宜益气养血，活血化瘀，滋阴潜阳，其方以黄芪、人参、砂仁健脾益气，当归、丹参、麦冬、五味子与石决明、珍珠母、生龙骨、生牡蛎、钩藤、天麻相伍以养血活血化瘀。滋阴潜阳、镇肝息风制肝风内动而止抽搐颤动等症。血赖气推动而行，气行则血行，气滞则血瘀，故加檀香理气行滞，加炙甘草通经脉利血气。诸药伍用药与病对，收效显著。然病已10余年，虽症状消失，恐难根除，为根治其病，上方配水丸继服，以观后效。

升脉散合失笑散辨治冠心病

徐某，男，46岁，2008年8月2日初诊。

患者胸痛2年余。于2年前在某医院查为高血压、冠心病。现胸闷气短，心前区疼痛如刺连及背部，甚则剧烈疼痛难以忍受，必服硝苯地平等方可缓解一时，面色暗，口唇紫，伴心悸不宁，有时头晕痛。血压虽服降压药仍高至160/100 mmHg。苔白腻，脉沉弦细。

辨证：病以胸闷气短、心前区疼痛为主症，是痰气郁遏、瘀凝心络为患。此痰与瘀凝，气滞与血瘀相兼为病。其治应考虑病已2年余，心之本虚，亦应明白心前区刺疼乃邪实之标。

治则：标本兼顾，活血化瘀，化痰散结，兼益气通脉。

拟方：当归10 g，丹参30 g，三七10 g，五灵脂10 g，蒲黄10 g，川芎10 g，薤白10 g，桂枝10 g，清半夏10 g，力参10 g，麦冬10 g，五味子10 g，石决明

30 g，钩藤30 g，生龙骨 30 g，生牡蛎30 g，罗布麻15 g，炙甘草6 g，延胡索20 g，檀香10 g。水煎服，每日1剂。

复诊：服药3剂，胸痛心悸已消，不须服硝苯地平。仍有时头晕（血压130/95 mmHg），加珍珠母30 g，继用6剂后头晕消失，血压正常（125/90 mmHg）。改汤剂为丸药，缓图善后，服丸药2个月余，病情稳定。

按语：本案以痰瘀阻滞为主，故以当归、丹参、川芎、三七、蒲黄、五灵脂等活血祛瘀止痛；薤白、清半夏、桂枝、延胡索、檀香等祛痰理气、通阳止痛。久病则虚，故用力参、麦冬、五味子、炙甘草补虚扶正。血压高而头晕，更用石决明、钩藤、生龙骨、生牡蛎等潜镇安神、凉肝息风而降压。诸药伍用，使痰瘀之邪祛除，又扶助正气，心神安宁，经脉调畅，自可速效。

宣肺化饮汤治结核性胸膜炎

边某，男，18岁，2007年4月15日初诊。

患者于1个月前出现胸部疼痛，活动则喘促不安。夜间发热，某医院诊为结核性胸膜炎并胸腔积液。住院20余天，胸腔积液不消。医生嘱其配合中药治疗。症见胸部隐痛，低热37.8℃，咳嗽痰少，夜间盗汗，身体乏力，手足心热，口干饮而不多，夜间诸症加重。苔白腻，脉沉弦。

辨证：此由肺阴亏虚，水停胸胁，阻遏肺气宣降，津液失于敷布，气机失常所致。

治则：滋阴清热宣肺，健脾利湿化饮。

拟方：桔梗10 g，桑叶15 g，芦根30 g，炙百部10 g，麦冬10 g，沙参10 g，知母10 g，白芥子15 g，葶苈子30 g，王不留行30 g，冬瓜仁20 g，薏苡仁30 g，桃仁10 g，当归10 g，黄芪30 g，炙甘草6 g，车前子（包煎）20 g。水煎服，每日1剂。

复诊：上方服6剂，诸症减轻，效不更方，继用12剂，其症消失，查胸腔积液已无，但胸膈角部胸膜粘连，深呼吸时有轻微疼痛，上方去桑叶、葶苈子、车前子、薏苡仁，加炒白术10 g，防风10 g，延胡索20 g，川芎10 g，水煎服，每日1剂。6剂后，身感轻松，一切为常，停药观察，嘱继用抗结核药，以防病复。

按语：结核性胸膜炎分为结核性干性胸膜炎与结核性渗出性胸膜炎两种证情。本案是结核性渗出性胸膜炎，应归属于中医学"悬饮""胸痛"范畴。其病为邪入于肺，宣降失职；津液失于敷布，水湿停滞胸胁，阻遏气机不畅，经脉不通，故见胸胁疼痛，咳嗽痰少，身体乏力，口干渴，饮而不多；同时又见发热37.8℃，手足心热，夜间盗汗等，是病已月余、阴虚与痰饮内停之征。又查见"胸腔积液"，故似为"悬饮"，统观其证，是阴虚有热，饮停胸胁，诸症丛生。故治宜宣肺滋阴清热，健脾利湿化饮。其方用桔梗、桑叶、芦根、炙百部、麦冬、沙参、知母宣肺滋阴清热；白芥子、葶苈子、王不留行、冬瓜仁、车前子、薏苡仁、黄芪健脾利湿，祛痰化饮，散结，通畅气机。正如《丹溪心法》云："善治痰者，不治痰而治气，气顺则一身津液亦随气而顺矣。"气顺则津液流通，绝无痰饮之患。故加黄芪与他药伍用，以益肺、脾之气，增强其行气之力。况且治痰之法实脾土，以杜生痰之源是治其本也。又见胸胁疼痛是气滞血瘀之象，故在补气同时又加桃仁、当归与王不留行等药同用，更增其活血祛瘀、通畅气机之效以止痛。

宣肺清热祛痰汤辨治肺癌

王某，男，75岁，2010年4月21初诊。

患者患肺癌年余，病初在县医院住院治疗，疑似肺癌，后去某医院经检查确诊。近月余持续发热38℃，虽治其热不退，胸背疼痛剧烈，不能平卧，彻夜不眠，咳嗽日重，痰黄稠难咯出，面色萎黄，形体消瘦，神疲乏力懒言。食欲尚可，苔白腻，脉沉滑数。

辨证：此属邪入于肺，肺失宣降，痰热壅盛，气滞于胸。

治则：宣肺清热，祛痰止咳，和畅气机。

拟方：桔梗10 g，炙紫菀15 g，炙款冬花15 g，炙百部15 g，炙枇杷叶15 g，川贝母10 g，芦根30 g，知母10 g，青蒿30 g，鱼腥草30 g，半枝莲30 g，延胡索20 g，石膏30 g，鹅管石30 g，陈皮10 g，清半夏12 g，白芥子10 g，鸡内金15 g，黄芪30 g，西洋参10 g，炙甘草6 g。水煎服，每日1剂。

复诊：服药9剂，胸背疼痛消失，发热已退，咳嗽减轻，入夜基本安卧，精神好转。上方加减：发热已退，去知母、石膏、青蒿，以免寒凉伤正；加砂仁10 g，芳香理气，醒脾消食，行气开胃，增强中焦运化之力，中焦健则荣卫充足，抗病力强，又加龙葵理肺解毒，增强抗癌之力。

三诊：又服药12剂，咳嗽基本消失，面色萎黄转为略红润，食欲增加。但易困，活动仍感乏力。上方加重黄芪至50 g，再加淫羊藿10 g，12剂后，易困症状消失，生活正常。改为2日1剂，巩固疗效，继续治疗原发病。

直至10月29日复诊，患者面色红润，体重增加，一切如常。仍须2日1剂，坚持服药。嘱待原发病灶消失后停药。

按语：此患者肺癌已晚期，医院嘱其回家安养。经服中药病情好转，2年余患者仍健在，后因他病去世，说明中医治疗癌症有一定的疗效，确可达到减少病痛之苦、延长寿命的目的。作为医生，对癌症当大胆治疗，敢于担当风险，将救其生命、解除病苦视为最高责任。

十四、中风后遗症

四逆汤合涤痰汤化裁治中风后遗症

李某，男，45岁，2006年6月26日初诊。

患者自2年前某日突然头晕胀痛，后经某医院查为"脑血栓"形成，经治疗头晕胀痛消失，但遗留面部、头发、整个舌体麻木，头部发紧如戴"紧骨箍"，全身皮内如虫行般作痒，遇暖则轻，遇寒冷加重。大便稀，小便色白，脉弦。

辨证：此病由痰瘀阻滞，复感于寒，血瘀寒凝，气血瘀滞，经脉不利所致。

治则：活血祛瘀，温阳散寒。

拟方：四逆汤合涤痰汤化裁。当归10 g，细辛10 g，桂枝10 g，赤芍10 g，炙甘草6 g，炙麻黄6 g，陈皮10 g，清半夏10 g，胆南星10 g，云茯苓20 g，竹茹10 g，车前子20 g，节菖蒲15 g，全蝎10 g，僵蚕10 g，地龙10 g，红花10 g，黄芪30 g，葛根30 g，川芎10 g。水煎服，每日1剂。

复诊：上方服9剂，舌体不再麻木，头皮发紧及全身如虫行皮中均轻；但面部、口唇仍麻，上方加威灵仙20 g，继服12剂，诸症消失临床治愈。

按语：麻木之证多责之于痰瘀及气血亏虚筋脉失养。在临证中，或重在瘀或

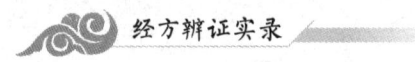

重在痰，虽时有轻重，总不离痰瘀及气血亏虚之机。故治疗应以活血祛瘀及调和气血、通利经脉为大法，并时时注意助阳益气养血而促进正气旺盛以促康复。

自拟通脉汤辨治中风后遗症

张某，男，60岁，2006年6月2日初诊。

患者患脑血栓2年余，现在半身不遂，左手臂麻木，抬举不能，活动无力；左腿足活动不能自如，站立不稳，虽麻木，但用力尚能微微活动，自感无力支撑身体。胸闷，有时心悸不安。左嘴角流涎，说话咬字不清，舌伸出吃力向右偏，舌苔白腻，脉沉弦，血压180/95 mmHg。

辨证：痰瘀阻遏，经脉瘀滞。

治则：活血化瘀，理气祛痰，舒筋通络。

拟方：当归10 g，川芎10 g，红花10 g，地龙10 g，丹参30 g，檀香10 g，降香15 g，全蝎10 g，钩藤30 g，瓜蒌10 g，薤白10 g，清半夏10 g，黄芪30 g，桂枝10 g，炙甘草6 g，九节菖蒲15 g，伸筋草30 g，三七10 g。水煎服，每日1剂。

复诊：服上方9剂，胸闷腿麻症轻，仍口流涎，他症如前。加白术20 g，继服12剂，左半身麻木等症基本消失，出现口中有流涎感觉，左手指尖有过电样感，说话字音较前清楚。但身仍疲乏无力。舌伸出居中，舌苔薄白，脉沉弱，血压降至140/85 mmHg，此痰瘀阻遏祛其大半，气虚之机已显。宜加重补气益肾之品，以增强肌力，加速病愈。

拟方：当归10 g，丹参30 g，威灵仙15 g，檀香10 g，砂仁10 g，清半夏10 g，炒白术20 g，力参10 g，黄芪50 g，九节菖蒲10 g，地龙10 g，山萸肉15 g，山药20 g，桂枝10 g，炙甘草6 g，云茯苓15 g，陈皮10 g。水煎服，每日1剂。

三诊：上方服6剂，诸症已消，体力渐复，左半身已恢复正常活动，说话清楚，食欲亦增。停药观察，加强自身功能锻炼，未见病情反复。

按语：本案病机主要在"痰瘀"，故其治当先消除"痰""瘀"；用大剂活血祛瘀生新之当归、丹参、川芎、红花、地龙等药以治其"瘀"；气行则血行，气滞则血滞，又以檀香、降香宣发气滞，畅膈宽中，避秽化浊，又有行瘀之功；伍用瓜蒌、薤白、节菖蒲开窍祛痰利气、宽胸利膈而通阳散结。更伍以钩藤、全蝎通络祛风镇静降压，而对麻木更有促其恢复之功。诸药伍用，相互促进，足以祛除痰瘀之邪；痰瘀祛后，正虚即显，后以补益脾肾之品调理见功。此真是药随病变，贵在灵活，用药得当是治疗关键，值得深思。

活络效灵丹与补阳还五汤加味治中风后遗症

魏某，男，69岁，2007年7月26日初诊。

患者有椎间盘突出症，近1年余出现脑血栓，虽经住院治疗，仍遗留两腿无力，右腿不能活动，行走不能，身体日渐衰弱，甚则坐凳上都感吃力，坐则喘促憋气，动则胸闷心慌，经查有冠状动脉供血不足，食欲可。苔白腻，脉沉无力。

辨证：此患者为多病之体，日久精血亏耗，加之脑血栓、椎间盘突出症、冠状动脉脑供血不足，致经脉瘀阻，气机不得宜通，筋脉失养。

治则：治当补益气血，活血行滞，疏通气机以畅血行。气机宜通，血脉和利。营运充足，以增抗病之力。

拟方：活络效灵丹与补阳还五汤化裁。当归10 g，丹参30 g，制乳香6 g，制没药6 g，黄芪30 g，菟丝子20 g，巴戟天15 g，淫羊藿15 g，川牛膝15 g，鸡血藤30 g，威灵仙15 g，桂枝10 g，赤芍10 g，红花10 g，川芎10 g，伸筋草20 g，炙甘草6 g，炒白术10 g，云茯苓20 g。水煎服，每日1剂。

复诊：服药3剂症轻，6剂身感有力。拄拐能活动，但仍胸闷、心慌，前方加檀香10 g，三七10 g活血理气以利心血畅行，复服6剂，病情更加好转，但仍感乏力，加黄芪至60 g增其健脾益气之能，以增气血化源；又服12剂，胸闷心慌消失，身感有力。已能丢拐站立行走，但行路不稳，效不更方，继服月余，并增体力活动，病去康复，一切如常，停药观察。

按语：脑血栓后遗症治疗较慢而难，治疗中应有坚定的信心，精心调治，抓住病机的主要方面辨证用药。本案病情复杂，总不外虚实两端；虚在病久脾肾亏虚，实在经脉瘀滞，气机不得畅通，或在脑形成血栓，或在椎间盘形成突出，或在心形成冠心病。虽病因不一，时间先后有异，总是精血亏耗，血行不畅，气血郁滞在某处成瘀，阻遏气机不得宣通所致。故治宜补益脾肾，活血化瘀，通畅气机。故其方重用黄芪、菟丝子、巴戟天、淫羊藿、炙甘草健脾益肾，以扶正治

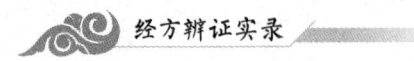

本；伍以当归、丹参、红花、川芎、鸡血藤、威灵仙、川牛膝活血化瘀，通经活络，以畅气机，气机宜通，血脉和利，健脾益肾之药更能发挥其用，以促进气血运行，故能获效，后加檀香、三七理气行滞，使冠状动脉血流畅行，更增其效。终能病愈康复。

补阳还五汤合涤痰汤加减治中风后遗症

司某，男，47岁，2011年3月8日初诊。

患者于2011年1月27日晨5时突发昏迷，不省人事，急由救护车送某医院急诊住院治疗。诊为脑出血。经24小时抢救治疗，病情好转，神识逐渐恢复，但左侧半身不遂。于2月21日出院，求用中药治疗。症见左侧手臂及腿足麻木不仁，软弱无力，不能自持，须两人架扶才能稍微站立。语言謇涩，咽中痰声不断，膝关节疼痛。舌紫暗，苔白腻厚，脉沉弦。

辨证：气虚痰瘀。

治则：活血化瘀，益气祛痰开窍。

拟方：补阳还五汤合涤痰汤加减化裁。黄芪60 g，当归10 g，赤芍10 g，地龙10 g，川芎6 g，桃仁6 g，丹参30 g，川牛膝15 g，木瓜10 g，桂枝10 g，三七10 g，力参10 g，白术10 g，云茯苓30 g，陈皮10 g，清半夏10 g，胆南星10 g，节菖蒲15 g，延胡索20 g，炙甘草6 g。水煎服，每日1剂。

复诊：服药平妥效显，无任何不适，连用12剂，自觉身体有力，站立已稳，在家属扶持下能慢慢走动。但仍觉两腿乏力，嘱其用药与加强功能锻炼相结合。上方加川续断30 g，补骨脂10 g，淫羊藿20 g，更服9剂。自觉身感有力，扶持下行走活动较前自如，语謇消失。上方配水丸善后，并嘱适当进行功能锻炼配合可期其效更佳。

按语：患者脑出血抢救治疗后，病情稳定，但后遗左侧手臂及尺腿麻木不仁、软弱无力，不能自持，语言謇涩等，显系中风后遗症，以气虚血瘀痰结、郁阻脉络为主要病理变化，故治以益气活血、祛瘀通络、涤痰开窍，选用补阳还五汤、涤痰汤化裁。其方用补阳还五汤加丹参、川牛膝等诸药相伍，活血化瘀、通络行滞以畅气机，并重用黄芪60 g，取其益气力专性走，以助推诸药之力，而收

"气为血帅"，气行则血行之功。并配以力参、白术、云茯苓、炙甘草等使益气之力更强，以收补虚通络之功，而获半身不遂恢复之效。以上诸药可益气活血，祛瘀通络，可祛其瘀，不能涤其痰，但语言謇涩，痰声不断，由湿痰郁阻所致，故与涤痰汤加桂枝、延胡索等豁痰开窍、理气通阳以通畅气机，气机通顺则津液亦随气而顺，绝无成痰之患，痰即消矣。至此痰瘀气虚之患均已祛除，故其效显著。并加用功能锻炼，配合疗效更佳。

十五、头痛

川芎茶调散加减治外感头痛

例1：马某，男，41岁，2016年7月3日初诊。

患者于20天前感冒，症见发热恶寒，头痛，流涕，鼻塞不通，咳嗽，咯痰清稀等。经服药治疗后，发热恶寒、流涕、鼻塞不通等表证消失。但感乏力，头痛隐隐，头皮发紧，时而前额两侧，时而颠顶部，或在枕部，其痛无定处，每日3～5次。伴口苦咽中发干，苔薄黄，脉浮数。

辨证：此病属外感头痛。系外感治而不彻，其邪残留于表里之间，经脉郁滞不畅，且已有化热之势。

治则：解表散邪，活血通络，兼清热止痛。

拟方：川芎茶调散化裁。川芎10 g，丹参30 g，荆芥10 g，防风10 g，细辛6 g，白芷15 g，羌活12 g，葛根30 g，蔓荆子12 g，藁本15 g，柴胡10 g，黄芩10 g，薄荷10 g，金银花20 g，沙参10 g，生龙骨30 g，生牡蛎30 g，黄芪30 g，生白术10 g，全蝎10 g，僵蚕10 g，炙甘草6 g。水煎服，每日1剂。

复诊：服药3剂轻，6剂愈。

按语：本案以头痛为主症，其病发外感，后症见头痛，无定处或在前额两侧，或在颠顶部，或在枕部不定，发则其痛隐隐，细思其病系外感风寒迁延失治，体弱不能抗邪出表。其邪渐入于里，留恋于表里之间，游行于经络之内。"头为诸阳之首"，唯风可到。此头痛游移不定，正是风邪特点；且头皮发紧，紧为寒凝收敛之征，故此仍为风寒之邪所致。但因病久，正气渐耗，无力驱邪出表，邪入于半表半里之间，上干清阳，邪扰经脉不得畅行，且随阳气的盛衰，经脉或通或不通，即见头痛游移不定，痛无定处。加之其痛隐隐，更是正气抗邪无力，正邪抗争不剧之征，因此用川芎茶调散加全蝎、僵蚕、蔓荆子、葛根、藁本等，解表散邪、活血通络止痛。其病久体虚，且口苦、咽干、苔薄黄，邪已深入表里之间，已有化热伤阴之象，故合用玉屏风散加柴胡、黄芩等健脾益气以扶正抗邪，而邪在表里之间，用柴胡、黄芩亦可清解半表半里之邪。综观其方与病症相符，药与病对，故取速效。

例2：范某，女，60岁，2010年1月9日初诊。

患者病头痛头晕1年余，1年前感冒诱发头痛头晕，经治外感证候已消，遗留头痛头晕至今未愈。经常头痛隐隐，甚则胀痛且晕，影响睡眠，甚至彻夜不能入睡。此次加重10余天，一夜只睡1～2小时。两眼涩痛，白天困倦无神，心情烦乱，食欲不佳。苔白腻，脉沉弦。血压150/95 mmHg。

辨证：此病从外感引起，外邪未解，病程迁延，邪入于里，由经入络，缠绵不愈。

治则：疏风止痛，活血通络，镇静安神。

拟方：川芎茶调散加减。川芎12 g，荆芥10 g，防风10 g，细辛（先煎30分钟）10 g，白芷15 g，薄荷10 g，羌活10 g，延胡索20 g，全蝎10 g，地龙10 g，蔓荆子10 g，丹参30 g，钩藤30 g，生龙骨30 g，生牡蛎30 g，琥珀12 g，炒酸枣仁30 g，莲子心6 g，甘草6 g，菊花10 g。水煎服。

复诊：1剂头晕痛大减，3剂头晕痛已止。唯眠少，一夜只睡5小时。精神已大有好转。血压降至正常范围，后加首乌藤20 g，继用3剂，病愈停药观察，头痛病无反复。

按语：头痛是临床常见病证之一，导致本病的病因病机是多方面的，辨证治疗亦不同。本案为1年前外感遗留头痛头晕，且兼高血压病。发病时间始于1月9日，正值天气寒冷季节，显见为风寒外感，后表证消失，邪已离表，若无他症则愈。但遗留头痛头晕，是邪离表入里，阻遏经脉运行不畅。头为诸阳之会，寒邪伤阳，致清阳不升，浊阴滞留不降，气机郁滞，经脉不畅，气血不能濡养清窍，故头痛晕胀；至夜阳不能入于阴而失眠，阴液亏耗，眼失濡润则两眼干涩而困倦无神，甚则彻夜失眠；阴亏生热，热扰心神，致心情烦乱不安，故治宜疏风止痛，活血通络，清心潜镇安神。选用川芎茶调散化裁：其方用川芎行血中之气，祛血中风邪；配羌活、细辛、白芷、荆芥、防风、蔓荆子等以辛温散寒，祛风止痛；薄荷、菊花辛凉清利头目，制辛温发散燥烈药性，为祛风散邪之用，并有治头晕之功。原方本有茶，意在防辛温之药辛散温燥过于升散，使升中有降，共奏疏风止痛之功。同时又导心中火热之邪下行从小便出，以治"心情烦乱"。久病入络、气滞不畅，故配以全蝎、地龙、丹参、钩藤、延胡索等，行瘀通络，理气祛风，调畅气机而止头痛晕胀，更因失眠加生龙骨、生牡蛎、琥珀、炒酸枣仁等以潜镇安养心神。诸药配伍，药对其症，取效迅速，临床可参。

例3：李某，女，38岁，2007年2月28日初诊。

患者患头痛6年余。自6年前劳动中汗多当风致发头痛，迁延未愈。每因劳累、急躁、生气等诱发。近1年来病情加重，现头晕胀痛，头皮发紧如箍，伴失眠、眼干涩、口苦。舌苔薄微黄，脉弦细。

辨证：其病因劳动汗多当风，风寒邪气袭表，迁延日久，邪郁化热伤阴，经脉郁滞而致病。

治则：温阳散寒，活血通络，兼以清热。

拟方：川芎10 g，细辛（先煎30分钟）10 g，白芷15 g，薄荷10 g，柴胡10 g，炒白芍10 g，延胡索20 g，僵蚕10 g，全蝎6 g，地龙10 g，生龙骨30 g，生牡蛎30 g，琥珀10 g，黄精15 g，炒酸枣仁20 g，莲子心6 g，栀子10 g，甘草6 g，菊花10 g。水煎服。

复诊：服药6剂，头痛减轻，继服6剂。诸症基本消失，后以该方配丸善后，随访未再病复。

按语：病因劳动汗多当风，风寒邪气袭表，迁延日久，邪郁化热伤其气血致病。故治用细辛、白芷温阳散寒；邪郁经络，气血郁阻不通则头晕胀痛，因此用川芎、地龙、僵蚕、全蝎活血通络，散瘀止痛；每因情绪变化发病，故加柴胡、炒白芍、延胡索以疏肝理气止痛；病兼失眠、眼干涩、口苦等，乃阴伤有热之象，故加黄精、栀子、莲子心、菊花、薄荷、生龙骨、生牡蛎、炒酸枣仁等清热

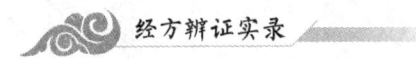

养阴，安养心神之品。诸药合用，正中病机，故能速效。

本案头痛而头皮紧箍如覆帽，紧为寒，且病久，故以细辛10 g散寒通阳。临床验证，凡头痛有紧缩感者，可加细辛，一般用量在6～10 g为宜，量小则效差，虽有"细辛不过钱（3 g）"之说，实践证明用量应大，小则效减。但应从3 g起始，若无不良反应可渐加量，以防其害。

例4：李某，女，58岁，2009年11月5日初诊。

患者头痛20余年。始由外感所致，每因情绪紧张、气郁、急躁、劳累等因素诱发。发则头顶、两侧、枕部等处胀痛，且头皮发紧如戴帽，有箍感，随即自汗出。疼痛过后，全身乏力，昏昏欲睡。舌苔薄白腻，脉沉弦。

辨证：此病由久病体虚，气滞血瘀所致。

治则：活血行瘀，通络止痛，佐以益气。

拟方：川芎10 g，当归10 g，丹参30 g，地龙10 g，三七10 g，全蝎6 g，蜈蚣2条，延胡索20 g，钩藤30 g，葛根30 g，藁本10 g，蔓荆子10 g，川牛膝20 g，细辛（先煎30分钟）12 g，白芷15 g，炙甘草6 g，黄芪30 g。水煎服，每日1剂。

复诊：服药6剂，痛未再作，丸药善后，病未复发。

按语：病因外感所致，久病邪结，气血瘀滞，经络运行不畅，更加情绪紧张、气郁等因素而致气滞血瘀加重，导致经络闭阻不通，头痛发作。头部仍发紧如戴帽，有紧箍感，是寒邪收引之象，故治用川芎、当归、丹参、地龙、全蝎、蜈蚣、三七、川牛膝、延胡索等活血祛瘀、通络止痛，更用钩藤、葛根、藁本、蔓荆子、白芷等祛风散寒，以治痼结之邪。细辛气辛烈，能使痼结之邪通达外解，而畅行气血。此药虽有细辛不过钱之说，但据临床观察，用量小则疗效不佳，必用量大，其效方显。久病多虚，因自汗而加黄芪、炙甘草以益气固表。诸药协和则可达祛邪扶正、疗效快捷之目的。

四逆二陈汤合玉屏风散加味治肝气上逆之头痛

董某，女，15岁，学生，2015年6月8日初诊。

患者患头痛2年余病程迁延至今。现头顶部、前额及太阳穴处胀痛阵作，时轻时重，始终不停。夜间常因头痛影响睡眠，入睡即梦。伴见胃脘部胀痛，食欲不佳，性情急躁，身体疲乏无力，不能正常上课而影响学习，随转诊治疗。

辨证：纵观其症，病属阳明经病，涉及肝，形成肝胃之气横逆上冲之势。

治则：疏肝理气，健脾和胃，活血止痛。

拟方：四逆二陈汤合玉屏风散化裁。柴胡10 g，赤芍10 g，炒白芍10 g，枳壳10 g，陈皮10 g，清半夏6 g，云茯苓20 g，当归10 g，薄荷10 g，白芷15 g，蔓荆子10 g，藁本10 g，黄芪20 g，防风10 g，丹参20 g，生龙骨30 g，生牡蛎30 g，琥珀6 g，谷芽15 g，麦芽各15 g。水煎服，每日1剂。

复诊：服药6剂，头痛减轻，睡眠好转，已不做梦，饮食增加，身感有力，大便稀，每日3次。上方加诃子12 g，继用。

三诊：药服6剂效佳，头痛已止，回校上课学习，后又外感，稍有头痛，但其痛轻微，上方加西洋参6 g以补益气阴，增其抗病之力。因病程长达2年，为防病复，上方配丸药善后愈。

按语：从病史症情可知，本案头痛从外感而得。头痛部位在前额，前额属阳明经。其病前即患"胃脘胀痛"，性情急躁，食欲不佳，乏力眠差等，知病涉肝、胃、脾经，故其治当调理肝、胃、脾经功能，同时兼治头痛。应予疏肝理气、健脾和胃加止痛之品。方用四逆二陈汤加当归、薄荷，又含逍遥散之意，疏肝和胃健脾，更与玉屏风散合用，而增健脾益气之力，以益后天生化之源。为缓解头痛，又用蔓荆子、白芷、藁本、丹参以止头痛；同时配用生龙骨、生牡蛎、琥珀潜镇安神，增其止痛之效。综观其方，正合病情。故获奇效。

通过此例，体会临证治病须详察症情，精确辨证，究其病机，立法遣方用药直达病所，是治病根本，总以提高疗效为准绳。

通窍活血汤与四逆二陈汤化裁治痰瘀互结之头痛

王某，男，44岁，2016年1月4日初诊。

患者患头痛10余年，时发时止，病延至今。每因情绪变化、劳累、外感风寒诱发，发则头痛剧烈，其痛如刀劈，右侧偏重，夜间发作影响睡眠，往往彻夜不能安睡，白天即精神萎靡不振。近查体又发现全血黏度升高：低密度脂蛋

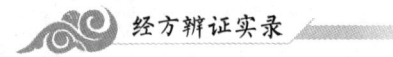

白、三酰甘油、胆固醇等均有不同程度升高，二便正常。舌质红暗，苔白腻，脉沉弦。

辨证：此病由痰瘀气滞，经脉瘀阻，通行不畅所致。

治则：活血祛痰，疏肝理气，通络止痛。

拟方：通窍活血汤与四逆二陈汤化裁。当归10 g，赤芍15 g，川芎10 g，红花10 g，桃仁10 g，丹参30 g，全蝎10 g，柴胡10 g，枳壳10 g，山楂15 g，陈皮10 g，清半夏10 g，云茯苓30 g，葛根30 g，延胡索20 g，蔓荆子12 g，细辛6 g，白芷15 g，藁本10 g，炙甘草6 g。水煎服，每日1剂。

复诊：服药7剂，头痛减轻，夜能安睡，发作次数仅每日1～2次，其痛隐隐。效不更方，再予7剂后头痛已消，身感轻松，精神好转，无任何不适。停药观察，后告知病无反复。

按语：头痛是临床常见病，本案当属偏头痛。详辨则知为瘀血痰浊上犯，经脉瘀滞，络脉不通，气机失调所致。此气机受阻，则经脉气血不能畅行。然肝藏血主疏泄能调畅气机，有疏通营卫气血之功。而瘀血痰浊之生，多与气机郁阻不畅相关；欲祛瘀化痰，理应疏肝理气，以利于痰瘀祛除。故治用通窍活血汤加当归、丹参、全蝎活血化痰、通畅经脉以畅气机；四逆二陈汤疏肝理气祛痰，调理肝与脾胃功能以利气机宣通；而头痛剧烈必有邪气残留滞于经络，因此加葛根、白芷、蔓荆子、藁本、延胡索、细辛等以祛留滞未尽之邪，且有增强治痛之功。然此药多苦燥恐留有伤阴之虑，故可视病情增加生地黄以护阴、润燥，又因其病久，亦可酌情，上方配以水丸巩固疗效，更为妥善。

另外，查体中全血黏度升高，医者当注意适当加入降低血液黏稠度的药物，如方中赤芍、山楂等，对降低血黏稠度有益。但应注意必须在辨证论治的原则下，合乎病情需要为准。

通窍活血汤加味治肝郁气滞之头痛

例1：樊某，女，10岁，2006年6月28日初诊。

患者患头痛1年余，往往因学习紧张及情绪变化诱发头痛头晕，发则头晕，前额及两侧胀痛。同时胃脘部隐痛，全身乏力懒动。经服药休息缓解，时发时止，已不能上课学习。经某医院检查诊为"脑基底动脉痉挛"，二便可。苔白腻，脉弦细。

辨证：此病由肝郁气滞，胃气失和，经脉郁阻，血行不畅，脑失其养所致。

治则：疏肝理气和胃，活血行瘀，通络止痛。

拟方：当归10 g，赤芍10 g，白芍10 g，川芎6 g，桃仁6 g，红花3 g，地龙6 g，全蝎6 g，僵蚕6 g，细辛2 g，白芷10 g，甘松6 g，蔓荆子10 g，柴胡6 g，延胡索10 g，生龙骨15 g，生牡蛎15 g，琥珀6 g，炙甘草3 g，黄芪20 g。水煎服，每日1剂。

复诊：服药1剂，头胀痛晕基本消失，有时出现一过性似痛非痛感，上方继用3剂后，头痛胀晕及胃脘隐痛等消失。上方去甘松，加炒白术6 g，西洋参3 g，以益气阴而扶正气，巩固疗效。停药观察，并嘱避免过于紧张，保持情绪舒畅。

三诊：患者半个月后因考试紧张，头前额又见轻微胀痛，他无不适，原方服3剂后，未再发作头痛。

按语：患者头痛部位在前额及两侧，且为头胀痛而晕，并兼胃脘部隐痛。细研病情，头胀痛为气滞，气滞则血瘀，血瘀气滞不通而见头胀痛。且因气滞血瘀，头之经脉不畅，孔窍失于濡润而晕眩。治当活血化瘀，通络止痛，予当归、赤芍、白芍、川芎、桃仁、红花、地龙、全蝎、僵蚕等活血化瘀通络之品；气滞血瘀则经脉郁遏，气机不畅，故治配以疏肝理气、通利气机之品，并与柴胡、延胡索、赤芍、白芍等同用，以疏肝理气、通畅气机，而助活血通瘀之用；再加黄芪相伍，更有气行则血行，并能助力活血行血、通畅气机，体现"善治血者，不求之有形之血，而求之无形之气""血滞者，调其气而血自通"之意。

另在头胀痛而晕的同时，胃脘隐痛，亦须急顾，且胃脘痛与额部痛晕均属阳明经循行之地，有经络相通，故治须兼顾，因加白芷、甘松、蔓荆子与方中赤芍、白芍、延胡索、柴胡为伍，两相兼顾，相辅相成，可收异功同酬之效。还有生龙骨、生牡蛎、琥珀等共用，更有镇痉潜阳息风之功。

总观以上用药，药与病症相对，恰合病机，故收效迅速。

例2：付某，女，52岁，2014年7月16日初诊。

患者偏头痛30余年，性情急躁易怒，每因情志刺激不得发泄，气闷在心里而现头右侧刺痛且胀，若重者出现头晕；发则半小时不等，每日2～3次，有时夜间发作，影响睡眠。病久体力渐弱，身感乏力，食欲不佳。加之冬天东北天气寒冷，事繁外出活动又多，常受风寒侵袭，头痛加重，甚则头枕部及颈项强痛、拘紧不舒或伴发热、恶寒等，二便如常。苔白腻，脉沉弦。

辨证：据上症知其内有情志不遂，气滞血瘀，经脉运行不畅；外有风寒侵袭，以致清阳之气损伤，而清阳不升，浊阴不降，经脉郁阻，而发头痛。

治则：治宜表里兼顾。应予疏肝理气，活血通络，兼以祛风散寒止痛。

拟方：当归10 g，赤芍10 g，白芍10 g，生地黄20 g，川芎10 g，地龙10 g，全蝎10 g，僵蚕10 g，天麻15 g，钩藤30 g，荆芥10 g，防风10 g，细辛9 g，白芷15 g，蔓荆子12 g，薄荷10 g，葛根30 g，黄芪30 g，炒白术10 g，炙甘草6 g，柴胡10 g。水煎服，每日1剂。

复诊：服药5剂，头痛症状基本消失，唯偶尔因情绪波动稍有隐痛。上方继用5剂，头痛消失，因其病已30余年，为彻底治愈其病，上方配水丸善后。

按语：本案偏头痛30余年，其人性情急躁，且受情志刺激后，气闷在心里不得发泄，致肝气失调，经脉郁滞，血行不畅，瘀血凝结，故头痛如刺且胀，甚则血不能濡润于脑而头晕。故治应疏肝理气，活血化瘀，通经活络，其方用川芎、当归、赤芍、白芍、地龙、全蝎、僵蚕等活血化瘀、通经活络以畅血行，当知在活血通络的同时，应兼润其络，故配以芍药（赤芍、白芍）、生地黄等以濡润血络，有利于缓解经络的疼痛。其人肝气亢盛，头痛且晕，已有化风生痰之虑，故加天麻、钩藤以平肝息风、化痰降逆。此病久，且久居冬天寒冷较甚地域；其事繁外出多，常受风寒而诱发头痛，故配以荆芥、防风、白芷、细辛、蔓荆子、葛根、薄荷等，疏风散邪，增其止痛之效。病久体弱、表虚不固，抵御外邪之力不足，故加黄芪、炒白术、炙甘草与防风相伍，以补益中焦、益气血化源，增强固表抗邪之力，杜病反复。实有"防重于治"之意。

总观本案，其用药量少时短，为防病复，故配水丸以善后。

清胃散、白虎汤合导赤散化裁治三叉神经痛

张某，男，42岁，2017年5月26日初诊。

患者便秘多年，喜食辣椒。自述"离开辣椒不能吃饭"。于5个月前始出现轻微牙痛，未在意，后渐加重，以致左侧牙龈肿痛，蔓延整个左面部灼热疼痛难忍，呈阵发性发作，每日5～6次。口干渴，喜冷饮，遇热痛剧。心中烦乱不宁，大便秘结难下，小便黄赤。舌红苔黄少津，脉洪数。

辨证：详析病情，此为胃肠邪热上攻所致。

治则：通便泻热，凉血止痛。

拟方：清胃散、白虎汤、导赤散化裁。升麻10 g，川黄连10 g，当归10 g，生地黄30 g，牡丹皮15 g，石膏50 g，细辛（先煎）10 g，知母10 g，大黄10 g，栀子10 g，白芷15 g，竹叶10 g，灯心草3 g。水煎服，每日1剂。

复诊：服药3剂，牙龈肿痛及左面部灼痛减轻，病轻药减，大黄减为6 g。复服6剂，诸症消失，唯觉全身乏力无神，此邪去而正气未复，气血不足，宜饮食调养，停药观察。并嘱注意身体适当活动与保持精神愉悦，以有益于病体恢复健康。

按语：三叉神经痛属中医学"面痛""齿槽风""偏头痛"等范畴，临床表现不一，证型有别。本案为胃肠积热炽盛，邪热上攻而致。证析病因系长期嗜食辣椒，胃肠积热，伤津劫液，致成便秘，而邪热上攻，症见"牙痛"，未治渐成"左侧牙龈肿痛及面部灼热疼痛难忍……口干渴、喜冷饮"等。此是邪热炽盛上攻，故遇热痛重；热扰心神，则心烦不宁，并见便秘难下、小便黄赤、脉洪数等，均为积热津伤之证。故治疗重在清热通便，拟用清胃散加大黄；因舌红赤、心中烦乱不宁等，故治又须清心热导热下行，配以导赤散，使热邪随小便外泄。恐其力弱又加栀子清心除烦、凉血利湿以辅之。值得注意的是，胃肠中邪热炽盛充斥上下，牙、面灼痛难忍，必须速除，故伍以白虎汤清解散漫之热，并配以细辛速止其痛。细辛辛温是否助热而增病？此伍用大量辛凉之石膏发散胃家之热，又制细辛温热之性而无助热之弊；同时细辛之辛又助石膏辛凉发散邪热之用，使胃中之热向外发散更速，二者相互为用，能达热消痛止之效；更有白芷同用，其

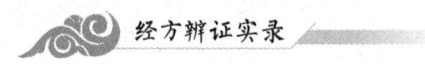

药辛散温通，芳香开窍，善止胃及头面诸痛，此处与细辛、石膏伍用，收到引经与止痛双重作用，故取效迅捷。

活血通络法治舌咽神经痛

秦某，女，68岁，2010年11月27日初诊。

患者近3年余头晕疼痛，头顶部发紧如戴帽，每年冬天寒冷时节发作，至春天天气转暖即渐渐减轻，症状消失。如此反复发作，终未痊愈。平时口舌烂赤疼痛。苔白腻，脉沉弦细。

辨证：此由阴血亏虚，复感于寒，不得外解，久郁化热，经脉运行不畅而致。

治则：活血养血，通经活络，兼清心胃之热。

拟方：当归10 g，丹参30 g，川芎10 g，赤芍10 g，地龙10 g，全蝎6 g，僵蚕10 g，莲子心6 g，石膏30 g，钩藤30 g，菊花10 g，川牛膝15 g，白芷15 g，延胡索20 g，细辛10 g，甘草6 g，生龙骨30 g，生牡蛎30 g，黄芪30 g，炒白术10 g。水煎服，每日1剂。

复诊：服药3剂，头晕痛发紧已消，舌烂赤疼痛症轻但尤在，细辛减为6 g，继服3剂，诸症消失而愈。1年后随访，病无反复。

按语：患者"头晕疼痛，头顶部发紧如戴帽，每年冬天寒冷季节发作"，至春天天气转暖病轻症消，可知其病属寒邪侵袭。寒主收引凝敛而致病，其脉沉弦细，知阴血亏虚，血虚感寒日久不愈，必化热变生他病，故热上攻口舌生疮而烂赤，因治宜用当归、川芎、丹参、赤芍、地龙、全蝎、僵蚕、川牛膝等，活血养血通经活络，以畅血行；其病"头顶发紧"寒冷时发作，天气转暖减轻，即病根于寒，寒邪为患，故治用细辛、延胡索、白芷等辛散温通以散久寒，通利血脉而止痛；肝藏血，阴血亏虚，则肝阳亢盛而头晕，故以钩藤、菊花、莲子心、石膏、生龙骨、生牡蛎等平肝潜阳而止晕兼清心胃之热而治口舌烂赤而疼痛。综上分析，其案为标本兼治之法，即能养血活血、益气健脾以扶正，使抗邪有力，又能辛散温通而散寒祛邪，同时平肝潜阳，清其心胃之热，可谓药对病机，正合病情，故收效迅速。

本案提示季节及风寒之邪对人体的影响，辨证治疗时均当考虑在内，如患者

"头顶部发紧如戴帽"，紧为寒邪收引凝敛之征，"寒冷时发作"更是证明寒邪为患。此案中为病久寒入少阴，故大胆用细辛10 g与白芷等伍用以散久寒而止痛，临证凡见头顶发紧如戴帽者，用此均可获良效。

十六、眩晕

附子理中汤合升压汤化裁治低血压眩晕

赵某，男，53岁，1980年1月7日初诊。

患者头晕30余年，时轻时重，治而不愈。近7年来患支气管炎，每遇风冷诱发。昨日因受凉，症见头晕痛，发热恶寒，汗出，鼻塞流涕，轻度咳嗽，喘吐痰清稀，苔薄白，脉浮弱。此有宿疾，为外感诱发。据"喘家作，桂枝加厚朴杏子佳"，治以桂枝加厚朴杏子汤加紫苏叶。3剂外感诸症消失。现头晕、健忘，腰酸乏力，食欲不佳，精神疲惫。大便稀无脓血，每日3～5次，小便清白。苔白腻，脉沉弱。经查两便常规正常。胸透：两肺纹理增强。血压：78/45 mmHg。

辨证：脾肾阳虚，寒湿内盛，致脏腑功能低下，抗病力弱。

治则：温肾健脾，益气调中。

拟方：附子理中汤合升压汤化裁。熟附子9 g，炒白术9 g，干姜9 g，人参（先煎）3 g，炙甘草6 g，陈皮15 g，黄芪15 g，黄精24 g，桂枝9 g。水煎服。

服药5剂，食欲增加，身感有力，精神亦好。头晕腰酸基本消失。血压升至110/60 mmHg。后以上方研细面水泛为丸，每次9 g，每日3次，服月余以善后。半年后随访无复发。

按语：本患素有脾肾阳虚宿疾，复感外邪，出现外感症状，其治当先解其外，后治其内，故先予桂枝加厚朴杏子汤加紫苏叶。服药3剂，外解后，症见头晕、健忘、腰酸乏力、精神疲惫、食欲不佳等，又治以温肾健脾、益气调中为法，予附子理中汤合升压汤调理而病愈。

本患头晕30余年，其血压偏低，78/45 mmHg。一般认为，动脉血压低于90/60 mmHg为低血压。慢性低血压在中医学中无此病名记载，据其证候分析，属脏腑功能低下或脏腑功能失调的范畴。就具体脏器而言，本病与心、肝、肾、脾等关系最为密切。

多数慢性低血压患者无明显症状，不需要特殊治疗。有的患者有神疲乏力、头晕头胀、健忘失眠、心悸气短、阳痿遗精、腹泻、脉微肢厥等脏腑虚衰、功能低下的症状；有的患者症见胸闷腹胀、急躁易惊等脏腑功能失调的症状。对有明显症状患者，应"观其脉证""随证治之"，即辨证施治。本例证属脾肾两虚者，故宜温补脾肾，使脾肾功能复常，诸症可解。若久病气血亏虚、脏腑功能低下者，当补益气血，使气血充足，其症可消。若先天不足，影响后天亦虚者，当温肾以益先天之本，健脾以充实后天之源，肾阳充盛，脾能健运，气血化源充足，脏腑功能增强，诸症自愈。若脏腑功能失调，应视其病在何脏腑，据证而变。虚则补之，实则泻之，调其阴阳，使其平衡，脏腑功能复常，则诸症可祛而病愈。临床见到低血压患者，不能单纯用升压药物，应在不失"辨证施治"的原则下，适当参考单味中药的升压作用。如枳实等可消除肝脾失调之"胸闷、腹胀"等症而升压；干姜、附子等能温补脾肾之阳，消除脾肾虚寒之下利肢冷、神疲倦呆等症而升压。人参大补元气，固脱生津，气血津液不足之证宜用，对血压有调节作用。陈皮能理气调中，燥湿化痰，与升压药物同用，有协同作用，效果良好。

附 升压汤（经验方）：党参六钱至一两，黄精、炙甘草各一两，水煎浓汁顿服，用于抢救休克、血压下降的病例有一定的作用。（《中药方剂学》，山东中医学院中药方剂教研室编，山东人民出版社，1976年）

半夏白术天麻汤合桂枝加葛根汤化裁治颈椎病

孙某，女，42岁，2011年4月30日初诊。

患者颈部疼痛2年余，时轻时重。于1年前出现头晕，每晨起抬头转颈头晕加重，自感天地翻转，甚则呕吐。颈部疼痛渐显，整个头部发木，伴全身乏力，精神疲惫，食欲不佳，大便尚可，小便微黄。舌苔白腻，脉弦细。

辨证：此病由痰瘀阻遏，气郁痰滞，血行不畅，津血不能顺利上输，经脉失养，清窍不利所致。

治则：益气通阳，祛风化痰，活血通络。

拟方：半夏白术天麻汤合桂枝加葛根汤化裁。陈皮10 g，清半夏12 g，云茯苓20 g，炒白术10 g，天麻15 g，天竺黄10 g，丹参30 g，川芎10 g，威灵仙15 g，葛根30 g，钩藤15 g，菊花10 g，桂枝10 g，赤芍10 g，黄芪30 g，力参10 g，炙甘草6 g，石菖蒲15 g。水煎服，每日1剂。

复诊：服药5剂，头晕稍轻，食欲尚可，精神略有好转，但颈部疼痛仍在，加桑枝20 g，海桐皮15 g，延胡索20 g，以祛风除湿，疏经通络，行津止痛。

三诊：服药9剂，头晕颈痛、头发木诸症均有减轻，效不更方，继服6剂，诸症消失，精神好转，身感有力，颈部转动自如。停药观察，并嘱做颈椎操加强颈部锻炼，以防复发。1年后随访，病未反复。

按语：本案为颈椎病导致眩晕，以眩晕为主症，故冠名眩晕，其实为颈椎病的一种表现形式。颈椎病起病缓慢，由于病变部位不同，临床症状及体征变化多端。中医学无颈椎病的记载，据其临床表现属"眩晕""痹证"范畴。其发病多由外感风寒湿邪，伤及经络或长期劳损，肝肾亏虚，痰瘀交阻，或气滞血瘀等原因引起。本案证属痰瘀阻遏、气滞痰郁、经脉不利，故治以半夏白术天麻汤合桂枝加葛根汤化裁。其方以二陈汤加天竺黄、石菖蒲、炒白术、黄芪、力参健脾益气，祛湿化痰，理气行滞，以杜生痰之源，是为治本之法，正合"无痰不作眩"之意。伍天麻、钩藤息风镇痉，以增强治眩晕之力，然痰阻气滞，则血瘀不能畅行，故理气消痰又须活血祛瘀通络，应加丹参、川芎、威灵仙；痰瘀阻遏，经脉不利，又使正津不能上输，清窍失养，又合用桂枝加葛根汤调和营卫，通阳升津。诸药协合，则痰去瘀消，经脉通畅，津液四布，清窍得养，眩晕自除。眩晕虽除，而颈部仍痛，加海桐皮、桑枝、延胡索，连服6剂，其颈部疼痛消失。效果良好是因海桐皮祛风除湿，通络止痛；桑枝祛风除湿，舒筋通络而利关节补肝肾，强筋骨增强抗病能力，且有止痛之功；更配延胡索，能行血中之气，又行气中之血，专于活血散瘀、利气止痛，善治一身上下诸痛。凡证属气滞血瘀之疼痛，均可用之，三药合和，加入上方，其止痛有立竿见影之效，故颈痛止而病愈。

镇肝息风汤加减治肝阳上亢之眩晕

周某，女，80岁，1988年5月6日初诊。

患者头晕月余。于1个月前眼睛与眼皮跳动频繁。20天前眼皮及左面部麻木不知痛痒，右侧面部感觉正常，无任何不适，胸闷气短，长息为舒。两手指有时发麻。下午有时面部发热，食欲可，大便正常，小便黄。舌红苔微黄，脉略弦细。未经任何治疗。血压190/100 mmHg。

辨证：患者年已八旬，阴血亏乏，肝血不足，有阴虚风动之兆。五脏六腑之精皆上注于目，阴精亏虚，目失其养，故目睛及眼皮跳动，其面麻木不知痛痒。阴虚阳亢，虚风欲动，故头晕面肢发麻。下午乃阳旺气盛之时，阴亏而虚阳上浮，故面部发热。舌红苔微黄、脉弦细等，均阴血不足虚热之象。

治则：滋阴养血，潜阳息风。

拟方：以镇肝息风汤加减。当归9 g，丹参15 g，川芎9 g，生地黄9 g，杭白芍9 g，天冬12 g，玄参18 g，牛膝15 g，钩藤9 g，麦芽18 g，龟甲18 g，生龙骨30 g，生牡蛎30 g，地龙9 g，夏枯草18 g。水煎服。

服药3剂，头晕已除，目睛及眼皮跳动已止，但面部左侧仍麻木。上方加沙参30 g，继服。复服3剂，唯面部左侧发麻，余症悉除。血压稳定在140/70 mmHg。上方继用，2日1剂，9剂面麻已除，经观察未见反复。

按语：本证为高血压肝阳上亢所致眩晕。高血压临床表现因人而异，病情虽复杂多变，只要辨证准确，症状消除不难。然症状消除不等于病愈，仍须继续治疗，巩固疗效。若失治病即反复，故治病如作战，病即是敌，治当穷追不舍，直至彻底痊愈，才能防其病复。

桂枝加葛根汤合二陈汤加减治定时晕厥证

胡某，男，43岁，1992年2月6日初诊。

患者近2年余每日下午5时许定时头晕，视物不清，3～5分钟后即昏厥不知，30～60分钟后逐渐苏醒，醒后颈部拘急，强直不舒，手指发麻，伴见胸闷心悸，体倦乏力，食欲不佳，每因劳累病情加重。其人做供销工作，经常出门在外，若下午4时找一静处，闭目休息，静养心神，则发作症轻，仅觉头晕、手足麻而神识稍有不清即过。发作时无遗尿及口吐白沫、角弓反张现象，脑电图、脑血流图等检查结果均未发现异常，排除癫痫。颈椎拍片示$L_{5～6}$有退行性变，诊为颈椎增生。舌暗，苔白腻，脉弦略滑。

辨证：气血亏虚，痰瘀阻遏，致昏厥之证。

治则：温阳生津，养血活血，祛痰通络。

拟方：桂枝加葛根汤合二陈汤加减。桂枝12 g，炒白芍12 g，葛根30 g，陈皮9 g，半夏9 g，茯苓15 g，薏苡仁30 g，甘草6 g，炒白术9 g，当归12 g，川芎15 g，钩藤30 g，菊花10 g。水煎，下午4时前温服，每日1剂。

服药4剂，昏厥未复作，但在下午5时精神不振，手麻、心悸仍在，效不更方，继服3剂，诸症消失。唯觉颈部活动不灵，此颈椎增生，经脉不利，上方加鸡血藤30 g，伸筋草30 g，生山楂20 g，2日1剂，服至20余剂后，自行停药，随访2年，病未再发作。

按语：本证总因气血亏虚、痰瘀气滞、津不上输而致昏厥。患者外出频繁，劳心劳力，阴血暗耗，又患颈椎增生，阻遏气血运行，血虚气滞，经脉瘀阻，阴精不能畅达于上，清窍失养，故头晕，甚则昏厥，神识不清。其人本虚，阳明气旺之时，阳亢而阴血更显不足，筋脉失养更甚；同时，血虚气滞，津不畅行，复被阳热煎熬，积聚为痰为饮，游走不定，或上蒙清窍而昏厥；或阻遏经络，气血不能畅达四肢而手足发麻；或痰阻气滞于胸而胸闷；或影响脾胃不和，食欲不佳，乏力体倦；血虚气滞，心失其养则悸动不安。治以桂枝加葛根汤调和气血，疏经生津以畅血行；二陈汤加白术、薏苡仁燥湿祛痰。更伍用钩藤、菊花等治肝厥头晕之症，因其人阴血亏虚，痰阻气滞，筋脉失养。故加当归、川芎、鸡血藤、伸筋草等以养血活血通经和络，并于发作前服药，使其药直达病所，发挥作用，痰瘀祛除，气血运行有力，周身筋脉得养，诸症自不再作。

十七、痹证

活络效灵丹合乌头汤加减治寒湿痹证

例1：张某，男，74岁，2008年8月3日初诊。

患者于20余年前在结冰河水中受凉后，出现膝关节疼痛，迁延不愈，每因天气变化或受凉疼痛明显加重。近5年来，膝关节疼痛剧烈，遇热则略为缓解，遇寒更剧，以致腿脚行动不便，走路经常摔跤。且伴见腿沉重肿胀，两手外侧三手

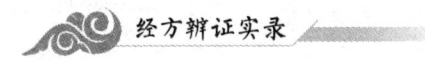

指疼痛渐至不能屈伸握拳。苔白腻，脉沉弦。

辨证：寒湿之邪乘虚侵袭，气血运行不畅，病久入络，经脉瘀阻，深入关节筋络，致成寒湿痹证。

治则：温经散寒，逐湿通络。

拟方：活络效灵丹（改汤）合乌头汤加减化裁。当归10 g，丹参30 g，制乳香6 g，制没药6 g，细辛10 g，桂枝10 g，炒白芍10 g，制川乌10 g，制草乌10 g，川牛膝15 g，延胡索20 g，威灵仙15 g，千年健15 g，地龙10 g，黄芪30 g，炙甘草6 g。水煎服，每日1剂。

复诊：服药6剂后，膝关节及手指疼痛均除，两腿行动较前自如，但腿仍沉重且有胀感。此寒邪少而湿邪仍重，加苍术15 g，薏苡仁30 g，伸筋草30 g，祛湿通络。

三诊：服3剂后，两腿活动自如，沉重而胀感均消，后以丸药善后而愈。

按语：本案膝关节痛剧，遇寒加剧，显系"痛痹"特点，因寒为阴邪，其性凝滞，气血为寒湿阻遏，经脉不通则痛。同时两腿沉重而胀，且苔白腻，是湿痹的特征，因湿为阴邪，其性黏滞重着，湿阻气血运行不利，故腿沉重且有胀感。从上可知，本证具寒湿之邪的特点，故名寒湿痹证。治宜温经散寒、祛湿通络，以达邪去络通痛止之目的。其方中当归、丹参、制乳香、制没药、地龙、延胡索具有养血活血、理气止痛之功；细辛、制川乌、制草乌味辛烈祛风散寒，尤善搜剔入骨之寒邪，使寒邪向外透解：威灵仙、千年健祛风胜湿，后加伸筋草、苍术、薏苡仁，祛风胜湿通络之力增强；更有黄芪、炙甘草益气固表、扶正达邪，故全方扶正祛邪，能取速效。

值得注意的是，细辛传统认为"不过钱（即3 g）"，但从临床经验看，水煎后其毒较小，汤剂用量可大，特别治腰腿痛用量不能太少，往往10 g以上，效果较好；为减少毒性，可先煎使毒性降低，而不影响疗效（有效成分是甲基丁香粉，有毒成分是黄樟醚，长时间煎煮有毒成分挥发性强，因挥发毒性降低，而不影响有效成分的煎出，而确保疗效）。

例2：夏某，女，48岁，2012年10月8日初诊。

患者在黑龙江省生活几十年，冬季受风寒之苦，患风湿性关节炎十余年，自黑龙江省回山东老家下车需两人搀扶，两膝关节及踝关节肿痛剧烈，关节屈伸不利，行路艰难。每因天气变化或受风冷加重。虽经治疗，病情日增。近年服激素类药物可止痛，停药又痛，求中药治疗。苔白腻，脉沉滑。

辨证：外感风寒之邪，内因脾虚而有湿邪之患，风寒湿邪壅滞关节为病。

治则：祛风散寒，健脾除湿，通络止痛。

拟方：当归10 g，黄芪30 g，桂枝10 g，赤芍10 g，细辛10 g，鸡血藤30 g，海风藤15 g，狗脊15 g，制川乌6 g，威灵仙15 g，车前子（包煎）20 g，葶苈子30 g，薏苡仁30 g，白术15 g，川牛膝15 g，全蝎10 g，僵蚕10 g，防风15 g，炙甘草6 g。水煎服，每日1剂。

复诊：上方略有加减，服药36剂，两腿踝关节及右腿膝关节肿痛基本消失，行走自由。唯左腿膝关节微肿，活动多时轻微疼痛，上方去细辛、制川乌、葶苈子，全蝎、僵蚕均改为6 g，黄芪加至50 g。服16剂后，诸症均除。为防病复，配制水丸善后。

按语：本病为风湿性关节炎，属中医学"痹证"范畴，为寒湿之痹。本案患者生活在黑龙江省几十年，冬季饱受风寒之苦，于十余年前患风湿性关节炎，膝、踝关节肿痛剧烈。且受天气变化及风冷影响而加重，显系寒痹，为受风寒所致。病程迁延，至今十余年未愈，关节痛剧重又兼湿邪。治当急祛肿痛，故治宜祛风散寒，通络止痛与健脾除湿药同用，以除寒湿实邪。其方用当归、黄芪以补气养血；白术、薏苡仁、车前子、葶苈子健脾利湿，湿去则肿消，其药相伍，祛湿有扶正之意；感受风寒日久，邪深入经阻络，非辛烈走窜之品不能除，故用细辛、桂枝、制川乌与威灵仙、全蝎、僵蚕诸药伍用，有祛风散寒、通阳疏经、和络止痛之功。总观全方有扶正祛邪之效，尤其在痛止肿消后，重在扶正，加重黄芪用量至50 g，并与白术、防风同用，有玉屏风散之意，增其抗病能力，防病复发。

当归四逆汤合四妙散加减治寒湿痹证

吴某，女，56岁，2010年12月19日初诊。

患者膝关节肿痛10余年，左膝关节肿痛重。现膝关节肿大明显且日益加重，

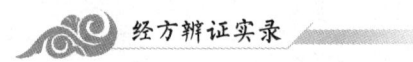

屈伸不利，行走困难。有时肘、肩部不定时疼痛，喜暖恶冷。"两腿"自觉从骨头里向外冒凉气，按之皮肤热。舌苔白腻，脉沉细弦。

辨证：此病由寒湿壅滞阻遏经脉不利所致。

治则：通阳散寒，祛湿通络。

拟方：当归四逆汤合四妙散化裁。当归10 g，细辛（先煎）12 g，桂枝12 g，赤芍10 g，威灵仙20 g，秦艽15 g，羌活10 g，独活10 g，苍术15 g，薏苡仁30 g，千年健20 g，防己10 g，川牛膝20 g，炙甘草6 g，延胡索24 g。水煎服，每日1剂。

复诊：服药6剂，膝关节肿痛减轻，但"两腿自觉从骨头里向外冒凉气"加重，其腿肤觉热，此为寒湿实邪去其大半之象。病久损肾，肾主骨生髓，肾阳亏虚显现；阳虚则寒，寒在骨髓里是真寒；寒热相格，营卫不和，阳浮于外，而腿肤觉热是外假热。故治应温肾益气，祛风化湿。

拟方：右归丸合桂枝汤化裁。熟地黄20 g，山药30 g，山萸肉15 g，熟附子10 g，肉桂6 g，枸杞子20 g，杜仲15 g，菟丝子30 g，川牛膝20 g，千年健20 g，桂枝12 g，赤芍10 g，威灵仙20 g，羌活10 g，独活10 g，黄芪30 g，防风10 g，炙甘草6 g。水煎服，每日1剂。

复服6剂，诸症悉除。病久正虚，后以上方配水丸服月余。停药观察3个月病无反复。

按语：本案以关节肿痛为主症，以寒湿郁阻于经脉，凝聚于膝关节为病机。故治用当归四逆汤养血通阳散寒，合四妙散去黄柏加威灵仙、秦艽、防己、千年健、羌活、独活、延胡索等祛风除湿，通络止痛。关节肿痛减轻而"骨头里向外冒凉气"又突显出来，实为大邪已去，虚象外现，故随证变方，治宜温肾益气、祛风化湿，用右归丸（改汤）合桂枝汤化裁以收补虚祛邪、调理气血、协和阴阳之效。症状消失，又以其方改为水丸以善后巩固疗效，防其病复。

当归四逆汤合活络效灵丹加味治寒湿痹证

徐某，男，65岁，2007年5月25日初诊。

患者腿痛2个月余，经某县医院诊为腰椎增生。现症见腰部剧烈疼痛，不能站立，卧床时其痛稍轻。发则疼痛，自腰臀部向大腿后侧至足刺痛，其痛难忍，彻夜不眠。每因下床活动或天气变化诱发或凉风吹身加重。

辨证：此腰椎增生压迫坐骨神经疼痛，当为痹证，遇风冷天气变化加重，可知为寒痹（痛痹）。

治则：祛风散寒，活血通络止痛。

拟方：当归四逆汤、活络效灵丹化裁。当归10 g，丹参30 g，制乳香6 g，制没药6 g，桂枝10 g，赤芍10 g，细辛9 g，川牛膝15 g，威灵仙15 g，鸡血藤30 g，地龙10 g，伸筋草15 g，白芷15 g，制川乌6 g，制草乌6 g，炙甘草6 g。

复诊：服药2剂，其痛减轻，继用6剂，疼痛已消，活动自如。为防病复，上方加海桐皮15 g，配水丸服1个月余善后，观察年余，病未见反复。

按语：本案证属寒痹，腰椎增生为引发腿腰疼痛的直接病因。病之根本在体虚，风寒之邪袭人致邪入经络，经脉迟滞、气血郁阻。故治以当归、丹参、制乳香、制没药、地龙、鸡血藤、赤芍、伸筋草、威灵仙、川牛膝等活血化瘀，通畅经脉；桂枝、制川乌、制草乌、细辛、白芷等祛风散寒，通阳和血止痛。诸药伍用，可达祛风散寒、和畅经脉而止痛之旨，后随访未见病复。

此案止痛容易，腰椎增生则不易根除，须丸药缓攻，又以上方并加海桐皮以增强祛风湿之力，且其药去增生功效显著，配以水丸善后，最终获愈。

乌头汤、活络效灵丹、玉屏风散化裁治寒湿痹证

董某，男，50岁，2015年5月24日初诊。

患者自2008年因长途开车风吹受凉，两腿疼痛已7年，疼痛尚可忍受，没在意而未治疗。后每受凉时即腿疼痛，日益加重，渐至疼痛不能忍受。曾服西药止痛，能暂解一时，药力过后仍疼痛，以致右腿膝关节外侧及左腿外侧自臀至足阵发性疼痛，已影响正常活动，不能自如，甚则剧痛不可忍，每遇阴雨天或受风冷疼痛加重。二便正常，苔白腻，脉沉弦。

辨证：患者风寒外袭，营卫不和，经脉运行受阻，不能畅通，致成寒痹。

治则：温阳散寒，祛风调和营卫，通络止痛。

拟方：乌头汤、活络效灵丹、玉屏风散化裁。当归10 g，丹参30 g，制乳香6 g，制没药6 g，炙麻黄10 g，桂枝10 g，赤芍10 g，鸡血藤30 g，青风藤15 g，

制川乌10 g，黄芪30 g，防风10 g，炒白术10 g，全蝎10 g，僵蚕10 g，秦艽15 g，威灵仙15 g，骨碎补12 g，川牛膝15 g，炙甘草6 g。水煎服，每日1剂。

复诊：服药7剂，疼痛症状减轻，唯右膝关节外侧在跑步时觉凉并有撕裂感，上方加伸筋草30 g，继服7剂。

三诊：膝关节外侧活动自如，疼痛消失。为巩固疗效，更服7剂，为防再发，配水丸善后，随访未见病复。

按语：本案患者腿痛7年，按辨证属寒痹，病久经脉瘀滞，气血运行受阻而疼痛，每遇冷受寒加重，为寒痹无异，故治宜温阳散寒祛风，活血，通络止痛，拟乌头汤温阳散寒，除湿止痛，以治寒痹；经脉郁滞不畅，又选择治疗气血凝滞、一切脏腑积聚、经络瘀阻之证的活络效灵丹，以活血通络止痛，并加全蝎、僵蚕、秦艽、威灵仙、鸡血藤、青风藤、骨碎补等以增其通络祛风、胜湿止痛之力；并合玉屏风散健脾益气固表以增强其抗病之能。诸药合用，药与病对，取效迅速。又因病久，根除不易，重用汤剂祛其症，病久邪深欲断其根，必以丸药缓图方能除根，汤剂与丸药结合运用，是治疗久病的良好方法，应当注意运用。

当归四逆汤合玉屏风散化裁治颈椎病

赵某，女，38岁，2011年7月26日初诊。

患者颈椎病6年余，病情逐渐加重，症见头晕，枕部疼痛渐延至肩背，右手臂发麻，活动时更甚，遇天气寒冷或阴雨天气诸症加重，身感乏力，右手臂更加明显。睡眠不好，甚则夜12时以后方能入睡，且多梦。舌苔白腻，脉沉弦细。

辨证：病为寒湿痹，日久气血亏损，经脉郁滞不畅，血脉运行迟滞，筋脉失于濡养所致。

治则：祛风散寒除湿，活血养血通络。

拟方：当归四逆汤合玉屏风散化裁。当归10 g，细辛6 g，桂枝10 g，赤芍10 g，川芎10 g，延胡索20 g，全蝎10 g，僵蚕10 g，天麻12 g，钩藤30 g，菊花10 g，清半夏10 g，黄芪30 g，葛根30 g，藁本15 g，生龙骨30 g，生牡蛎30 g，琥珀10 g，炙甘草6 g，炒白术10 g，防风10 g。水煎服，每日1剂。

复诊：服药6剂诸症减轻，继服6剂症状消失。但其症已达6年有余，难以根除，故治宜上方加海风藤、桂枝配水丸缓图，并配合颈椎功能锻炼，经3个月治疗病愈。随访2年，病无反复。

按语：颈椎病是颈椎关节综合征的简称，为颈椎间盘增生性病变，因受累部位有异，受压迫组织程度不同，临床表现不一，常见眩晕、颈肩部疼痛、上肢麻木乏力，甚者可致四肢瘫痪等诸多症状。病多发于中老年人。中医学无"颈椎病"病名，但据其临床表现归属于"痹证""眩晕"等范畴。本案属痹证，为气血亏虚、外受风寒湿邪所致，故治宜活血养血通络，祛风散寒除湿。选用当归四逆汤合玉屏风散化裁：其方用当归四逆汤养血通脉，更与川芎、全蝎、僵蚕、延胡索伍用，更增活血通络止痛之力，然气行则血行，气滞则血瘀，故伍以黄芪、炒白术、防风等以增健脾益气、升阳行血之力，助其祛风散寒化湿之用；同时注意黄芪的用量要大，应在50 g以上，可使当归四逆汤通畅经脉以达四末，效用更好，亦避免了气虚不能祛邪外出，血虚无力通行四末之虑。其症眩晕、头痛明显，故更伍用天麻、钩藤、菊花、清半夏、葛根、藁本以治其症。又因失眠、多梦更用生龙骨、生牡蛎、琥珀以潜镇安神。由以上分析可见，药与病对，正合病机，故其效明显。但颈椎病久，难以速愈，故上方加海风藤、桑枝配水丸常服，并嘱做颈椎操锻炼，以求彻底治愈。

四妙散与活络效灵丹化裁治湿热痹证（增生性关节炎）

孙某，女，56岁，2010年6月21日初诊。

患者膝关节肿痛多年，疼痛重时服西药止痛，能缓解，未治愈，病程迁延。近1年来病情加重，行走时关节疼痛日重，经县医院拍片诊为膝关节炎，右侧骨质增生，服西药可暂解疼痛，停药疼痛如前。拄拐跛行来诊，求服中药。症见遇热痛重，遇冷痛轻，右侧膝关节肿大疼痛、微红灼热，伴口渴心烦，下午5～7时发热明显加重，其痛亦剧，只能卧床休息。舌苔白腻，脉沉弦缓。

辨证：此为湿热壅滞，经脉运行不利，变生瘀浊，阻遏于关节骨骱，从而产生关节肿痛、发热等症。

治则：活血化瘀通络，祛湿化痰清热。

拟方：四妙散与活络效灵丹化裁。苍术15 g，薏苡仁30 g，川牛膝20 g，黄柏10 g，防己10 g，当归10 g，丹参30 g，制乳香6 g，制没药6 g，豨莶草30 g，黄芪30 g，白芥子10 g，王不留行30 g，车前子（包煎）20 g，葶苈子20 g，威灵仙20 g，全蝎6 g，僵蚕10 g，延胡索20 g。水煎服。

复诊：服药12剂，发热消失，膝关节肿胀大部消散，唯右膝关节外侧仍疼痛，行走跛行虽轻，还须拄拐。

拟方：虎杖20 g，乌梢蛇10 g，千年健20 g，威灵仙30 g，薏苡仁30 g，僵蚕10 g，全蝎6 g，鸡血藤30 g，青风藤15 g，海风藤15 g，苍术10 g，川牛膝15 g，细辛10 g，王不留行30 g，延胡索20 g，黄芪30 g，炙甘草6 g，水煎服。

三诊：服药12剂，膝关节已不疼痛，跛行消失，步行、骑车自如。

按语：本案为湿热痹证，治疗抓住湿热痰瘀，重在活血化瘀通络、清热祛湿化痰的原则，对症下药，药与病对，即可达到病除之效。

葛根汤化裁治颈背强痛证

王某，男，48岁，2011年5月29日初诊。

患者因乘车临窗，冷风吹背，晚间即觉无汗，头胀痛，颈背部僵痛发紧，俯仰转动不能自如，背右侧较重，活动则痛剧。苔白，脉弦。

辨证：此由临窗风寒袭表，邪入太阳经而疏通不利，筋脉失养所致。

治则：发汗解表，升津疏经，佐以活血行气。

拟方：葛根汤化裁。葛根30 g，桂枝10 g，炒白芍10 g，炙麻黄10 g，炙甘草6 g，丹参30 g，红花10 g，当归10 g，川芎10 g，延胡索20 g，伸筋草20 g，细辛10 g。水煎，分2次温服，每日1剂。

复诊：服药1剂，微汗后，颈背疼痛大减，颈能转动。2剂颈背僵痛已除。患者称中医真神效。

按语：本证与《伤寒论》中"太阳病项背强几几，无汗恶风者，葛根汤主之"的葛根汤证极为相符，但本证中项背僵痛似乎更甚，气血郁滞较重，故加入当归、川芎、红花、丹参、延胡索、伸筋草、细辛等使活血舒筋、散邪之力更强，而止痛效果亦佳，临证可参。

当归四逆汤、活络效灵丹化裁治血瘀寒凝之腰痛

李某，男，57岁，2006年11月10日初诊。

患者腰腿痛3年余，经某县医院拍片诊为腰椎间盘突出致坐骨神经痛。现腰、右臀部大腿后部、小腿外侧至足呈放射性刺痛。不能持重，持重则腰腿剧烈疼痛发麻至足。每日早晨起床不能马上活动，须慢慢按揉腰部，拄拐活动后才能慢慢走几步。每遇风冷阴雨天气加重。舌灰暗，苔白腻，脉沉弦。

辨证：此病由血虚寒凝，气滞血瘀，经脉不畅，气机不能宣通所致。

治则：通阳散寒，活血养血，通经和络。

拟方：当归四逆汤、活络效灵丹化裁。当归10 g，细辛6 g，桂枝10 g，赤芍10 g，白芍10 g，炙甘草6 g，鸡血藤30 g，丹参30 g，制乳香6 g，制没药6 g，川芎10 g，红花10 g，伸筋草15 g，川牛膝15 g，制川乌（先煎）6 g，延胡索20 g，地龙10 g，威灵仙15 g。水煎服，每日1剂。

复诊：患者自述"服药1剂比1剂痛得轻"，服5剂后腰腿即不疼痛。唯觉"干活后有点腿部不舒"，上方加黄芪30 g，骨碎补10 g，川续断30 g，以益气补肾强腰膝。服9剂后因煎不变，服水丸善后。

按语：此案属"痹证"，为"寒痹"，即"痛痹"，重在血虚寒凝、经脉瘀阻。治以当归四逆汤加红花、地龙活血养血，温经通阳，以解血虚寒凝之危；又用活络效灵丹活血化瘀通络；配以制川乌、鸡血藤、威灵仙、伸筋草、延胡索，祛风除湿、通络止痛；更加川牛膝，活血引药下行直达腰膝，诸药协和，足以收到温经散寒、行滞通络止痛之功，疗效良好。经临床实践验证，其方对寒痹有好的疗效，可参考运用。

自拟当归活血汤治股骨头缺血性坏死

张某，男，42岁，2012年6月6日夜初诊。

患者嗜酒，饮酒量大且频繁。近1年来，大腿部疼痛，未引起重视，自半年前由以前的饮酒后疼痛演变为不饮酒时也疼痛，且疼痛持续，逐日加重，以致疼痛难忍，在北京某医院确诊为两侧股骨头（左、右3期）坏死并关节腔积液，服药治疗，病情未见明显减轻来诊。现两股骨头处及两膝关节处刺痛难忍，夜间更

重，难以入眠。查腿部肌肉变细。舌暗红，苔薄白，脉弦。

辨证：此病由血脉瘀阻，经脉运行不畅，气滞湿停而致。

治则：忌酒；活血化瘀，通经和络，健脾除湿，通畅气机。

拟方：当归10g，丹参30g，川芎10g，红花10g，鸡血藤30g，穿山龙15g，威灵仙15g，全蝎6g，蜈蚣2条，川牛膝30g，苍术10g，薏苡仁30g，车前子（包煎）30g，葶苈子20g，桂枝10g，黄芪30g，甘草6g，延胡索30g。水煎服，每日1剂。

复诊：上方略有加减，服药30剂，股骨头处两膝关节疼痛基本消失，只在活动多、劳累或遇凉后仍有疼痛，查髋关节腔积液已消失。

拟方：当归10g，丹参30g，川芎10g，赤芍10g，鸡血藤30g，威灵仙15g，土鳖虫10g，黄芪30g，党参15g，细辛6g，桂枝10g，川牛膝15g，补骨脂20g，骨碎补20g，杜仲15g，鹿角10g，川续断30g，延胡索30g。水煎服，每日1剂。

三诊：上方服12剂后，其髋部膝关节疼痛已止，行动自如。后不顾医嘱，又饮酒受凉感寒，两膝关节疼痛复作。上方加千年健15g，制川乌10g，穿山龙15g，连服30余剂，两膝关节疼痛消失，后配水丸继服善后。

按语：股骨头缺血性坏死又名股骨头骨骼炎，属中医学"骨痹""骨痿""骨浊"等范畴。多由肾精亏损，外伤劳损，或长期大量饮酒等因而致。临床病情有异，证型不同。其治有诸多方药，总不离辨证施治，随症用方。本案为过度饮酒，湿热蕴郁，湿瘀停滞，血脉瘀阻，经脉不能畅通所致，故治宜活血化瘀、通经和络、健脾除湿，疏通气机，以畅血行。其方以当归、丹参、川芎、红花、全蝎、鸡血藤、威灵仙、延胡索、穿山龙等活血养血，化瘀通络以畅血行而止痛；伍以苍术、薏苡仁、车前子、葶苈子健脾利湿，以祛湿滞；黄芪、桂枝、甘草益气通阳以促血行，宣通气机，以达气行、血通经脉畅利，与活血化瘀药相辅相成更好地发挥作用；同时其药与苍术、薏苡仁、车前子等健脾利湿药伍用，更能增其化气行水利湿之力，以除湿邪；更用川牛膝益肾活血、引药下行，以达病所。诸药协同，即收其股骨头、两膝关节疼痛大减，髋关节腔积液消除之效。病轻药变，积液已除，苍术、薏苡仁等药当去，但其疼痛未除，故改用活血养血、健脾益肾、通阳散寒、祛湿止痛之药治之。其方中用当归、丹参、川芎、鸡血藤、赤芍、土鳖虫、骨碎补等活血祛瘀、通络止痛；川续断、川牛膝、补骨脂、杜仲、鹿角等益肾而强筋骨；细辛、桂枝、威灵仙、延胡索等通阳散寒、祛湿止痛。诸药协同，功效显著，其痛消除，两腿活动恢复正常。患者自行停药又不顾医嘱大量饮酒，其疼痛又显，上方加千年健、穿山龙、制川乌等，略有加减，服36剂，其疼痛消失，以上方配制水丸，服药半年余，其痛未再发作。

十八、水肿

五苓散与四妙散加味治疗下肢静脉曲张之水肿

王某，女，48岁，2003年3月13日初诊。

患者于10余年前患两下肢静脉曲张，无明显不适，未在意。9年前始，两下肢水肿，每日下午两腿发胀，沉重无力，走路困难，水肿更甚，按之凹性水肿，左下肢外侧有枣大小红色肿块，热痛难忍。平素身体乏力，怕冷，精神不振，尿频量少。舌胖大有齿痕，苔白腻厚，脉沉弦。

辨证：脾肾阳虚，水湿停滞，血脉瘀阻。

治则：健脾益肾，通阳行水，佐以活血化瘀通络。

拟方：五苓散（改汤）、四妙散与活血通脉药化裁。云茯苓30 g，苍术10 g，白术10 g，猪苓15 g，泽泻15 g，桂枝10 g，薏苡仁30 g，黄柏6 g，川牛膝15 g，车前子（包煎）30 g，葶苈子30 g，黄芪30 g，当归10 g，川芎10 g，红花10 g，地龙10 g，淫羊藿30 g，威灵仙15 g。水煎服，每日1剂。

复诊：服药6剂，下肢水肿消其大半，自感两腿轻松已无胀感，静脉曲张发黑如蚯蚓状明显，小便仍频数。上方加山萸肉15 g以益肾涩精，收敛元气，增强肾司二便之力，并加桃仁15 g与活血通脉药同用以增强活血化瘀之力。继用6剂，后以丸药善后。经随访，病无反复。

按语：本案首先应该明确旧病下肢静脉曲张与继发病水肿的因果关系。下肢静脉曲张在先，其病机为经脉瘀阻，影响血脉正常运行，病程迁延，渐致水肿，应为前病发展的必然结果。从水肿兼见乏力怕冷、精神不振、尿频量少等症，提示脾肾阳虚，水湿内停为病。脾主运化外应四肢，虚则运化精微不达四肢，四肢失于温养。同时水湿与精微物质内停为害即为湿邪，"至虚之地，便为藏邪之所"。本患者久病气血瘀阻，阳气受损而虚，不能卫外即怕冷，不能温养于心而精神不振，故治必温阳益肾，健脾化湿，急除水湿之邪，故用大剂五苓散、四妙散均改为汤剂，并配以淫羊藿、黄芪等药增强温肾助阳、健脾益气化气行水之力，更有车前子通利湿邪于下，葶苈子宣肺行水于上，使湿邪通路更加畅利，祛湿更捷。如此则湿无内停之机。然经脉瘀阻而不畅亦影响水湿的祛除，故须与活血化瘀通脉之药相伍，二者配伍相辅相成，气机畅通，使湿邪祛除无阻，故获卓效。

桂附地黄汤合五苓散化裁治水肿

张某，女，40岁，2011年3月7日初诊。

患者水肿2个月余，曾去县医院查心、肝、脾、肾等，均无明显异常发现，唯素有腰椎间盘突出。现症见身感乏力，腰膝酸软胀痛，无神思睡，腹部胀痛不舒，食欲减少，两下肢凹性水肿，下午更甚，总觉腿脚沉重难移。小便色白频数量少，大便稀，每日2次，时有坠感，脉沉弱无力。

辨证：详审病情，此病实为脾肾阳气亏虚，水湿泛溢停滞于内而致。

治则：健脾益气，温肾助阳，化气行水。

拟方：桂附地黄汤合五苓散化裁。熟地黄15 g，山药30 g，山萸肉15 g，云茯苓30 g，泽泻10 g，桂枝10 g，熟附子10 g，猪苓15 g，炒白术，陈皮12 g，白芥子10 g，木香15 g，黄芪40 g，葶苈子30 g，车前子（包煎）20 g，川牛膝15 g，力参10 g，谷芽20 g，麦芽20 g。水煎服，每日1剂。

复诊：服药7剂，水肿、腹胀满减轻，食欲增加，身感有力，原方照服6剂。诸症消失，体力较好，精神倍增。停药观察3个月，病无反复。

按语：病水肿2个月余，在县医院查心、肝、脾、肾等均无异常发现，据"身感乏力、腰膝酸软胀痛，无神思睡……两下肢凹水肿"等辨证为脾肾亏虚、水湿停滞而致，脾主运化水谷精微及水湿达于全身，脾虚运化失常，水湿停滞不化；肾主水为水脏，司二便，肾虚则其功能失常，水气内停不能外泄而滞于内，故脾肾亏虚水湿停滞；湿停于内而现于外则肿。正是"诊于外者，斯以知其内""欲知其内者，当以观乎外""盖有诸内者形诸外"。故脾肾两虚治以健脾益气，温肾助阳，化气行水，方用桂附地黄汤温肾助阳，使水有所主，合五苓散加黄芪、力参健脾益气化气行水；虑其湿停日久生痰，又配陈皮、白芥子等相伍，有化痰祛湿、理气和胃之功；又虑肺为水之源，与湿相关，故辅以葶苈子、车前子利水除湿有实大便之用；病肿重在腿部，加川牛膝益肾活血、引药下行。总观方药与症相应，用量适中，故收效快捷。

十九、痿证

右归饮合八珍汤化裁治痿证（进行性脊肌萎缩症）

王某，男，38岁，2007年11月8日初诊。

患者于1年前发现手指屈伸不灵活，握力减弱，大小鱼际肌肉萎缩等，经某医院诊为进行性脊肌萎缩症，经治疗未能得到控制。现症见两手手指活动费力，握力差（右手握不住筷子），右手大小鱼际肌肉萎缩明显。右腿无力，脚抬不起来，走路困难乏力，手中冰凉，腰脊酸软无力，两眼干涩。舌淡苔白腻，脉沉无力。

辨证：肝肾亏虚，气血不足，经脉瘀滞。

治则：补肾养肝，健脾益气，活血通络。

拟方：右归饮合八珍汤化裁。熟地黄30 g，山药30 g，山萸肉15 g，枸杞子20 g，熟附子10 g，桂枝10 g，菟丝子30 g，淫羊藿20 g，巴戟天30 g，云茯苓10 g，西洋参6 g，炒白术10 g，炙甘草6 g，当归20 g，黄芪80 g，丹参30 g，川芎10 g，红花10 g，威灵仙20 g，川牛膝15 g。水煎服，每日1剂。

复诊：服药30剂，手足转为温暖；骑车被风吹后，服药前有时手足一夜仍凉。现很快即转为温和、红润，脚已能抬起，手能握物，但仍觉乏力。黄芪改为90 g，加石斛15 g，继服20剂后，身感有力，改丸药继服3个月余，手足活动基本恢复正常。

按语：本案为"进行性脊肌萎缩症"，其病变局限于脊髓前角细胞，出现下肢运动神经元操作的症状。其病往往先见一侧或两侧手肌萎缩，肌萎缩区可见肌肉震颤。萎缩渐及近端肌肉，甚则出现爪形手。其病属中医学"痿证"，病机不一。此案为肝肾亏虚、气血不足、经脉瘀滞而致，故治用右归丸加淫羊藿、巴戟天等温肾阳、填补精血以养肝；八珍中熟地黄、川芎、当归、参、术、苓、草加丹参、红花、黄芪、威灵仙等补益气血之虚，且有活血祛瘀、通脉活络的作用。诸药合用，共奏补益肝肾、调理气血等之功，使虚者得补、瘀化络通、气血运行协和，诸证可祛。

本证为难治之病，当细心辨证，精于用药，药随病变，及时加减，争取尽力治疗，知难而进，救人于危难之中。

八珍汤合五苓散、六味地黄汤化裁治燥痹（干燥综合征）

李某，女，30岁，2008年11月6日初诊。

患者患干燥综合征2年余。病始因鼻出血不止住青岛某医院治疗，诊为血小板减少性紫癜。此后口干渴逐日加重，口唇干裂起皮。后又在青岛及济南均诊为"干燥综合征"并霉菌感染，用激素治疗，每日服5片（药名不详），并嘱结合中医治疗。出院后来诊，症见面色黄白，眼干，口干渴饮水不多，两唇部干燥起皮，两颊色白黏浊，舌苔白厚污浊。行路活动后口干加重。伴腰酸乏力，大便稀，每日3次，脉沉无力。

辨证：此病由久病气血亏虚，阴精不足，气化不行，津液不布，湿浊内停而致。

治则：补益气血，通阳化气行水。

拟方：八珍汤合五苓散、六味地黄汤化裁。当归10 g，生地黄10 g，熟地黄10 g，炒白芍10 g，川芎10 g，太子参10 g，炒白术10 g，云茯苓15 g，泽泻10 g，猪苓10 g，桂枝10 g，天花粉15 g，威灵仙10 g，山药20 g，山萸肉15 g，炙甘草6 g。水煎服，每日1剂。

复诊：服药7剂，口干眼干轻，口中黏浊及唇燥裂已消，嘱激素每6日减1片。但觉怕冷，上方加黄芪30 g，防风10 g以祛风益气固表。

三诊：服药30剂，诸症消失，身有力，面色红润，防病复丸药善后愈。

按语：燥痹（干燥综合征），以眼干、口干为特征，属自身免疫性疾病。本病相当于中医学"虚劳证"，临证多见阴阳两伤，且以阴津亏虚为著。本患为阴阳气血亏虚，阴津不能正常布达。故以八珍汤与六味地黄汤补益气血，扶正固本，五苓散通阳输化津液，使津液上通下达通行内外，以收正津得布、湿浊下泄之效。

二十、颤证

四物汤加味治颤证

曾某，男，46岁，2008年6月29日初诊。

患者因半年前盖房劳累和丧母之痛，右手颤动不能持物，虽服药不愈，病情发展。近月余又头微颤动。两腿颤振不能自持，甚则跳动站立不稳，坐后略有减轻，伴面赤，左侧麻木头晕耳鸣，腰膝酸软无力。苔白腻，脉沉弦细。

辨证：病因劳累及丧母之痛，累及肝肾精血不足，筋脉失养而颤动；阴精不足，肝阳偏亢而面赤头晕耳鸣，腰膝酸软无力。

治则：补气益血，育阴潜阳息风。

拟方：当归10 g，黄芪30 g，川芎10 g，炒白芍10 g，丹参30 g，鳖甲20 g，生龙骨30 g，生牡蛎30 g，川牛膝15 g，茵陈15 g，玄参10 g，琥珀10 g，天麻15 g，清半夏10 g，炒白术10 g，茯神15 g，炙甘草6 g。水煎服，每日1剂。

复诊：服药3剂后，两腿由持续颤动不止，变为有时抽动，但抽动次数仍多，虽有效，但未达预期，拟补益精血，祛风镇痉。

拟方：生地黄10 g，熟地黄10 g，当归15 g，丹参30 g，炒白芍20 g，川芎10 g，川牛膝15 g，生龙骨30 g，生牡蛎30 g，珍珠母30 g，石决明30 g，天麻15 g，钩藤30 g，地龙10 g，全蝎6 g，胆南星15 g，节菖蒲15 g，黄精15 g，制何首乌15 g，桑椹15 g。水煎服，每日1剂。

服药3剂，头及手部已不颤动，两腿颤抖减轻，面部左侧仍麻木，加白芷10 g。再服6剂后，左面部已不麻木，两腿颤动停止，一切复常。停药观察，未见病复。

按语：颤证又称颤振，或震颤。"颤，摇也；振，动也。""筋脉约束不住而莫能任持，风之象也。"（《医宗己任编·论颤振》）其颤证多由肝肾阴亏，气血不足，筋脉失养，虚风内动等致病，本证即是其例。方中以四物汤加丹参、黄芪等补益气血；黄精、制何首乌、桑椹等益肾调肝；精血得补，筋脉得以濡润滋

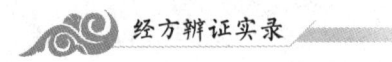

养；又以生龙骨、生牡蛎、珍珠母、石决明、天麻、钩藤、全蝎、地龙等滋阴潜阳、祛风镇痉；诸药相伍，恰合病机，病何不除？

桂甘龙牡汤合二陈汤化裁治心阳虚烦躁证

何某，女，28岁，1988年5月6日初诊。

1987年12月15日，患者精神受到刺激，精神抑郁，疑虑寡欢。1988年1月15日突然晕倒抽搐，几分钟后神识清醒如常人。后去县医院检查脑电图、脑血流图，未见异常。现心神烦躁不安，不能在一处久待，须频繁更换地方，心神稍安，若略久待一处，则心神烦乱欲哭，逐渐致神识昏愦不安，眼涩欲睡，遂见扬手掷足，喃喃自语，汗出阵阵，四肢发凉，平时每精神稍受刺激即神识昏糊，健忘多梦。舌淡苔白，脉沉略弦。

辨证：综观此证为肝气抑郁而心阳亏虚，肾精不足兼有痰浊为患。肝气抑郁、气机结滞，则精神抑郁，沉默寡言多疑。心阳亏虚，心气不足，则心失温养而心神烦乱欲哭。甚则心阳虚累及于肾，心肾阳虚，病情迁延日久以致阳虚精亏，神失其养，故见神识昏愦，喃喃自语。五脏六腑之精皆上注于目，精亏目失其养，则眼涩欲睡。阳虚津为痰，痰迷心窍，则扬手掷足。人若动，则气血流通增强，痰气郁结之热相对减轻，故更换地方心神稍安，久待一处则气血相对为静，痰气郁结之势增重，故心神失养加重，而神志昏愦烦乱明显。其健忘、多梦等均为心肾之虚所致。

治则：壮心阳，安心神，疏肝祛痰。

拟方：桂甘龙牡汤合二陈汤化裁。桂枝15 g，甘草6 g，生龙骨30 g，生牡蛎30 g，磁石30 g，半夏9 g，郁金9 g，生麦芽18 g，陈皮9 g，百合24 g，蜀漆9 g，黄芪24 g，云茯苓30 g。水煎服，每日1剂。

服药3剂后，心神安定，能够一待一午，但仍心烦欲哭，有时心悸。上方加炒酸枣仁24 g，远志9 g。复服6剂，诸症已除，唯觉身无力。后加人参10 g善后愈。

按语：本证起于精神受到刺激，致肝气郁滞、气机不畅，以致影响肝木生火的生理功能；"木不生火"，则心阳亏虚，心阳虚而心主神明的功能受到影响，则见神志昏愦、烦乱不安等一系列症状，故治以壮心阳、安心神为主，宜桂枝甘草龙骨牡蛎汤。其方为《伤寒论》中温通心阳潜镇安神之方，治心阳虚烦躁之证，但其证更为复杂，变化多端，故治随证变，随证加减用药。方中桂枝、甘草加生麦芽、黄芪壮大心阳益气调中以扶正；生龙骨、生牡蛎潜镇安神与磁石伍用更有摄纳肾气、重镇安神之用；更与百合甘寒滑润、清心润躁同伍，有扶阳益阴、平衡阴阳之效。阳虚阴盛，气机郁滞，津液不能畅行输化则停滞为痰湿，更阻气血运行以致神识昏愦、眼涩欲睡等症，故方中云茯苓再配陈皮、半夏、蜀漆、郁金等，疏肝理气、祛痰行滞、开结安神。综上，诸药相伍，确有温通心阳、疏肝理气、祛痰开结、镇静安神之功，可达邪去正安，恢复脏腑功能，阴阳平衡的常态，故获效迅捷。

真武汤合五苓散加味治阳虚水泛之抽搐

王某，女，30岁，1996年8月27日初诊。

患者患抽搐病2年余，曾经多方医治，有从心脾两虚、心血虚弱、血不养筋治者；有从肝肾阴虚、肝风内动者，终未治愈。因情志不遂、水肿抽搐就诊。症见头眩，胸闷背痛，心悸易惊，烦躁不安，失眠多梦。面部水肿，自觉两颊重坠瞤动，四肢呈凹陷性水肿，且胀麻疼痛，抽搐时作；每因情志变化或劳累加重。大便稀，小便不利。舌淡苔白腻，脉沉细数。化验：红细胞沉降率、血常规、尿常规均正常。

辨证：本证属脾肾阳虚，三焦失职，水气泛溢。肾为水关，肾阳虚不能制水，水气上泛，清阳不升则头眩；水气冲胸，气机壅滞，则胸闷憋气背痛；水气凌心，心失其养，则心悸而惊，甚则烦躁不安；三焦为决渎之官，通调水道。阳虚三焦失职，水气泛溢于面及四肢，经脉郁阻，则见面及四肢水肿；阳虚水气阻遏，经脉郁滞，则四肢胀麻疼痛、抽搐。总由阳虚三焦失职，水气泛溢所致。

治则：治宜温阳健脾益肾，化气行水，通利水道。

拟方：真武汤合五苓散加味。熟附子10 g，白芍15 g，白术15 g，茯苓30 g，生姜10 g，猪苓15 g，泽泻15 g，桂枝10 g，黄芪30 g，车前子（包煎）30 g，甘草6 g。水煎分2次温服，每日1剂。

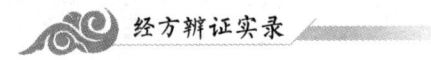

二诊：服药3剂，头眩、水肿、抽搐等症基本消失，仍有轻度胸闷，背痛。治遵上方，减车前子15 g。再服2剂。

三诊：服药后诸症消失，恐病反复，后以苓桂术甘汤、四君子汤扶正调理善后。

按语：本证以脾肾阳虚水泛为患。水气变动不居，随气机上下无所不到，伤其脏腑筋脉，故见头眩、心悸、水肿、抽搐等症，此与《伤寒论》"太阳病发汗，汗出不解，其人仍发热，心下悸，头眩，身瞤动，振振欲擗地者"及"少阴病……腹痛，小便不利，四肢沉重疼痛，自下利者，此为有水气"病机略同。此水气内停外泛已达面及四肢，均按之凹陷性水肿，故用真武汤温阳利水；合五苓散通阳化气，利水渗湿，以增强其温阳利水之功。其气虚较重，恐中焦转输无力。又加黄芪补中益气助其健运之力。更加车前子，其性降泄，利水道、分清浊，增大利水之功。药与病符，故用药5剂，基本痊愈。后用苓桂术甘汤合四君子汤益气健脾，扶正善后，巩固疗效，防其病复。

二十一、汗证

附子理中汤与补中益气汤化裁治阳虚经寒之冷汗证

李某，女，55岁，1988年5月14日初诊。

患者自1987年12月外感病服药（药名不详）后，汗出量多，即感凉气阵发性从胁下上冲至口，口若含冰，自觉凉水从口角流出，齿龈凉感尤甚。病发则冷汗淋漓不止，汗出湿衣，自觉凉气遍身游走，所到之处即感沉重疼痛。口腔常见溃疡，但发白而无红肿，腮部尤多见。伴全身乏力、口淡纳差、腹部有坠感，入夜则烦躁不眠。诸症每因劳累或天气变冷加重。舌淡苔白腻，脉沉无力。大便稀，小便清白。虽经查血常规、胸透、B超等，均未见异常。多次服药无效，病延至今。

辨证：此病由外感引起，虽服药不详，但从汗出量多可知，必为发汗解表之品。外感解表是正法，病未除是用药过量。过汗伤阳，阳虚寒生，经脉失于温养，寒气随经扰动。故有凉气上冲游走、口若含冰等症；寒为阴邪，其性凝敛，经脉运行不畅，故有沉重疼痛之感；中阳虚衰，运行无力，故乏力纳差；阳虚气陷腹有坠感，大便稀；阳虚里寒则舌淡苔白，脉沉无力，小便色白。

治则：肾为先天之本，脾胃为气血生化之源。治当温阳祛寒，补益中气。

拟方：附子理中汤与补中益气汤化裁。熟附子9 g，干姜9 g，升麻6 g，炒白术9 g，陈皮9 g，黄芪24 g，力参6 g，云茯苓15 g，吴茱萸9 g，炙甘草9 g。水煎服，每日1剂。

服药3剂后，家属告曰"病证悉除"。遂予附子理中丸，每次1丸，每日2次，7天后停药。患者自感体力倍增，精神充沛。半年后随访无反复。

按语：患者感觉奇特，西医检查无异常，病苦实存，按辨证原则此属阳虚经寒证。治以温阳益气为主。熟附子、干姜温阳散寒；吴茱萸辛温暖脾胃而散寒浊，又能开郁化滞，逐冷降气；力参、黄芪、炒白术、炙甘草、升麻补中益气，健脾和胃，益气血之源。阳气复，脾胃健，化源充足，诸症自消，人即康泰。

桂枝汤加味治外感多汗证

张某，女，52岁，1981年2月12日初诊。

患者自3年前外感后即出现多汗，每日3～5次不等，发则先感一股热气扑面，继而满身大汗，汗出湿衣；汗后身感疲乏无力，微微恶寒。四季均如此，冬天甚感多汗之苦，屡服谷维素、维生素B₁、地西泮等药，其效不显。面色微黄无华，二便正常，苔白腻，脉稍浮。经化验、胸透等检查，均未发现异常。

辨证：其病因外感致营卫失调，经治后大邪虽去，余邪未尽。每因卫气祛邪浮盛于表而有"热气扑面"之感。复因祛邪无力，卫失固外，阴液外泄而汗多。多汗则阳气受损，故身感疲乏无力。此合《伤寒论》"时发热自汗出而不愈者，此卫气不和也，先其时发汗则愈，宜桂枝汤"。桂枝汤解肌祛风，调节营卫。但因汗出日久，卫阳已虚，祛邪力微。

治则：解肌祛风，调节营卫。

拟方：桂枝汤加味。桂枝10 g，炒白芍10 g，炙甘草6 g，生姜3片，大枣5枚，黄芪30 g，防风10 g，炒白术10 g，熟附子10 g。水煎服（在无汗时温服），每日1剂。

1剂病轻，2剂汗止。后以本方加陈皮、炒白术，兼健脾和胃以培中土，益气血化源善后。3剂后停药观察，病无反复。

牡蛎散合四君子汤治气虚不固之多汗证

崔某，男，71岁，2011年5月23日初诊。

患者汗多3年余，近1年多加重，每稍活动或心情波动即全身出汗，擦之不尽，甚则汗出湿衣。热天汗出痛苦不大，冬天汗出湿衣，往往诱发感冒。近又增加失眠惊悸不安，夜多噩梦，常因梦惊醒。舌淡苔白腻，脉沉略数。

辨证：此阳气虚不能固表，阴液外泄，汗出过多，汗为心液，多则伤其心阴，心火反旺。又致惊恐不安、多噩梦等。

治则：益气固表敛汗为主，佐以清心安神之品。

拟方：牡蛎散、四君子汤化裁。黄芪30 g，炒白术10 g，麻黄根15 g，力参10 g，百合10 g，生龙骨30 g，生牡蛎30 g，琥珀12 g，茯神15 g，莲子心6 g，丹参30 g，炙甘草6 g，浮小麦30 g。水煎服，每日1剂。

复诊：服药1剂汗出减少，2剂后已无汗出病症，失眠、惊恐、噩梦明显减轻。原方继服3剂，诸症悉除。因病程已达3年之久，故以丸药善后病愈。

按语：本证以多汗为主症，汗多日久，必伤其阴，且汗为心之液，汗多伤阴，阴虚而热，热扰于心致惊悸失眠多噩梦等。故用牡蛎散加力参以固表止汗；加百合、莲子心以清心热滋润心肺而宁神；复加茯神、生龙骨、生牡蛎、琥珀潜镇安神，以制惊恐；加丹参养血安神。诸药合用，既能益气固表敛汗，又有清热益阴、安养潜镇心神之功。配伍恰切，药与症对，病愈迅速。

牡蛎散合六味地黄汤加味治脾肾亏虚之多汗证

孙某，男，35岁，2010年6月19日初诊。

患者体胖，面色黄白，自汗年余，稍活动即汗出如洗。夏季汗多无甚痛苦，冬天常出汗湿衣，身凉即外感发作。伴见头晕，胸闷心慌，心烦失眠，腰背酸痛，腿部浮肿。大便稀，便无脓血，每日2～3次。舌胖有齿痕，苔白腻，脉沉濡。

辨证：此病由脾、肾、心三脏亏虚而致。脾虚运化无力水湿内停，下注于肠则便稀而泻，脾主四肢其气虚则四肢乏力。肾主水藏精，虚则精不养髓充脑，则头晕；水亏则不能抑制心火，心火气虚血滞则胸闷。

治则：健脾益气滋养心肾。

拟方：黄芪30 g，炒白术10 g，防风10 g，生牡蛎30 g，麻黄根20 g，力参10 g，麦冬10 g，五味子10 g，熟地黄15 g，山药30 g，山萸肉20 g，枸杞子15 g，桂枝10 g，炒白芍10 g，炙甘草6 g，车前子（包煎）20 g。水煎服。

复诊：服药12剂，诸症悉除。停药观察，病无反复。

按语：本案以自汗多为主症，病以气虚不能固表为主，须同时分析病理变化和伴见症。涉及脾、肾、心等脏，故治用黄芪、炒白术、防风、生牡蛎、麻黄根等健脾益气固表止汗；肾精亏虚，故以熟地黄、山药、山萸肉、枸杞子等补益肾精，以益精血之源，而达固表之效，此即正合"阴者藏精而起亟，阳者卫外而为固也"之旨，复用桂枝、甘草、炒白芍协和营卫，使卫能固秘，又加力参、麦冬、五味子以养益心肾之气；车前子渗湿止泻，利小便以实大便，正合本证。方中诸药合用可达扶正固表止汗祛邪之功，故病速愈。

桂枝汤合牡蛎散加味治盗汗伴下利证

张某，男，42岁，2014年5月10日初诊。

患者素喜饮酒、吸烟，每日2～3盒，久患下利，每食凉即利。于2个月前出现盗汗，睡中汗出发湿，胸部如洗，平时自汗、乏力。大便稀，遇冷或食凉即下利频作，伴有黏液，小腹坠痛。舌苔白腻，脉沉弱。

辨证：此素饮酒伤其肠胃，肠中虚寒，下利频作复伤阴耗气，以致下利与盗汗并作。

治则：滋阴清其虚热以止盗汗，益肾健脾、涩肠止泻以治其利。

拟方：麻黄根15 g，黄芪30 g，炒白术10 g，青蒿30 g，鳖甲20 g，地骨皮15 g，补骨脂10 g，肉豆蔻6 g，炮姜10 g，诃子15 g，石榴皮6 g，延胡索20 g，陈皮10 g，清半夏10 g，云茯苓30 g，炙甘草6 g，党参10 g，炒地榆20 g。水煎服，每日1剂。

复诊：服药6剂，诸症减轻，仍有少量盗汗，加沙参12 g，复进6剂，下利与盗汗均止，精神好转，体力恢复。更与6剂，以巩固疗效。

按语：久利伤阴，阴虚则盗汗，汗出阴更虚，气随汗泄，其气亦虚，致气阴两虚，故治宜滋阴清热益肾，健脾益气固表，涩肠止泻。青蒿、鳖甲、地骨皮、炒地榆等滋阴清热；补骨脂、肉豆蔻、炮姜、黄芪、炒白术、党参、陈皮、清半夏、云茯苓、炙甘草、麻黄根益肾健脾、固表止汗，并助胃气以益化源；且与诃子、石榴皮、延胡索诸药同用，止泻无气滞之患。诸药伍用既调其内以扶正气而固其本，还顾其表，可收安内攘外之功，使脾肾功能正常。水津代谢顺畅，下利自止，表固而盗汗、自汗自愈，病获卓效。

黄芪桂枝汤合牡蛎散加味治风湿久病之多汗证

陆某，女，50岁，2015年3月8日初诊。

患者素有类风湿关节炎多年，指、趾关节变形，曾经多地治疗，亦在省某医院住院治疗。现自汗严重。往往因活动多，情绪急躁等突感身热，随后即自汗出，甚则汗出如洗，经10～20分钟后汗止身凉，并感头晕昏沉乏力，目不欲睁，时有心慌，伴指、趾关节疼痛，面部虚肿。问其治疗情况，诉说近2个月经常洗浴蒸汗治疗类风湿关节疼痛。二便正常，苔白腻，脉沉无力。

辨证：此类风湿关节炎久病伤正，正气亏损，又洗浴蒸汗，损伤气阴，致成自汗如洗加关节病苦，故治疗应两相兼顾。

治则：益气固表，祛风胜湿，活血通络。

拟方：黄芪桂枝汤合牡蛎散加祛风湿之品化裁。黄芪30 g，桂枝10 g，赤芍10 g，白芍10 g，力参10 g，炒白术10 g，云茯苓20 g，生龙骨30 g，生牡蛎30 g，麻黄根15 g，当归10 g，丹参30 g，威灵仙15 g，秦艽15 g，鸡血藤30 g，骨碎补10 g，补骨脂10 g，炙甘草6 g。水煎服，每日1剂。

复诊：服药7剂，诸症减轻，汗出轻微，头晕昏沉已无，乏力心慌基本已除，但觉两胁稍胀，面仍有虚肿。上方加木香12 g，香附12 g，海桐皮15 g，车前子（包煎）20 g以理气祛湿。

三诊：再服7剂后，诸症已无，身感有力，精神转好，唯觉指、趾关节时有疼痛。上方去车前子加全蝎10 g，僵蚕10 g，久病治宜缓，配丸药慢慢图治。

按语：本案原病类风湿关节炎，久病正伤，气血亏损。又经洗浴蒸汗，汗出过多，气津耗伤，致成气虚不能固表，津液大量外泄，故见自汗较重，甚则汗出如洗。如此反复蒸汗，伤津耗气，气血亏虚，清窍失养，症见头晕昏沉、目不欲睁、心慌乏力等。此正如《伤寒论》云"时发热自汗出而不愈者，此卫气不和也……宜桂枝汤""发汗过多，其人又手自冒心，心下悸，欲得按者""桂枝甘草汤主之"之意相通，故治当参考，灵活运用，宜桂枝汤调和营卫、调和气血，但此气虚不能固表较重，当加黄芪、白术、力参，增加补中益气之力以助营卫化源；为使表固又须止汗，以防气随汗泄，故又加麻黄根，同时伴见心悸，又配生龙骨、生牡蛎，潜镇安神以止其悸。如此即有黄芪、麻黄根、牡蛎相伍之牡蛎散，治诸虚不足、自汗出、心悸之意；因类风湿关节病，故须兼顾而加入当归、丹参、威灵仙、秦艽、鸡血藤、骨碎补、补骨脂等，以祛风胜湿、活血通络、益肾止痛，后以上方加全蝎、僵蚕配丸药转治其类风湿关节病。

本案提示，在原有久病在身又患新病时，当视其病情轻重、缓急，先急后缓，或治新病兼顾原有之病，新病已解，再治原有之病。总应灵活施治，分清主次。

桂枝汤加味治半身自汗症

明某，女，43岁，2007年8月14日初诊。

患者于13年前外感风寒后出现发热、恶寒等症，未及时治疗，病情迁延，遂见右半身热，无汗出，不恶寒；左半身凉，自汗出，身怕冷，身体困倦，若遇冷风即感皮肤如针刺。近5年来，右大腿麻，手足发麻，每因急躁、生气等情绪变化而诱发。舌淡苔薄白，脉沉细弱。

辨证：此案系外感未治，病情迁延，邪气留滞于皮腠之间，正气渐耗；其邪气留扰气血郁阻经脉，营卫不和，阴阳失调所致。

治则：调和营卫，活血化瘀，通经散邪。

拟方：当归10 g，细辛6 g，桂枝10 g，炒白芍10 g，炙甘草6 g，防风10 g，生姜10 g，大枣2枚，川芎10 g，红花10 g，丹参30 g，威灵仙15 g，全蝎10 g，钩藤20 g，黄芪30 g，炒白术10 g，炙甘草6 g。水煎服，每日1剂。

复诊：服药3剂，诸症大减，但睡眠不好，多梦易醒，此乃邪去而正气不足之故。上方去细辛之辛散，加安养心神之黄精15 g，炒酸枣仁20 g，茯神15 g。继用药6剂，诸症消失，身感有力，睡眠转好，为巩固疗效更服3剂，停药观察，病未见反复。

按语：此案证情奇特，左右半身表现不同，实属少见，其实为营卫失调、阴阳失衡所致，故治以桂枝汤加细辛、防风以散邪而调和营卫、和其阴阳；又因病久症见右大腿痛、手足麻木，是邪滞经脉、气血郁阻所致，故用当归、川芎、威灵仙、全蝎、钩藤等以活血化瘀，祛风通络，又因病久，血瘀气虚，故与黄芪、炒白术同用，以补中益气，助其气血化源以增气血运行之力。诸药协同，以达祛邪扶正、调和营卫、和其阴阳之功，服药效显，后以上方加减收功。本案可见奇证不奇，怪症不怪，只要辨证析理，细心诊治，即可收到良效。

桂附地黄汤合玉屏散加味治身冷证

段某，女，69岁，2010年10月23日初诊。

患者自幼在东北居住30余年，后回原籍郓城县，始见背部、腰部怕冷，总觉腰背进凉风，怕冷已30余年，近3年加重。尤其脚冷如立冰上，冷甚则觉发紧抽动，伴见口干、咽干、眼干、视物模糊。小便频数难下，一夜5～10次不等。脉沉细弱。

辨证：脾肾两虚，阳虚不能固表。

治则：健脾益肾，扶阳固表。

拟方：桂附地黄汤合玉屏风散化裁。熟附子10 g，桂枝10 g，熟地黄20 g，山药30 g，山萸肉20 g，云茯苓30 g，牡丹皮10 g，泽泻10 g，黄芪30 g，炒白术10 g，防风15 g，细辛10 g，沙参10 g，猪苓10 g，炒白芍10 g，陈皮10 g，谷芽20 g，麦芽20 g。水煎服，每日1剂。

复诊：服药7剂，口干、咽干、眼干、小便难下等症已去大半，仍足板怕冷。上方去猪苓、炒白芍、牡丹皮，加葛根30 g，天花粉10 g，鹿角胶（烊化）10 g，怀牛膝15 g，枸杞子15克。

三诊：上方服3剂，诸症消失，身感有力，上方改为丸药，服月余愈。

按语：患者在东北居住30余年，其生活环境寒冷，身体渐虚。始患背、腰怕冷，总觉背腰进凉风，未经治疗，一拖即30年，近3年加重，尤其脚冷如立冰上，冷甚则觉发紧、抽动。可见阳气日虚，日久不仅阳虚不能固表无以温煦；阴精亦亏不能濡润筋脉。阴精亏虚，津液不足，口、咽、眼等失于濡润，故口干、咽干、视物模糊等。故治以桂附地黄汤益阴助阳，加黄芪、炒白芍、沙参以益气养阴；炒白术、陈皮、谷芽、麦芽等调理中焦，以益气血生化之源；伍以防风、细辛辛散温通散寒，以祛邪护正。同时，桂枝、云茯苓、猪苓、泽泻、炒白术合用又能通阳化气行水，使津液上通下达，充分发挥各药的协同作用以达调补阴阳、协和营卫、畅通气血之功。

二十二、淋证

六味地黄汤合猪苓汤、桑螵蛸汤治尿频证（前列腺炎）

张某，男，57岁，2015年3月2日初诊。

患者尿频半年余，虽治未愈，查为前列腺炎。于3个月前性生活频繁，出现睾丸坠胀疼痛，夜间小便时尿道疼痛有灼热感，一夜7～8次，已严重影响睡眠。且闻水声即有欲尿之感，稍迟就尿裤。素有心烦、口渴、小便赤热不利。苔白腻，脉沉尺弱。

辨证：此病由肾中精气亏虚，下焦湿热，膀胱水道功能失调所致。

治则：益肾清热，通调水道。

拟方：六味地黄汤合猪苓汤、桑螵蛸汤化裁。生地黄15 g，熟地黄15 g，山药30 g，云茯苓30 g，山萸肉15 g，牡丹皮15 g，泽泻10 g，阿胶（烊化）10 g，猪苓15 g，滑石20 g，虎杖15 g，皂角刺15 g，夏枯草15 g，人参10 g，生牡蛎30 g，桑螵蛸15 g，黄芪30 g，枸杞子15 g，生姜10 g，炙甘草6 g。水煎服，每日1剂。

复诊：服药6剂，夜尿减为3次，小便时已不热痛。睾丸坠胀疼痛已消，上方去牡丹皮，滑石、虎杖均改为10 g，加补骨脂10 g，莲子肉15 g，增强其益肾之能，以利水道的通调。

三诊：继服药7剂，小便夜尿减为1～2次。"闻水声欲尿感已消失"，夜间睡眠正常。精力好转，后以上方配水丸善后。

按语：尿频是中老年人常见病，其人年57岁，肾气渐衰，又加性生活频繁，更损肾中气精。肾主水藏精司二便。肾中精气亏损而虚，摄纳无力，任其水液下流致小便频数；肾藏转，精气亏损，封藏力弱，肾水（精气）不能上升濡润于心以抑制心火，心火无制，神明无主，神识不能自持，故"日间闻水声即欲尿，稍迟即尿裤"；又患前列腺炎并感染，湿热郁于下焦，膀胱水道功能不畅致小便赤热不利。综上，对诸症分析，故治用六味地黄汤合猪苓汤加虎杖、皂角刺、夏枯草、枸杞子以益肾清热，通调水道，加桑螵蛸汤以益气缩小便，正合病情，故能速效。

附　桑螵蛸汤（方见《千金翼方》卷七）

组成（原方）：桑螵蛸30枚，鹿茸、黄芪各三两、生姜四两，人参、牡蛎（熬）、甘草各二两，上七味哎咀，以水六升，煮取二升半，分三服。

主治：治产后小便数。此方运用中鹿茸价格太贵，况此又与六味地黄汤合用，故方中未用，有条件者可加入鹿茸（先煎）6～10 g。

五苓散合桂附地黄丸加减治脾肾气虚之尿频证

徐某，女，46岁，2009年12月6日初诊。

患者近1年来出现口干欲饮，倦怠无力，腰痛隐隐，干活累时加重，每饭后即小便频数，少则20分钟即小便1次，往往接连3～5次之多，小便清白，无尿热尿痛之感。夜间尿10余次，影响休息，甚感尿频之苦，苔白厚腻，脉沉无力。

辨证：此病由脾肾气虚，气化不行，脾失健运，肾失摄纳之职所致。

治则：健脾益肾，温阳化气行水。

拟方：五苓散合桂附地黄丸化裁。云茯苓30 g，炒白术15 g，猪苓10 g，泽泻10 g，桂枝10 g，熟附子10 g，熟地黄15 g，山药20 g，山萸肉20 g，益智仁10 g，桑螵蛸20 g，五味子10 g，黄芪30 g，力参10 g，白果10 g。水煎服，每日1剂。

复诊：服约6剂，口干、口渴已除，体倦乏力，腰痛隐隐减轻，小便次数减少。继服6剂，临床诸症消失，改为水丸（上方配制水丸），连服1个月余，停药观察3个月余，未见病复。

按语：尿频泛指小便次数增多，病因不一，病机涉及多个脏腑。本案尿频无尿热尿痛之苦，责于脾肾气虚、气化功能失职。肾气虚不能固摄，水湿下注而尿频；脾主四肢，主运化水谷精微营养全身，脾虚则精微不能四布，故口干欲饮，体倦乏力；病总由脾肾两虚所致，故治宜健脾益肾、温阳化气行水，其方用五苓散加黄芪、力参以益气温阳，化气行水，使津能四布，伍以山药、熟地黄、山萸肉、熟附子、桂枝、益智仁、桑螵蛸益肾气、温肾阳，使水有所主，又配以五味子、白果益肾收敛固涩下焦，使膀胱失约之能恢复，有益于缩尿。纵观诸药，正合补益脾肾、温阳化气行水之意，故收效显著。

疏肝健脾利湿法治疗淋证（尿道炎）

刁某，女，80岁，2013年11月23日初诊。

患者近1年余出现小便时常涩痛，重则淋漓点滴而出，频频如厕。自认为尿道炎症，服抗生素即轻，未能根治。2个月前小腹痛有坠感，小便热痛，尿色发红浑浊如粥，细看尿盆底部白浊一层，大便可。苔薄白少津，脉弦略数。

辨证：肝经湿热下注，郁阻下焦。

治则：治宜疏肝清热，健脾利湿，益气和血。

拟方：柴胡10 g，炒白芍10 g，竹叶10 g，灯心草3 g，虎杖10 g，滑石15 g，萆薢10 g，牡丹皮10 g，乌药10 g，三七6 g，仙鹤草20 g，黄芪30 g，甘草6 g，石菖蒲10 g，炒白术10 g，薏苡仁30 g。水煎服，每日1剂。

复诊：服药3剂，小便涩痛、尿浑浊消失，尿呈黄色。效不更方，前方继服3剂，诸症均除。

按语：本案属淋证，是西医学"尿道炎"。病因肝经湿热下注而致，治以柴胡、炒白芍疏肝；竹叶、灯心草、虎杖、滑石、萆薢、石菖蒲清热利湿；牡丹皮、三七、仙鹤草凉血和血；黄芪、薏苡仁、炒白术、甘草健脾益气祛湿。诸药协同，使湿热之邪从小便外泄，诸症消失，肝脾功能复常而病愈。

猪苓汤合三妙散加减治热淋

冀某，男，33岁，8月28日初诊。

患者4天前感暑热之邪，发病后经治表热已解，里证继见。症见头重胀痛，口渴欲饮，饮而不多，夜间烦热，两下肢浮肿，两踝关节及足按之凹陷性水肿，灼热疼痛，小便不利，淋漓热痛。舌红苔薄黄，脉弦数。经化验检查：红细胞沉降率、血常规、尿常规均未见明显异常。

辨证：外感暑热，治疗失当，气阴被伤致湿热下注上攻为患。湿热上攻，经脉郁滞则头重胀痛；湿热内阻，津不上布，则口渴饮而不多；暑热伤阴，阴虚热扰，则夜间烦热；湿热郁阻，三焦失职，水道不畅，则小便淋漓热痛。

治则：清热利湿，消肿止痛，兼以通阳化气。

拟方：猪苓汤合三妙散加减化裁。猪苓15g，茯苓30g，泽泻15g，滑石30g，阿胶（烊化）10g，苍术、白术各15g，黄柏10g，川牛膝15g，桂枝10g，黄芪30g，甘草6g。水煎温服，每日1剂，服药3剂，诸症消失病愈。

按语：本证为暑热伤其气阴、湿热内阻。故以猪苓汤（茯苓、猪苓、泽泻、滑石、阿胶）利水清热育阴，开水热互结之邪。六一散（滑石、甘草）清暑利湿，更用三妙散（黄柏、苍术、牛膝）清热燥湿，以治湿热下注，暑热伤气，再用黄芪、白术、桂枝益气通阳。且黄芪、甘草为伍名黄芪甘草汤，用治气虚所致"溺尿玉茎痛如刀割"。如此用药，有湿去热清、气阴速复、气机通畅之功，故能3剂速愈。

六味地黄汤合三金三石汤化裁治肾结石

张某，男，21岁，2014年11月26日初诊。

患者近1年余经常腰部疼痛，多连及少腹胀痛，并未治疗，病情迁延，逐渐加重。于1周前夜间发作，腰痛腹痛难忍，其疼痛如针刺似刀割，坐卧不宁，去县级医院急诊，查为"肾结石"。尿蛋白（＋），小便色黄，尿时涩痛难忍，点滴而出。大便稀，每日3次。舌苔白腻，脉沉弦。

辨证：此肾虚而湿热之邪郁于下焦，气机阻滞，蕴结成石，尿道不畅而致。

治则：益肾清热利湿，化石散结止痛。

拟方：六味地黄汤合三金三石汤化裁。生地黄15g，山药30g，山萸肉15g，金钱草30g，海金沙30g，鸡内金20g，石韦30g，滑石30g，石菖蒲15g，王不留行20g，穿山甲（炮）6g，乌药15g，沉香6g，桃仁10g，川牛膝15g，延胡索20g，黄芪30g，炙甘草6g，云茯苓20g。水煎服，每日1剂。

复诊：服药3剂，腰痛、腹痛减轻，服至7剂腰痛及腹痛消失，更服7剂善后愈。为防其病复，上方配丸药服以化石排石。

按语：肾结石属泌尿系结石，中医学称之为"石淋""血淋"等。其形成多因肾虚而膀胱湿热，蕴结下焦，尿液受湿热煎熬，尿中浊质凝结为石，留滞在肾，故称为肾结石。本例为肾虚、血瘀、湿热蕴结下焦而致，故治宜益肾清热利湿，活血散瘀，化石排石，止痛，选用六味地黄汤合三金三石汤化裁。其方用生地黄、山药、山萸肉、云茯苓、黄芪、炙甘草益肾健脾，以杜生湿之源，使水湿之邪无内停之机；三金三石汤化石排石，其中金钱草功专清热利湿，通利小便，促进尿液排出，推动结石下行；海金沙甘淡利水，通利水道，是治淋痛要药，鸡内金能磨砂碎石，对消石确有良效，三味同用清热利湿，祛除下焦湿热，有通淋、消石排石之功，效果明显。更用三石以助化石排石之力，其中石韦、滑石即有化结石、通肾窍、利尿通淋之功，石菖蒲能开九窍、祛湿浊阻滞，共达通利水道、疏畅气机之功。更虑湿热阻滞、壅遏气机、阻塞血脉，气滞不畅，更加重结石，故须加活血散瘀、通畅血脉之品，因此用王不留行、穿山甲、桃仁、川牛膝、延胡索诸药活血行血、散瘀止痛以畅血行。同时又虑血瘀则气滞，因此加沉香、乌药理气破滞以行下焦滞气，且有降气之功而无破气之害，以达和畅气机之功。诸药相伍，扶正达邪，正合病机，恰对病症，疗效显著。

附 三金三石汤：治结石症，以此为主，据不同部位结合辨证加减。组方：金钱草30 g，海金沙30 g，鸡内金15 g，石韦30 g，滑石30 g，石菖蒲15 g。水煎服，每日1剂。

二十三、睡眠障碍

补中益气汤合丹参饮化裁治失眠

李某，男，17岁，2011年3月8日初诊。

患者头晕、失眠半年多，现症见头晕、胸闷、心慌、多梦，食少无力。常因情绪不好，失眠加重，甚则彻夜不眠。舌尖红赤，苔薄白腻，脉沉无力。

辨证：此病由中虚气滞，心神失调所致。

治则：补中益气，安养心神。

拟方：补中益气汤合丹参饮化裁。黄芪30 g，炒白术10 g，陈皮10 g，人参10 g，柴胡10 g，当归10 g，清半夏10 g，丹参30 g，檀香10 g，砂仁10 g，炒酸枣仁30 g，远志10 g，木香10 g，生龙骨30 g，生牡蛎30 g，莲子6 g，栀子6 g，炙甘草6 g。水煎服，每日1剂。

复诊：服药6剂，其头晕、胸闷、心慌等症均轻，仍多梦，食欲不好，上方加琥珀10 g，谷芽15 g，麦芽15 g，继服6剂，夜睡梦少，身感有力，精神、食欲转好，效不更方，上方继用6剂，诸症消失。停药观察，身健如常，未有不适。

三诊：患者自述，近来又见头晕、心慌、失眠。谓"病如4年前一样"，细问病情，近因心情欠佳，"胃脘部疼痛不舒，胸闷心热"，其病以胃中不和为主症，此次失眠属"胃不和则卧不安"，治当调理肝胃兼治失眠等症。

拟方：四逆二陈汤、丹参饮化裁。柴胡10 g，炒白芍10 g，枳壳10 g，陈皮10 g，清半夏10 g，云茯苓30 g，丹参30 g，檀香10 g，生龙骨30 g，生牡蛎30 g，三七10 g，木香10 g，蒲公英20 g，延胡索20 g，党参10 g，谷芽15 g，麦芽15 g，炙甘草6 g。水煎服，每日1剂。

四诊：服药6剂，胃脘疼痛等诸症消失，睡眠已好，原方继用而愈。

按语：本案前后再次发病，均见"失眠症"，但其病机见症不同治疗有异，第一次是中虚为病的主要方面，故以补中益气为主治；第二次4年后复病"失眠"，为"胃脘部疼痛不舒"等，是"胃不和则卧不安"为主要方面，调其胃则愈。两次"失眠"的治法不同，说明中医治病重在辨证论治，准确辨证是治病的重要方面，只要辨证准确，用药无误，既可获得卓效。笔者认为，治疗失眠应注意所系脏腑，尤其心、肝、肾与脾胃等的内在联系，即其病机；在治疗用药上有重点，量有侧重，如潜镇安神注重生龙骨、生牡蛎；养心安神药侧重炒酸枣仁、柏子仁；心藏血主脉，养血活血之品如丹参、三七，……清心安神之品如莲子心、栀子……临证应视病机异同，用药有别，只要药对其症，即可加入，多能速效。

六味地黄汤合二陈汤化裁治失眠

李某，女，62岁，2015年3月14日初诊。

患者患失眠症16年余，难以入眠，夜12时至凌晨1时方能入眠，睡中多梦，睡3~4小时，睡着后呈迷糊状态，醒后入睡更难。伴见性情急躁、暴怒、心烦、乏力，甚则头晕，腰部酸痛。苔白腻，脉沉。

辨证：此失眠病久，重在肾水亏虚，水亏不能抑制心火，心火偏亢，故心烦、失眠、腰痛；肾水亏虚，不能涵养肝木，则肝气亢盛，故性急暴怒；肾水亏虚为本证根本。

治则：益肾健脾，兼清心火，疏肝理气。

拟方：六味地黄汤合二陈汤化裁。生地黄15 g，熟地黄15 g，山药30 g，山萸肉15 g，泽泻10 g，云茯苓30 g，牡丹皮10 g，莲子心6 g，栀子6 g，柴胡10 g，炒白芍10 g，陈皮10 g，清半夏10 g，生龙骨30 g，生牡蛎30 g，琥珀10 g，淫羊藿15 g，黄芪30 g，炙甘草6 g。水煎服，每日1剂。

复诊：服药7剂，睡眠好转，体力增强，效不更方，继用7剂，后上方加炒酸枣仁30 g，丹参30 g，配水丸善后。

按语：本案失眠16年，每晚只睡3~4小时，显然睡眠不足，损耗心血，导致肝、脾、胃等脏腑功能失调，症见性情急躁、心烦、乏力，甚则头晕、腰部酸痛等。细思其症，提示肾水亏虚；水亏而心火偏亢，神明被扰而心烦、失眠；腰为肾之府，肾精亏虚而腰部酸痛绵绵；肾水亏虚，水不涵木则肝气亢盛，症见性急暴怒。综上可见，其症重在肾水亏虚致心肝等功能失调。故以益肾平肝、清泻心火为法。治用六味地黄汤加莲子心、栀子，益肾水涵养肝木、抑制心火；肾水亏损日久肾阳亦虚，不能温煦于脾，致脾气亦虚而乏力等，故加黄芪、淫羊藿以复脾肾之能而增体力。如此则心、肝、脾、肾统调，诸症悉除。

本案治疗中，考虑到人是统一整体，脏腑间生理的密切联系，即心脏有病，必然影响相关脏腑，其影响程度，可从相关脏腑的症情表现详察，从中找出病症的主治，分析其轻重缓急，从而立法遣方用药。药用量应慎重考虑，才能达到药与病应，直达病所，事半功倍，提高疗效。这种防治结合的思维方法，古代医著早有论述，如"见肝之病，知肝传脾，当先实脾"。这就是典型的防治并重的整体治疗思维方法，体现"有病早治，无病先防，防治并重"的学术思想。

黄连阿胶汤合酸枣仁汤加减治顽固失眠证

张某，女，28岁，1998年7月12日初诊。

患者自中学始患失眠症10余年，时轻时重。近3年来工作不顺心，思虑过度，失眠加重，心烦不眠。即使能入睡，仅在1～3小时，且多梦易醒，醒后不能入睡。伴见头晕、耳如鸣蝉，腰脊无力，动则有欲断之感。近1年来，性情急躁，易怒多梦。入夜常服地西泮，多时达6片，虽能入睡但时间甚短。总感乏力神疲，食欲不振，食则欲吐。月经后期，量少色淡，大便溏，小便清白。舌红苔白腻，脉沉细尺弱。

辨证：患者读书工作劳心过度，伤其心脾，损其肾精，致肾精亏虚，心火偏亢，而心烦不眠；肾精不足，脑髓失养则头晕耳鸣；腰为肾之府，肾精亏虚，则腰脊无力；肾精不能上养肝木则性情急躁易怒多梦；脾主四肢而司运化，脾虚，胃气失和则神疲乏力，食欲不振，食则欲吐；月经后期，量少色淡乃血虚气亏之征；舌红苔白腻，脉沉细尺弱，是脾肾两虚之象。总观其证为心脾肾虚，心肾不交。

治则：益肾养血，清心安神。

拟方：黄连阿胶汤合酸枣仁汤加减。黄连6 g，黄芩6 g，炒白芍12 g，阿胶10 g，炒酸枣仁30 g，云茯苓30 g，丹参30 g，知母10 g，远志10 g，白芷15 g，吴茱萸10 g，姜半夏10 g，炙甘草6 g。水煎服，每日1剂。

二诊：服药6剂，诸症均轻，睡眠好，梦很少，身感有力，唯仍腰软无力，有时耳鸣，原方去知母，加川续断30 g，怀牛膝15 g，磁石30 g。9剂后诸症消失，以上方6剂配水丸常服，月余愈。嘱其注意锻炼身体，保持精神愉快，后随访，病无反复。

按语：失眠亦称"不寐""不得卧"等，病情不一，病机变化多端，总与心、脾、肝、肾及阴血不足有关，其病变主要为阳盛阴衰、阴阳失调。本证以心脾肾虚、心肾不交为主要病理变化。治应养血益肾，泻热安神，交通心肾。方用酸枣仁汤去川芎，加丹参共奏养心安神、清热除烦之功。复加远志增其镇心安神之用；芩、连、胶、芍清心火益肾水以交通心肾，正合黄连阿胶汤治不得卧；吴茱黄、白芷、姜半夏、炙甘草温化寒湿、和胃降浊，胃和则能安卧。服药则阴血得补，心肾交通、胃气和降，诸症自愈，故能10年沉疴速愈。

五苓散合藿朴夏苓汤加减治嗜睡证

张某，男，57岁，1992年12月3日初诊。

患者嗜酒且饮酒量多，于1992年5月某日，饮酒达750毫升。后即嗜睡，当时睡16小时未醒，叫醒食后复睡，自感身体沉重乏力。虽经治疗，嗜睡不减。前医予健脾利湿之剂略轻，再服不效，现形体肥胖，诊时稍等10余分钟即进入梦乡，鼾声大作。诊时言语声低，诉身重乏力，嗜睡终日不减，食欲欠佳，恶心腹胀，小便黄，大便如常。时有头痛、心悸、自汗，口渴饮水不多。舌苔黄厚而腻，脉沉缓。

辨证：患者嗜酒，酒性湿热，嗜酒多饮，致湿热稽留中焦；影响于胃，胃失和降，气机壅滞，故恶心腹胀，食欲不佳，影响于脾，脾被湿困，则身重乏力；湿为阴邪，黏滞重着，弥散于肌肤分肉之间，阳气运行受阻，故身体沉重；湿邪弥漫，影响心神，则神失聪慧而嗜睡终日不减，且伴心悸。湿热内蕴，致气血失调，营卫不和，故有头痛、自汗之症。口渴、饮而不多、苔黄厚腻，脉沉缓等，皆湿热内蕴之象。

治则：祛湿清热，健脾通阳。

拟方：方用五苓散合藿朴夏苓汤（《医原》）加减。桂枝9 g，炒白术10 g，猪苓15 g，泽泻15 g，藿香9 g，川厚朴9 g，半夏9 g，茯苓24 g，滑石30 g，薏苡仁30 g，枳实20 g，节菖蒲12 g，葛花12 g，白豆蔻仁12 g，川黄连9 g。水煎服，每日1剂。

服药6剂，嗜睡等诸症均轻。略做加减，复服10余剂，嗜睡已愈。唯身感乏力，此湿热邪去，正气未复。六君子汤加减善后病愈。

按语：嗜睡一证病因病机不一，有因脾虚痰湿困扰者，有因阳虚气衰、脾肾亏乏者，亦有瘀血阻窍所致者，故临床辨证论治当"观其脉证，知犯何逆，随证治之"，不可据泥一法。本案则由阳虚、湿热内蕴所致。阳虚不复，湿热不除，病无愈日。故以五苓散通阳化气行水，为湿邪开通下出之路；藿朴夏苓汤增强醒

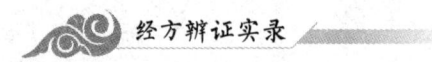

脾渗湿、芳化湿浊之力；复用葛花解酒醒脾；更以节菖蒲开窍豁痰，理气祛湿，宣通气机，使诸药更好发挥作用；另加川黄连以燥湿清热。诸药协同，既能复阳，又祛湿热酒毒，故病能速愈。

二十四、杂病

六味地黄合四物汤化裁治面肌痉挛症

李某，男，38岁，2008年11月24日初诊。

患者面肌痉挛1年余。患者自1年前起面部左侧出现阵发性不自主抽搐，或称"跳动"，一日发作多次，发则持续4～5分钟，伴见头晕，失眠，腰脊酸软无力，急躁易怒，口苦口干，大便干，小便略黄。苔白腻，脉沉弦。

辨证：肾水亏虚，不能涵养肝木，肝气亢盛，气有余便是火，火热劫阴，阴亏动风，制动之征则现。

治则：益肾养肝，潜阳息风。

拟方：六味地黄汤、四物汤化裁。生地黄30 g，山药30 g，山萸肉15 g，黄精15 g，当归10 g，川芎10 g，炒白芍10 g，丹参30 g，天麻15 g，钩藤30 g，生龙骨30 g，生牡蛎30 g，珍珠母30 g，石决明30 g，鳖甲20 g，全蝎10 g，郁金10 g，柴胡10 g。水煎服，每日1剂。

复诊：服药平妥有效，连服12剂，病情渐轻，每次抽动时间缩短，次数减少，抽动力减弱。效不更方，上方继用6剂，抽动已止，为防病复，配水丸继用2个月余，病无反复，停药观察。1年后随访，未发现病复。

按语：患者"面部左侧出现阵发性不自主抽搐""急躁易怒，口苦口干""脉沉弦"为肝气亢盛、化热伤阴、动风之征。故治宜滋阴清热养血、平肝息风，因此用生地黄、当归、川芎、炒白芍、丹参等；又兼头晕、失眠、腰脊酸软无力，是肾水亏虚，精血不能安养心神而头晕，不能上抑心火则失眠，因此用生地黄、山药、山萸肉、黄精等滋阴以益肾精而涵养肝木，使肝之功能恢复常态，发挥其畅达气机之功。辅以天麻、钩藤、生龙骨、生牡蛎、珍珠母、石决明、鳖甲、全蝎等以收滋阴潜阳、平肝息风、镇痛止颤之功。同时配以柴胡与炒白芍、郁金等同用，更能疏肝理气、畅达气机，使气血通利，筋脉得以濡养，"痉挛"自除。治病抓住调畅气机、通达气血的根本，突出致病脏腑功能的调理，达到其功能复常，病症自消。

当归四逆汤合补阳还五汤加减治雷诺病

宋某，女，55岁，2008年3月3日初诊。

患者自1997年产后体虚，冷水洗衣后出现两手手指发白、肿胀麻木等。经某医院诊为雷诺病，经半年多治疗基本痊愈。此后每年冬天寒冷刺激后，即出现轻微的手足发白、疼痛，恢复较快。2007年11月病情加重，至2008年3月3日症见两手手指肿胀冰冷，麻木疼痛，指尖部出现溃疡，十指均不能屈伸，示指、中指较重。若受寒冷刺激，手指变白，全无血色。经温暖即由白色变为发绀，随后出现红色，渐渐恢复正常；同时出现麻、凉、刺痛。苔白腻，脉沉细。

辨证：血虚感寒，寒凝经脉，气血瘀阻。

治则：益气温经散寒，活血化瘀通络。

拟方：当归四逆汤合补阳还五汤加减。当归15 g，细辛9 g，桂枝10 g，赤芍10 g，白芍10 g，红花10 g，黄芪45 g，川芎10 g，威灵仙20 g，地龙10 g，全蝎10 g，延胡索20 g，炙甘草6 g。水煎服，每日1剂。

复诊：服药6剂，指部肿胀消失，十指能够屈伸，但仍四肢冰冷。加附子15 g，干姜10 g以增强温阳散寒之力，服12剂后，指尖转温，溃疡面愈合。一切如常，丸药善后而愈。

按语：本案系产后体虚受寒，寒凝血脉、气血瘀阻而发病。故治疗重点在温经散寒、活血化瘀、通畅经络，方用当归四逆汤合补阳还五汤加全蝎、威灵仙、延胡索以增强活血通络之力。服药效显，指部肿胀消失，十指能够屈伸，但四肢仍冰冷，阳虚里寒仍不能温达四末，故加附子、干姜以增强温阳散寒之力。继服12剂后，指尖转温暖为红润，溃疡面愈合，后以丸药善后收功。治疗中应注意加强保暖，保持良好心情，同时可结合西医用血管扩张药等，以加速病愈。

理中汤合补中益气汤治脑瘤放射后遗症

侯某，男，49岁，1976年6月9日初诊。

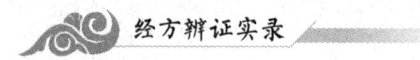

患者于1975年因脑瘤在某医院行放射治疗后，即出现头晕、心悸、乏力、气短、面色萎黄、眼睑浮肿等症，且大便稀（无脓血），而有坠感，每日2次。查血常规提示贫血；尿常规、胸透未发现异常。血压85/50 mmHg。

辨证：气血亏损，中气下陷（贫血）。

治则：温中健脾，补气养血。

拟方：理中汤合补中益气汤加减。人参10 g，黄芪24 g，炒白术15 g，陈皮15 g，升麻6 g，柴胡6 g，干姜6 g，炙甘草6 g，鸡血藤30 g，远志9 g，茯神15 g，山药15 g。水煎服，每日1剂。

服上方6剂，即诸症好转，继服原方月余（改2日1剂），症状消失痊愈，血常规恢复正常，血压升至100/60 mmHg。1978年9月患者复查，身体健康。

按语：患者因脑瘤放射治疗后，气血损伤，致中气亏损，气虚下陷，而出现头晕、心慌、气短、乏力、大便有坠感等症。遵《素问·至真要大论》"劳者温之，损者益之"，故以人参、炒白术、干姜、炙甘草、山药、陈皮等健脾益气、温中助阳，茯神、远志宁心安神，鸡血藤养血，升麻、柴胡以升其下陷之清阳，故病迅速痊愈。

值得注意的是，临床运用中药治疗癌症确能减少患者痛苦、延长生命；尤其对放射或化学治疗后的不良反应，尤对红细胞、白细胞下降引发的衰弱证候有较好的疗效，可供参考。

消瘿汤化裁治甲状腺功能亢进症

张某，女，33岁，2007年1月12日初诊。

患者近2年心情抑郁，颈前左右扪及肿块，右侧较大，无明显压痛，边缘清楚，表面光滑，质地较韧。伴见胸闷心悸，自汗乏力，性情急躁，失眠，甚则彻夜难眠，手颤，眼突明显。苔白腻，脉沉弦。经查诊断为甲状腺功能亢进。

辨证：此为肝郁血滞，痰瘀互结而致。

治则：疏肝理气，活血化瘀，祛痰散结。

拟方：柴胡10 g，炒白芍10 g，青皮10 g，陈皮10 g，檀香10 g，木香10 g，当归10 g，川芎10 g，三棱10 g，莪术10 g，丹参30 g，黄芪30 g，生龙骨30 g，

生牡蛎30 g，炒酸枣仁30 g，琥珀15 g，清半夏12 g，栀子10 g，莲子心6 g，茯苓30 g，海藻15 g，昆布10 g。水煎服，每日1剂。

复诊：服药12剂，诸症减轻，肿块基本消失，胸闷心悸自汗乏力、失眠等症已无。唯感腿沉，劳动时心悸。上方去生龙骨、生牡蛎、炒酸枣仁、琥珀、栀子、莲子心等药，加西洋参6 g，淫羊藿15 g，杜仲20 g，菟丝子30 g，枸杞子15 g，川牛膝15 g，炒白术10 g等，补益脾肾以治其本。继服9剂，身感有力，腿脚轻快，一切如常，停药观察，半年后随访，未见异常，病愈。

按语：甲状腺功能亢进症（甲亢）是常见病，多由精神刺激，情志抑郁，肝郁气滞，血瘀痰结而致。此方用柴胡、炒白芍、青皮、陈皮、檀香、木香等疏肝理气以解郁；当归、川芎、丹参、三棱、莪术等活血化瘀；海藻、昆布、生牡蛎、清半夏等软坚祛痰散结；栀子、莲子心、茯苓安神清热泻火；因失眠重，故加生龙骨、炒酸枣仁、琥珀等安养心神。用药恰合病机，故能速愈。

附 姜兆俊教授治疗甲亢用消瘿汤，获良效，摘录如下，供参考。

海藻30 g，昆布30 g，生牡蛎30 g，夏枯草15 g，赤芍15 g，黄药子12 g，柴胡9 g，川芎9 g，三棱9 g，莪术9 g，香附9 g，浙贝母9 g，半夏9 g，山慈菇6 g，水煎服，每日1剂。

据病例知18剂肿块完全消失，可见其效果良好。

甲亢合并甲状腺瘤，以益气养阴法治本，配以软坚散结药，使肿块得以消散。但仍应对病以辨证论治，药证相对为准则。

玉屏风散合当归四逆汤加味治冷气游走证

范某，女，58岁，2006年6月26日初诊。

1年前，患者劳动后洗澡汗出当风，遂觉恶寒，头皮发紧而麻，自汗阵阵，并未在意，不久后即感手足发凉，冷气钻骨，按揉多时可以缓解，遇冷加重，虽服药治疗，其病仍在。现又症见冷气游走无定，自觉背进冷风，不能侧卧，卧侧风从背入，全身紧缩，饮一杯热水方能暂解一时。大便稀，小便色白，舌苔白腻厚，脉沉细弱。

辨证：此病由劳累洗澡汗出，阳虚不固，风寒袭表，营卫失调，治不及时，

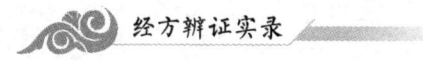

病久入络所致。

治则：益气固表，调和营卫，祛风散寒。

拟方：玉屏风散（改为汤剂）合当归四逆汤化裁。黄芪60 g，炒白术10 g，防风15 g，生牡蛎30 g，当归10 g，细辛3 g，桂枝10 g，炒白芍10 g，白芷15 g，通草10 g，甘松10 g，炙甘草6 g，大枣3枚，生姜3片。水煎温服，取微汗。

复诊：服药3剂症轻，6剂"背进冷风不能侧卧"等症消失。但"其背仍有冷感"。此风寒之邪已除，营卫已和，是水饮内阻，阳气不能达于背以顾护肤表之象。正与《金匮要略》曰"背寒如掌大"之论相合。故治应温阳化饮，通畅经脉，

拟方：黄芪60 g，桂枝10 g，炒白术10 g，陈皮10 g，清半夏10 g，云茯苓20 g，细辛6 g，葛根30 g，防风15 g，炙甘草6 g，水煎服，每日1剂。

三诊：又服药6剂，其症均消失，身感有力，精神亦好，停药观察3个月，病愈未见反复。

按语：此病由劳累后洗澡汗出当风，病程迁延，风寒之邪入于经络，甚则达到邪阻阳气不达四肢"手足发凉"至重的程度。阳主动，按揉有助阳推动气血运行之力；阳气得助，祛邪有力，使邪气不能停于该处，故按揉能使手足发凉缓解一时，但邪气并未祛除，其邪随气血运行，所到之处而冷气游走无定处。故治以扶正祛邪为法，予玉屏风散益气固表，以扶正气，当归四逆汤加味以温阳散寒，调和营卫，而达扶正祛邪之旨。待邪已祛除，而又见背有冷感，是水饮内阻之征。故又以二陈汤合苓桂术甘汤加葛根、黄芪，温阳化饮，益气扶正，治之而愈。此病提示了辨证论治，治随症变之旨。

四君子汤合附子理中汤治脾肾两虚证

李某，男，26岁，1976年5月7日初诊。

患者近2年来经常头晕，心慌，食少，乏力，失眠，遗精，阳痿，腰腿酸软，易烦躁。劳累及生气后加重。查血压90/50 mmHg，睾丸小于正常人。舌苔白腻，脉沉缓。

辨证：脾肾两虚。

治则：健脾益肾。

拟方：四君子汤合附子理中汤化裁。熟附子9 g，党参30 g，炒白术9 g，干姜9 g，炙甘草9 g，陈皮12 g，茯神15 g，肉桂6 g，芡实30 g，狗脊15 g，合欢花15 g。水煎服，每日1剂。

服药3剂后，诸症减轻，6剂后则症状消失，血压110/70 mmHg，并能参加劳动，嘱其注意劳逸结合，以桂附地黄丸善后。1个月后复查无反复，回新疆工作。

按语：脾肾关系是先天促后天，后天滋先天。此患者先天不足、肾阳虚衰，不能正常温煦脾阳，导致脾阳衰弱，久之复损其肾，致脾肾两衰，故出现头晕、心慌气短、纳差、腰脊酸软无力等衰弱证候。治宜温肾健脾，益气助阳。用熟附子、狗脊、肉桂以温肾助阳；党参、炒白术、干姜、炙甘草，温中健脾益气，加芡实补脾固肾涩精止遗，以桂附地黄丸益肾助阳善后。

黄连阿胶汤合导赤散加减治舌边尖干裂症

袁某，女，60岁，1988年7月15日初诊。

患者自5个月前因生气不得发泄后即感咽部干痛，虽服药治疗未愈。于3个月前舌边尖干裂起刺，继则整个舌部干裂，甚则出血灼痛。伴见体倦乏力，心烦意乱，彻夜不眠。食欲不佳，饮水不多，大便尚可，小便略黄。舌体胖边尖红干裂，苔白厚少津。

辨证：患者"舌体胖边尖红干裂"，舌尖属心，边属肝胆，干裂为热灼阴亏之象，结合心烦意乱，彻夜不眠，提示肾水亏虚，不能上济以制心火，心火偏亢于上，正合"少阴病二三日，心中烦，不得卧"之意。体倦乏力，舌体胖苔白厚，为脾虚不运、湿滞之象。证属肾水不足，心肝火旺夹脾虚有湿。

治则：滋阴养血泻火，佐以健脾化湿。

拟方：黄连阿胶汤合导赤散加减化裁。黄连6 g，黄芩6 g，炒白芍15 g，阿胶（烊化）10 g，生地黄30 g，熟地黄30 g，玄参15 g，竹叶10 g，灯心草30 g，牡丹皮15 g，云茯苓15 g，白术10 g，炒酸枣仁30 g，炙甘草6 g。水煎服，每日1剂。

二诊：服药5剂，睡眠略好、咽痛舌干裂等症均减轻，但舌尖发麻，舌苔增厚。此火热之邪减退，气血不足，湿浊有增无减，治当随证变法，治宜益气养血、健脾化湿。拟方：黄芪30 g，丹参18 g，菖蒲9 g，炒白术10 g，薏苡仁30 g，天花粉30 g，炒酸枣仁30 g，甘草6 g。水煎服，每日1剂。

三诊：服药3剂，夜不得眠复见，舌麻已除，舌尖红有热辣感，苔薄白，脉沉细无力，治当补水泻火，用黄连阿胶汤加减。拟方：黄连6 g，黄芩6 g，炒白芍15 g，阿胶（烊化）10 g，生地黄20 g，玄参15 g，黄精15 g，炒酸枣仁30 g，甘草6 g。水煎服，服药3剂，诸症悉除。

按语：本证病理重点为心肝火旺，尤重心火亢盛；因舌为心之苗，舌边尖干裂即体现于此。故以黄连阿胶汤益肾水泻心火，使心火不致偏亢于上，以下交于肾；合导赤散清心利尿，导热下行，使火热之邪从小便出。加生地黄、玄参、黄精、牡丹皮以清热凉血，益肝肾之阴。如此则火热得清，阴血充足，其舌边尖干裂、心烦等症可愈。复用苓、术健脾化湿，益气血化源。然病久正虚，上方祛邪之品较多，亦有伤正之虞，故邪去而正虚之机显露。复以益气养血、健脾化湿之剂扶正达邪。后复见不得眠，舌尖红有热辣感，终予黄连、阿胶加玄参、黄精、炒酸枣仁治愈。综观病情，随证施方加减用药，体现了《伤寒论》"观其脉证，知犯何逆，随证治之"之旨。

五官科

一、耳鸣

龙胆泻肝汤、六味地黄汤与二陈汤加减治耳鸣

苑某，女，60岁，2006年5月6日初诊。

患者近2年余胃脘不舒，持续性两耳轰鸣，而且常有堵塞感，易急躁生气，伴见头晕、口苦、胸闷、胁胀等，小便黄，大便可。舌苔薄黄，脉弦稍数。

辨证：此病由肝郁气滞化火上冲，清窍壅滞，影响于胃及两胁而致。

治则：清泻肝胆，理气和胃，兼益肾以滋水涵木。

拟方：龙胆泻肝汤、六味地黄汤与二陈汤加减。龙胆10 g，栀子10 g，黄芩10 g，柴胡10 g，车前子（包煎）10 g，生地黄20 g，山药30 g，山萸肉10 g，牡丹皮10 g，磁石30 g，陈皮10 g，清半夏10 g，云茯苓20 g，节菖蒲15 g，甘草6 g。水煎服，每日1剂。

复诊：服药3剂，耳鸣及堵塞感减轻，但仍耳鸣时作，上方加王不留行10 g，木香10 g，以理气通络。复服6剂，诸症消失，停药观察月余，病未复作。

按语：耳鸣有虚实之分，实者为肝胆实火上冲，耳鸣多轰轰作响，且有堵塞感，有时兼两胁胀痛、两目发红等。虚者多肾精亏虚，耳失滋养。耳鸣声细而如蝉鸣，时断时续，常伴见头晕、腰膝酸软无力等。故临证耳鸣当首辨虚实，观其兼证，综合处治。另又年已古稀、耳鸣声细如蝉鸣持续者，此虽属精亏耳鸣之虚证，但治难速效。

六味地黄汤合龙胆泻肝汤化裁治耳鸣

田某，女，58岁，2007年10月24日初诊。

患者患胃炎多年，胃脘胀满时作，于半年前与儿媳言语不和，生气后突增耳

中堵塞作胀，时如"打雷""台风"呼呼作响，昼轻夜重，伴口苦咽干，眼涩畏光。两手颤抖，持物不稳。苔白腻，脉沉弦。

辨证：此病由肾水亏虚，水不涵木，肝气横逆上冲而致。

治则：滋水涵木，泻肝清热，和调气血。

拟方：六味地黄汤合龙胆泻肝汤化裁。生地黄10 g，山药30 g，山萸肉15 g，茯神15 g，泽泻15 g，龙胆10 g，栀子10 g，黄芩10 g，柴胡10 g，车前子（包煎）15 g，川牛膝15 g，磁石30 g，节菖蒲15 g，赭石15 g，生龙骨、生牡蛎各30 g，丹参30 g，天麻15 g，甘草6 g。水煎服，每日1剂。

复诊：服药3剂轻，6剂愈，回访3年未复作。

按语：本案素有胃炎，由土虚可知，肝木易乘虚横逆克土，故平时胃脘作胀、呃逆。后因与儿媳言语不和，生气郁闷，肝气失于疏达，气逆上冲于耳，故有耳中堵塞感，时有如"打雷""台风"响声作也。口苦、眼涩、手颤抖乃精血不足，筋脉失于濡养，化风化火上扰阴精被伤之征。故治用六味地黄汤加磁石、丹参等滋养精血，以涵养肝木而制风火，又用龙胆泻肝汤泻肝清热泻火，加天麻、生龙骨、生牡蛎、赭石等以平肝潜阳息风。诸药合用，正合病机，故取效速而病愈。

龙胆泻肝汤合耳聋左慈丸化裁治耳鸣

吴某，男，34岁，2017年1月22日初诊。

患者自5年前出现耳鸣，声细时断时续，声如蝉鸣，伴有头晕。于2013年又出现口苦急躁易怒，未在意，无治疗。半年前，因事不如意生气憋闷后，两耳轰鸣，耳中如物堵塞胀痛，耳周发麻。头晕口苦，腰酸沉重，隐隐作痛。同时食欲不佳，胃脘胀痛，入睡即"打呼噜"，且身感乏力，大便不干而难下。苔白腻，脉沉弦。

辨证：观其脉证，其人性情急躁、易怒，腹胀，口苦，两耳轰鸣，如物堵塞胀痛等，均为肝气亢盛，其气化热生火，横逆上冲而致。

治则：疏肝理气，清热泻火，益肾健脾。

拟方：龙胆泻肝汤合耳聋左慈丸（六味地黄丸加磁石、柴胡）化裁。龙胆10 g，黄芩10 g，栀子10 g，生地黄20 g，车前子（包煎）20 g，泽泻15 g，当归10 g，山药15 g，山萸肉15 g，牡丹皮12 g，云茯苓30 g，柴胡15 g，磁石30 g，天麻12 g，钩藤30 g，木香15 g，川牛膝15 g。水煎服，每日1剂。

复诊：服药7剂，口苦，两耳轰轰，鸣响如物堵塞，耳周发麻，头晕及胃脘胀痛等症均明显减轻，但"打呼噜"、身感乏力不减。上方泽泻改为10 g，车前子改为10 g，黄芩改为6 g，加黄芪30 g，炒白术10 g，急性子10 g，威灵仙15 g，淫羊藿20 g。

三诊：上方服药平妥，连用12剂，诸症已消，唯觉胃脘不舒，恐病反复，后以四逆二陈汤合耳聋左慈丸配水丸善后。

按语：本案5年前出现耳如蝉鸣、头晕，为肾精亏虚，肾藏精，精生髓，髓充脑；肾精亏虚则髓脑失于濡养而头晕耳鸣，其人并未治疗，病情发展，以致肾水不能涵养肝木。肝气亢盛，则易急躁，往往因事不遂心而暴怒，暴怒则肝气上冲，而见两耳轰鸣作响，耳如堵塞，甚则耳周发麻；肝气过盛，郁而化热生火，即症见口苦；肝气横逆犯胃而"木克土"，致胃气不降，郁滞于胃脘，气机不畅，则胃脘胀满疼痛不舒。从上分析，知患者以肾精亏虚为先，水不涵木，肝气亢旺，化热生火为主，又加暴怒致肝气上冲横逆而致"两耳轰鸣"，耳如物堵塞，耳周发麻等。故治以龙胆泻肝汤清泻肝经火热之邪；同时用六味地黄汤益肾之阴精而使水能涵木，助其清泻肝经火热之力，并加柴胡、磁石、天麻、钩藤等于益肾之中，又含清热平肝疏肝而止头晕痛、耳鸣之意。

上述足见临证治病当见微知著，治中有防，防重于治，以治病彻底，恢复健康为目的的思想真谛。

二、鼻炎、鼻衄

苍耳子散合二陈汤化裁辨治慢性鼻炎

梁某，女，18岁，2006年7月12初诊。

患者患鼻炎、鼻窦炎6年余，始即鼻不通气，鼻颊充血肿胀，后渐发展，出现前额疼痛，流浊涕，不闻香臭。往往因外感加重，以致头痛、记忆力减退。虽经服西药、中成药能暂缓一时，终未治愈。近来复作，其头痛、流涕、鼻塞、不

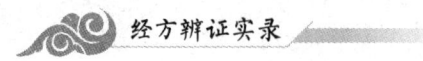

闻香臭等症加重。舌苔白腻，脉沉弦。

辨证：鼻为肺窍，外邪侵袭，肺失宣降，邪气久郁不解，鼻之经脉不通故见上症。

治则：宣肺清热，祛痰散结。

拟方：辛夷10 g，鹅不食草10 g，鱼腥草30 g，川芎10 g，苍耳子10 g，白芷10 g，陈皮10 g，清半夏10 g，云茯苓10 g，延胡索15 g，炙麻黄3 g，徐长卿10 g，莪术10 g，甘草6 g，生姜3片，薄荷10 g。水煎服，每日1剂。

复诊：服药12剂，鼻孔通气良好，流涕消失，已能闻香臭，鼻颊充血肿胀减轻。加黄芪30 g以增强益气固表之力，防其病复。因有鼻窦炎，复以上方做水丸善后。经1年观察，病无反复。

按语：慢性鼻炎的治疗应以宣肺清热、通窍散结为主，并加活血祛痰之品。常以苍耳子散（汤）合二陈汤化裁，获得良好效果。

附 鹅不食草辛苦、温，无毒，能祛风散寒胜湿、通鼻窍。《四声本草》谓"通鼻气，利九窍，吐风痰"，主治感冒、寒哮、喉痹、百日咳、鼻渊、鼻息肉等。鹅不食草临床治疗鼻炎效良。其用量可以从6 g渐加至10 g以上，有的人初服会出现恶心、胃脘不舒，可加生姜10 g和胃降逆。若服药呕吐，可以金银花代之。

自制鼻炎汤巧治鼻炎迁延不愈

黎某，女，43岁，2014年3月20日初诊。

2年前，患者感冒后鼻塞流清涕，鼻中干痛，时发时好。后即见流浊涕，有时伴脓血，其气腥臭，头痛。虽服抗生素未愈。病程迁延至今，仍头痛、鼻塞，流脓血浊涕。苔薄白，脉浮数。

辨证：此病外感病程迁延，邪气留滞不散，聚结于鼻，损伤络脉。

治则：祛风清热，解毒散结。

拟方：自制鼻炎汤。苍耳子10 g，辛夷12 g，白芷10 g，川芎10 g，金银花20 g，鹅不食草10 g，鱼腥草20 g，黄芪30 g，炒白术10 g，防风10 g，炙麻黄6 g，三七6 g，炙甘草6 g。水煎服，每日1剂。

复诊：服药6剂，鼻中干痛等症已除，继用6剂，临床症状消失。为巩固疗效，上方3剂配水丸，每次12 g，每日2次。

按语：本方是临床治疗鼻炎的有效方剂，方中苍耳子辛苦温润，上行脑颠，散风除湿，宣肺通窍；辛夷辛温香散，轻清上行，散风解表，宣通鼻窍。二药伍用，散风通窍之力增强。又用白芷、防风、金银花、鱼腥草祛风清热而解外邪；炙麻黄宣肺达表散邪，助其通窍之力；三七、川芎活血行气，止血止痛；更配以鹅不食草祛风散寒除痰。诸药伍用，共奏祛风清热、解毒散结之功，邪去正复，其窍自通而病愈。

清胃散合四逆散加减治疗肝胃气逆鼻衄证

何某，女，56岁，1998年5月25日初诊。

患者2年前因与人争执，"气闷在心里"不得发泄。10余天后即头晕胀，胁痛、呃逆时作，迁延失治。病情加重，复见衄血。每日必作，少则几滴，甚衄血不止。曾3次衄血不止，经某医院堵塞加静脉滴注（药物不详）等治方止。近1年来，衄血日益加重，以致每日必衄，多发于午后5时左右。伴头晕胀痛，两耳上部轰鸣，且有堵塞感，胁胀呃逆，心中烦乱，失眠多梦，手足心热。舌红少苔，脉弦细数。

辨证：病因与人争执，"气闷在心里"不得发泄，致肝气横逆犯胃，胃气失降，遂成肝胃气逆。本应疏肝和胃降逆为治，但未及时医治，病久阴血暗耗，致阴虚生热之征：手足心热，心中烦乱多梦，舌红少苔，脉弦细数等。肝郁化火，火热乘胃，邪热循经上逆，热伤阳络，则衄血。邪热已在阳明胃经，故多发于午后5时阳明气旺之时。其证为阴虚有热，肝胃气逆所致。

治则：清泄肝胃邪热，兼以养阴疏肝和胃。

拟方：清胃散合四逆散加减。生石膏30 g，知母10 g，生地黄30 g，牡丹皮10 g，川黄连6 g，升麻6 g，当归10 g，柴胡10 g，炒白芍10 g，枳实10 g，生龙骨、生牡蛎各30 g，磁石30 g，龙胆10 g。水煎服，每日1剂。

复诊：服药3剂，平妥有效。且头晕胀痛，基本消失，呃逆胁胀已无。仍衄血1次，但量极少。小便黄赤，其治上方加白茅根40 g，仙鹤草30 g。

三诊：服药3剂，衄血已止，唯两耳仍有轻微胀感，口干，两足有冷感，右

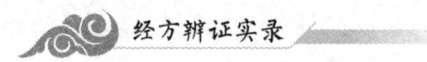

腿似抽筋，舌苔薄黄少津，脉略弦，二便正常，此大邪已去，正气不足。治宜上方去生石膏、知母，加黄芪30 g，杜仲15 g，怀牛膝15 g，天花粉15 g。

服药3剂，病愈，随访，病无反复。

按语：病初肝郁气滞，失治病情迁延，阴血暗耗，气郁化火，肝胃火热之邪循经上逆，伤其血络，而衄血亦增。治用清胃散，以清泄胃热、养阴凉血，四逆散加龙胆、生龙骨、生牡蛎、磁石等以疏肝泻火，兼以潜镇。初服其病轻，效显，但衄血仍在，故后加白茅根、仙鹤草以清热凉血止血。衄血症见足冷，右腿转筋，此大邪已去，正气亏虚，筋脉失于温养，故去知母、石膏之寒凉，加黄芪、杜仲、怀牛膝等以益气补肾，以扶正治本而愈。其案足以体现辨证用药当合病情，药随病转，辨证灵活，施治准确，方可卓效。

柴胡汤加减治肝气亢盛之鼻衄

樊某，男，64岁，2006年9月7日初诊。

患者近3年查体血脂增高，虽服药治疗，但一直未降至正常。2005年查血：三酰甘油5.46 mmol/L，并于2005—2006年出现3次鼻中大出血，每次出血均在100～150 mL，都在医院以堵塞压迫法止血。且平时少量鼻衄，出血不断。患者自认为与血脂高相关，故为降脂及预防鼻出血求服中药。其人现鼻中干燥发红。平时口苦，性情急躁易怒，胸中烦闷疼痛，心悸不安，头晕失眠，体胖自汗，身感乏力，欲睡无神。大便干，小便黄，苔白腻微黄，脉弦细。

辨证：此乃肝气亢盛，脾肾两虚，气血亏乏。

治则：疏肝理气，健脾益肾，活血凉血清热。

拟方：柴胡10 g，赤芍15 g，决明子15 g，当归10 g，丹参30 g，三七10 g，檀香10 g，桃仁12 g，山楂15 g，黄芪30 g，炒白术10 g，云茯苓30 g，制何首乌10 g，黑豆30 g，黄精15 g，白茅根30 g，仙鹤草30 g，力参10 g，炙甘草6 g，枸杞子15 g。水煎服，每日1剂。

复诊：服药7剂，身感轻松，体力倍增，头晕心悸，胸闷疼痛，自汗等症明显好转，继服7剂，诸症基本消失，查血脂等均在正常范围。鼻不发干，亦未出血。上方改水丸服2个月余，停药观察。2008年随访，病无反复。嘱其注意少食肥肉油腻食品，严防病复。

按语：患者性情急躁易怒，显示肝气亢盛。气有余便是火，以致肝火上干于肺。肺开窍于鼻，火热迫血妄行，上出清道，致成鼻衄。病3年之久，气血耗伤而虚。气虚则自汗乏力，欲睡无神。气虚则血滞，经脉运行不畅，气机郁滞不通，故见胸中烦闷疼痛；心脑失于气血润养，则见头晕、心悸、不安、失眠等症，故治宜疏肝理气清热而用柴胡、赤芍、决明子等药以达疏肝理气清热之用，以杜"木火刑金"之源；病久气血亏损而虚，故用当归、丹参、三七、檀香、桃仁、山楂、仙鹤草、白茅根等活血养血、凉血清热，以祛瘀降脂、通畅气机而收止衄之功。同时，病久损肾伤脾，故与力参、炒白术、云茯苓、黄芪、炙甘草等以健脾益气以益后天之本；更加制何首乌、黄精、黑豆、枸杞子等以补益先天肾精之根。如此即可以先天促后天，后天滋先天，相互滋生，互相促进，生生不息，方可健康无病。

三、口疮

清胃散合导赤散加味治疗口疮

例1：张某，女，39岁，2006年5月25日初诊。

患者患口疮、舌部疼痛9年余，经多医治疗，仍反复发作。往往因欲食辛辣食物、过度劳累、精神紧张、外感等诱发，发则舌边尖发红干痛；舌两侧和腮部起豆大溃疡多处，疼痛难忍，自觉口中出热臭味，并伴见牙龈肿痛溃疡、心情烦躁、睡眠不好，常在11～12时才能入睡，睡则多梦。舌红苔黄少津，脉沉弦细，大便黏腻不爽，小便短赤。

辨证：此病由心胃火热上冲，阻结口舌而致。

治则：清胃热、泻心火。

拟方：清胃散合导赤散化裁。生地黄30 g，牡丹皮15 g，升麻10 g，生石膏30 g，川黄连10 g，当归10 g，黄芪30 g，莲子心6 g，竹叶10 g，甘草6 g，白鲜皮30 g，土茯苓30 g，半枝莲30 g，蒲公英30 g，栀子6 g。水煎服，每日1剂。

复诊：服药6剂，"舌边尖发红干痛""唇及舌两侧和腮部起豆大溃疡疼痛……口中出热臭味，牙龈肿痛"等诸症消失，舌上出现薄白舌苔。效不更方，原方照服6剂，诸症已愈，嘱其注意不食辛辣食物，保持情绪愉悦等。

按语：总观证情，为心胃火热之邪亢盛、阻结口舌而致。口为胃窍，胃中积热循经上攻。牙龈为阳明经脉循行之地，胃热炽感，循经上攻，则牙龈肿痛，且胃为多气多血之腑，胃热又致血分亦热。热壅肉腐故见溃疡、口出热臭味等，此均胃热血热之患。故治用清胃散加石膏清热凉血，散火解毒，以祛胃中火热之邪。

舌为心之苗，心经热盛，心神被扰，故心情烦躁，睡眠不好；心火上炎灼津，则舌红、苔黄少津而干痛。心与小肠相表里，心移热于小肠则小便短赤，大便黏腻不爽，故治疗合导赤散（改汤）加莲子心、栀子、白鲜皮、土茯苓、半枝莲、蒲公英等，增强其清心利尿导热从下而去之力。

以上分析两方合用足以达到清泻心胃火热之邪的目的，使邪祛则正安，收诸症自除之效。

例2： 侯某，女，68岁，2012年10月18日初诊。

近3年余，患者口腔腮部、唇内、舌边尖经常生疮。左腮有豆大溃疡二处，舌尖红赤疼痛，咽部发干，有痰黏稠，不渴，眼干涩痛，有抽缩感。下唇内有豆大溃疡二处，嘴唇干燥反复起皮屑。舌光红少苔，脉沉细略数。大便干，小便黄。

辨证：胃热脾虚，肾阴亏损，心火上炎。

治则：滋阴清热，健脾和胃。

拟方：沙参10 g，麦冬10 g，石斛12 g，天花粉12 g，桔梗10 g，川黄连3 g，莲子心3 g，陈皮10 g，清半夏10 g，云茯苓10 g，甘草6 g，黄芪30 g。水煎服，每日1剂。

复诊：服药6剂，口腔内溃疡已消，舌上现薄白苔，但下唇部仍有皮屑，胃热心火已去大半，脾经血燥尚存，治宜清热凉血、健脾益气。

拟方：当归10 g，川芎10 g，赤芍10 g，生地黄15 g，玄参15 g，石斛15 g，麦冬10 g，天花粉10 g，党参10 g，云茯苓10 g，甘草6 g，黄芪30 g，炒白术10 g。水煎服，每日1剂。

三诊：继服9剂，嘴唇干燥起皮屑已无，诸症消失病愈。

按语：本案口疮发作3年余，实为病久，肾阴亏虚，水不济火，心火上炎，故舌尖红赤疼痛，边尖生疮，肾阴亏虚，阴精不能上养于目，故眼干涩疼痛，有抽缩感；口为胃窍，胃热上扰；同时胃热又制约于脾，脾不能为胃行其津液则大便干，水湿停滞不布，邪热煎熬，津化成痰，则症见痰黏不渴；湿遏热腐，则口腔溃疡丛生。唇为脾主，脾津不能上布，则嘴唇干燥反复起皮屑。故治以二陈汤加黄芪健脾益气和胃；沙参、麦冬、石斛、天花粉、川黄连、莲子心滋清热生津润燥，并加桔梗宣肺布津。诸药协同，可达滋阴清热健脾和胃之功，故病去大半；大邪已去，但嘴唇仍起皮屑，是脾家血燥之象，故又加以四物汤加玄参、麦冬、石斛、天花粉，清热凉血润燥合四君子汤加黄芪以健脾益气收功。

例3：李某，女，69岁，2010年6月8日初诊。

患者患口舌生疮年余，时轻时重，反复发作，今加重3个月余，连绵不愈。现两腮及下唇内有多个豆大溃疡面，其疼痛难忍。每因睡眠不佳其溃疡面疼痛加重，伴饮食无味不欲食。大便干，小便黄。舌红少苔，干裂纹多条，舌中心裂纹深宽，脉沉弦细。

辨证：此病属胃热伤阴，心火上炎，脾胃功能失常。

治则：清热和胃兼泻心火。

拟方：清胃散合导赤散化裁。升麻10 g，川黄连3 g，当归10 g，生地黄10 g，牡丹皮10 g，木通6 g，竹叶10 g，灯心草3 g，白鲜皮30 g，土茯苓30 g，陈皮10 g，薏苡仁30 g，谷芽20 g，麦芽20 g，甘草6 g。水煎服，每日1剂。

复诊：服药6剂，诸症减轻，舌中裂纹减少变浅，已不疼痛。唯下唇豆大溃疡未消，其余均愈，仍食不知味，且疼痛。上方加延胡索20 g，砂仁10 g，沙参10 g，又服6剂后，诸症均愈，饮食如常。

按语：本证因胃热心火上攻而致。胃热盛则伤其阴津，同时"口为胃窍"，胃热又易上攻于口，而致口伤烂赤形成口疮。胃热则当清胃热，凉血热，故用清胃散；心为火脏，舌为心之苗，心火亢旺，其火上攻，则致舌红津伤；胃热与心火相合，熏蒸于口舌，故见口舌生疮。脾胃相连，腮为脾主，脾之湿受胃火热之邪熏蒸，而致腐溃疡形成口疮。故用导赤散导热下行，与清胃散共用，以达清泻

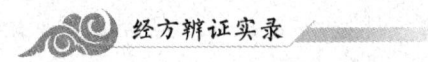

心胃火热之邪，更加白鲜皮、土茯苓、薏苡仁、陈皮、谷芽、麦芽等祛湿解毒、和胃以助溃疡愈合。

四逆二陈汤合导赤散加减治口疮

张某，男，6岁，2018年5月6日初诊。

患儿患口疮6～7天，食欲不佳，口疮疼痛，影响饮食，食则疼痛，哭叫不息。两手足心发热。舌两边有齿印，边尖部烂赤，苔白厚干裂，因舌疼痛活动受限。脉数。

辨证：细审其病，此为脾胃湿热与亢旺心火交织上攻，灼津伤阴，蕴郁生疮而致。

治则：疏肝和胃，健脾化湿，清热解毒。

拟方：四逆二陈汤、导赤散加减化裁。柴胡6 g，炒白芍6 g，枳壳6 g，陈皮6 g，姜半夏3 g，苍术6 g，藿香6 g，薄荷6 g，白芷6 g，蒲公英20 g，板蓝根20 g，青蒿15 g，竹叶6 g，甘草6 g。水煎服。

复诊：患儿祖父领其来诊，告知昨晚至夜12时分多次服下半剂，口中舌干裂已显湿润，舌活动较前灵活，口疮疼痛减轻，至晨1剂服尽，患儿说"口舌不痛"，查见"舌已润泽，苔已变薄"，药对其证，继用3剂愈。

按语：儿童是至阴至阳的体质，发病进展迅速，治疗对症，病情缓解亦快。此患儿"口疮"1周即见"齿龈、舌边尖烂赤，苔白厚干裂，舌痛活动受限"和"手足心发热"等。辨析其症，"舌边尖烂赤"，舌边属脾，舌尖为心，"苔白厚干裂"，为胃家湿热，热重于湿，可知病为脾气湿热蕴郁上攻及心火上炎所致。故治宜疏肝和胃，健脾化湿，选用四逆二陈汤为主方化裁，恢复肝脾胃功能，以祛生湿之源，湿去热孤，以挫邪势；苍术易云茯苓，恐其伤津。加藿香、白芷助其芳化湿浊，但药偏温燥，恐有助热之弊，故配蒲公英、板蓝根，且用量大，以清热解毒，又制其药温燥之弊，使温燥之药祛湿而不助热；然阴津损伤，已致"手足心热"，故伍青蒿以清虚热，更配薄荷助肝疏理气机，又使热外散，更有心火上炎，因此加竹叶以清热利尿，导心火下行，使热从小便外出，实含导赤散意。总观辨证，用药恰合病机，故取速效。

皮肤科

一、疣

蓝酱去疣汤化裁辨治扁平疣

例1：秦某，女，24岁，2005年3月21日初诊。

患者近1年来，其身面、额、腮上部及手臂等处出现成片突起粟粒至豆大不一的扁平疣，表面光滑，肤色正常或偏红褐色，个别处作痒，平时乏力无汗出，大便干硬，苔白腻，脉弦。

辨证：脾虚肠中有热兼感外邪，郁闭肤表，气血凝滞，积聚成疣。

治则：健脾宣肺，活血散结，清热解毒。

拟方：炙麻黄10 g，桂枝10 g，赤芍10 g，炒杏仁10 g，甘草6 g，蝉蜕10 g，荆芥10 g，防风10 g，金银花30 g，川芎10 g，红花10 g，威灵仙15 g，生牡蛎30 g，败酱草30 g，大黄6 g，郁李仁15 g。

4月6日复诊：服药7剂，汗出畅利，大便仍干，此营卫已调，皮肤气血运行畅通，改以清热祛风、软坚散结、清热通便之蓝酱去疣汤加味：原方加莪术15 g，白鲜皮30 g，地肤子30 g，蛇床子20 g，皂角刺10 g，大黄10 g，水煎服。

4月15日三诊：服药7剂，大便已不干，疣体大部脱落，皮肤红润，复予7剂，疣体全部脱落，愈。

按语：扁平疣属中医学"扁瘊"范畴，多见于青少年，好发于颜面、手背、前臂等，皮疹有绿豆粒或稍大点，光滑，呈圆形不等，肤色正常或浅褐色。它是由病毒引起的皮肤良性赘生物，呈慢性过程；西医、中医治疗均可取效，而中医疗效更好。从中医辨证，其病多因脾失健运，湿浊内蕴，复为外邪（风邪）所袭，客于肌表，风毒久留，郁而化热。气血凝滞而发或因肝火妄动，气血失和，郁于腠理而生。治宜疏风清热，解毒散结，疏肝活血，化痰软坚，灵活加以辨

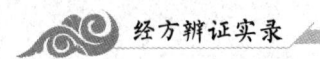

证。其效较好。

本案表闭而营卫不调，肠中有热，故先调营卫清热为主，用解表调营卫祛风之炙麻黄、桂枝、炒杏仁、赤芍、荆芥、防风、金银花、蝉蜕等，又用大黄、郁李仁、败酱草以清肠泄热；兼顾治疣，加入川芎、红花、威灵仙、生牡蛎以清热祛风、活血通络、软坚散结。待营卫调和，血脉畅通，改用治疣之软坚散结、祛风清热的蓝酱去疣汤加味，专治疣而获愈。

附 蓝酱去疣汤（《急难重证新方解》）：板蓝根30 g，败酱草30 g，露蜂房10 g，马齿苋15 g，夏枯草15 g，赤芍10 g，红花10 g，香附12 g，木贼10 g，生牡蛎30 g，生薏苡仁30 g。水煎服，每日1剂，分2次服，5周为1个疗程。加减：皮肤偏红加紫草，痒甚加白鲜皮，病久皮疹肤色深褐色，加磁石或莪术。适用于扁平疣（颜面或手足等部位高粱米大小突起）。

例2：韩某，女，4岁半，2001年2月6日初诊。

2个月前，患儿面部、两手背、少腹部突发扁平疣，大则如豆，小者如粟，时作痒，并无红肿。饮食、二便无异常。

辨证：本病由外感风毒所致。

治则：和营祛风，解毒散结。

拟方：桂枝6 g，赤芍6 g，板蓝根20 g，土茯苓20 g，薏苡仁30 g，白鲜皮20 g，清半夏2 g，牡蛎15 g，甘草6 g。姜枣引，水煎服，每日1剂。

复诊：服药7剂，面部疣体萎缩，有脱皮现象。上方继服9剂，诸疣大部分消失，复服5剂愈。

按语：本案为患儿外感风邪毒气所致，治重和营卫而祛风解毒散结，其方为桂枝汤和营卫，加重板蓝根、土茯苓、薏苡仁、白鲜皮等清热解毒之品，尤重薏苡仁，它对治疗疣有专药之效，值得重视。

清热解毒汤辨治尖锐湿疣

杨某，男，31岁，2009年1月20日初诊。

患者近月余阴茎头、冠状沟等处起粟粒或小豆大小丘疹，红肿痛疼，有黏稠分泌物，部分皮肤破损，流出黏液，久不收口，疼痒难忍，夜间加重，甚则彻夜难眠。大便略干，小便黄。苔腻脉弦。

辨证：其病为正虚湿热，毒邪蕴结阴部所致。

治则：清热祛风，利湿解毒。内服外洗同治。

内服方：生地黄20 g，牡丹皮15 g，白茅根30 g，当归10 g，黄芪30 g，白鲜皮30 g，蒲公英30 g，败酱草20 g，板蓝根20 g，三七10 g，防风10 g，连翘15 g，党参10 g，炒白术10 g，甘草6 g。水煎服，每日1剂。

外洗方：黄柏30 g，百部30 g，白鲜皮30 g，土茯苓30 g，苦参15 g，蒲公英30 g，冰片（后入）3 g，硼砂（后入）3 g。水煎洗。

复诊：内服药6剂，外洗2日1剂，外用3剂后，丘疹大部已除，红肿消失，但皮肤破损仍未收口，有少量分泌物。后加灵芝15 g，金银花20 g以增加解毒清热抗邪之力，继用6剂而愈。

三诊：2010年11月17日病复，其证如前，前方加黄芪至60 g，炒白术改为15 g，防风改为15 g，复服6剂愈，观察无反复。

按语：其证主要矛盾是湿热毒邪蕴结阴部所致。湿热毒邪蕴结已显正气不足，加之日久又损气血，正气更显不足，抗邪无力，祛邪不易，故治疗除用清热祛风、利湿解毒之品外，又有当归、黄芪、炒白术等补益气血之品增强其抗邪之力，使肌体抗邪有力，邪去正复，以达疾病彻底治愈的目的。1年后其病复发，说明抗病力仍不足，为加强其抗病能力，故加重黄芪、炒白术、防风的剂量，以增强抗病之力，预防病复。

瘊子感染的外治疗法

常某，男，37岁，2018年5月21日初诊。

患者左足二趾头部出花生米大小瘊，有芒刺、红肿，触之疼痛难忍。

辨证：此病由湿热之邪郁阻所致。

治则：清热解毒，通络止痛。

拟方：威灵仙30 g，紫草30 g，败酱草30 g，紫花地丁30 g，蒲公英30 g，金银花30 g，生牡蛎30 g，冰片（后入）3 g，硼砂6 g。水煎洗，每日2次，泡洗20

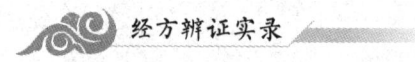

分钟。

复诊：洗后2天痛止，肿消大半，7天后瘊体肿消。继用上方加蛇蜕与紫草相伍，增强其祛风解毒、软坚散结之力，故收祛除瘊体之功。继用5剂。

三诊：用药6剂后，瘊体萎缩欲脱，再洗3剂收功。

按语：瘊子在临床并不少见，感染肿痛者不多。细思其病乃风湿热邪为患，治疗当以清热解毒、消肿止痛为要，药应直达病所，故以外洗为法，因用败酱草、紫花地丁、蒲公英、金银花、冰片、硼砂等清热解毒，配伍威灵仙、紫草、生牡蛎软坚散结、消肿通络止痛。温药外洗，更能使药直达病所，迅速发挥药力以除病，故获卓效。

附　应当明确"蛇腿"与"蛇蜕"是二种药。"蛇腿"在《云南中草药》中亦称"俞莲"，又称"千年竹""爬地蜈蚣"，为多年生宿根草本，全年可采，洗净，切片，晒干或鲜用，辛辣苦平，功在祛风解毒、祛瘀止痛。可治腰痛、风湿痛、跌打损伤、浸润型肺结核。蛇腿5钱，水煎服。

蛇蜕为多种蛇（如锦蛇、赤链蛇等）脱下的皮膜，故《药性论》称"蛇脱皮"，《本草纲目》称蛇壳、蛇退，《分类草药性》称龙衣，俗称长虫皮，功在祛风消肿、定惊退翳等，临床似有软坚散结、祛风脱皮之功。故二者临床功用不同，须分清应用。

二、传染性软瘤

荆防败毒散加味辨治传染性软瘤

明某，女，48岁，2012年10月13日初诊。

患者在新疆，近年余其胸背部、四肢突发许多小红疙瘩，连成一片，瘙痒重，抓到局部出血水，方解一时之痒。夜间作痒尤甚，影响睡眠。7月返回山东家乡，到某医院皮科诊为"传染性软瘤"，拟捏挤红点，捏出白色粉状物，捏后局部疼痛，遗留红点结痂，共捏80多个，并嘱回家自己捏。后虽捏数日，仍不见减少。痒热未减，求中医治疗。

辨证：此乃风热毒邪为患。

治则：祛风清热，解毒祛痰。

拟方：荆芥10 g，防风10 g，金银花30 g，连翘10 g，紫草15 g，蒲公英20 g，马齿苋20 g，白鲜皮10 g，蝉蜕10 g，薏苡仁30 g，陈皮10 g，清半夏10 g，琥珀10 g，蒺藜30 g，百部12 g，云茯苓20 g，甘草6 g。水煎服，每日1剂。

复诊：服药6剂，痒止，红点消失，为防复发，更服5剂，巩固疗效。经随访3个月，未再出现红点，未有作痒，病愈。

按语：本证在山东很少见。遇此证时，应耐心思考，准确辨证，分析机制，立法遣方用药，定要药对其证，即可取得好的疗效。

三、湿疹

自拟湿疹汤治湿疹

李某，女，64岁，2008年8月13日初诊。

患者全身皮肤起疹18年，时轻时重，常年发作。患者于1991年秋，全身突发刺痒，起粟粒样疹，搔后流少许水液。虽时治愈时发。每年春秋季节加重。发则作痒难忍，夜间刺痒不得眠，昼日稍轻。查看四肢胸背等抓痕血痂片片。苔白腻、脉沉，二便正常。

辨证：此乃湿热内蕴，风邪外袭为患，日久耗伤气血，其病缠绵不去。

治则：清热利湿，活血祛风。

拟方：自拟湿疹汤。苦参10 g，土茯苓30 g，苍术10 g，白鲜皮30 g，防风10 g，地肤子30 g，蛇床子15 g，徐长卿10 g，薏苡仁30 g，蒺藜30 g，当归10 g，赤芍10 g，黄芪30 g，甘草6 g。水煎服，每日1剂。

8月15复诊：服药6剂未再作痒，皮疹已消失，复服3剂痊愈。

按语：湿疹是由多种内外因素导致的过敏、炎症性皮肤病。正如《医宗金鉴》曰："遍身生疮，形如粟米，瘙痒无度，搔破时，津脂水，浸淫成片。"临床所见斑疹常对称分布，瘙痒糜烂，流水结痂，反复发作，易于演变成慢性。本病属中医学的"湿疮""浸淫疮"范畴，其基本病理是风、湿热阻滞肌肤。若风、湿热邪得不到及时清解，湿热蕴结，即导致病程迁延，形成慢性湿疹，本案即属于此。病由湿热内蕴，风邪外袭为患，治宜清热利湿，活血祛风。自拟湿疹汤，方中用苦参、土茯苓、白鲜皮、防风、地肤子、蛇床子、徐长卿、薏苡仁、苍术、蒺藜等诸药为伍，清热祛风除湿；祛风先活血，血行风自灭，故加当归、赤芍活血养血，并加黄芪、炙甘草补中益气，与当归、赤芍伍用可达补益气血、扶正祛邪之功。诸药伍用足以清除湿热风邪，邪去正复，疹去康复，病自速愈。

二陈汤加味治湿疹

张某，女，46岁，2011年5月29日初诊。

患者患湿疹多年，每年夏季炎热天气加重，全身遍布疹点，痒重，搔之出水，甚则伴血液渗出，两臂及腹部伤痕片片，更有甚者结痂搔之出血。夜间尤甚，影响休息，重时心中烦热，彻夜难以入眠，又在5个月前出现舌体发麻，饮食无味。口干但饮水不多，二便尚可。舌苔白腻，脉弦滑。

辨证：此乃痰湿阻遏，内湿与表湿合邪为患。

治则：解表清热，化湿祛痰。

拟方：荆芥10 g，防风10 g，白鲜皮30 g，土茯苓30 g，蝉蜕10 g，金银花20 g，地肤子20 g，徐长卿15 g，蒺藜30 g，皂角刺10 g，陈皮10 g，清半夏15 g，云茯苓30 g，天竺黄10 g，薏苡仁30 g，石菖蒲15 g，延胡索15 g，甘草6 g。水煎服，每日1剂。

复诊：服药9剂，舌体发麻已经消失，湿疹作痒减轻，虽仍见湿疹作痒，夜间睡眠不受影响。改治在表之湿为主，解表清热，祛毒化湿。

拟方：金银花20 g，荆芥10 g，防风10 g，白鲜皮30 g，蝉蜕10 g，地肤子30 g，槐花15 g，苦参6 g，徐长卿15 g，皂角刺10 g，川厚朴10 g，蒺藜30 g，甘草6 g，全蝎6 g，威灵仙20 g。水煎服，每日1剂。

三诊：服上方6剂，皮疹消失，皮疹瘢痕减少，停药后未再反复。

按语：此乃湿热痰滞为患，即有在里之湿浊痰邪，又有表湿停滞不祛，而症见舌麻、湿疹片片、湿热相夹、缠绵难解。里有痰湿阻遏，五脏、津血不能充分敷布于舌，津血不能濡润而舌体发麻，当治在里痰湿；但在表之湿热为患，皮疹作痒，夜甚，已影响睡眠之急，又须急治。应急之法，取表里同治，故以二陈汤加天竹黄、石菖蒲、薏苡仁等祛湿化痰，以治在里之痰湿；又用荆芥、防风、白鲜皮、土茯苓、蝉蜕、金银花、地肤子、徐长卿、蒺藜、皂角刺等祛风清热化湿以解表湿；服药9剂，里湿祛其大半，经脉畅通，津血已能敷布于舌，舌麻已消；又改攻在表之湿，方以解表清热化湿通络为主，服药6剂，表湿已解而湿疹即愈。

桂枝汤加味治湿疹

石某，男，16岁，2006年9月17日初诊。

20余天前，患者于村外劳动，天气突变，受冷风吹后，即前胸、后背及四肢出现红色片片丘疹，瘙痒难以忍受，入夜更甚，不能入眠。搔后患处流出少量黄黏水液，曾口服马来酸氯苯那敏、维生素C等药，亦多次注射葡萄糖酸钙等，均疗效不显。后来诊，求中药治疗。

辨证：详问病史，可知其人脾虚乏力，素有蕴湿，又遇风寒之邪袭表，邪不得外解而致营卫失调，风寒之邪与内湿相搏，蕴郁肌表，不得外解，发为湿疹。

治则：调和营卫，活血祛风，化湿止痒。

拟方：桂枝10 g，赤芍10 g，荆芥10 g，防风10 g，炙麻黄6 g，薏苡仁30 g，黄芪30 g，炒白术，白鲜皮30 g，土茯苓30 g，蛇床子15 g，地肤子20 g，蒺藜20 g，蝉蜕10 g，金银花30 g，炙甘草6 g，生姜10 g。水煎服，每日1剂。

复诊：服药6剂，前胸后背，四肢红色丘疹基本消失，但仍有少量散在丘疹，时有瘙痒，但已不影响睡眠。上方加全蝎10 g。僵蚕10 g，水煎服，3剂愈。停药观察，病无反复。

按语：本证为胸背、四肢广泛性红疹。其病为风寒邪气侵袭与体内湿邪相合，致风寒湿邪结滞肤表，营卫滞湿，经脉迟滞，蕴郁而发病。故治宜调和营卫，活血祛风，化湿止痒，使邪透达肌表，内外分消。故用桂枝汤加荆芥、防风、炙麻黄、蝉蜕等调和营卫，向外宣发风寒湿邪；以黄芪、炒白术、薏苡仁、土茯苓等健脾化湿，使湿邪内外分消；并配以蒺藜、蛇床子、地肤子、白鲜皮等祛风胜湿止痒，以助邪从外解；同时虑其邪郁久化热，故加金银花清热解其郁热毒邪。服药6剂已取显效，但仍有残留之邪，顽固入络难除，故更加全蝎、僵蚕搜剔入络之邪以收功。

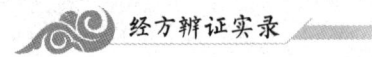

活血化瘀汤辨证同治湿疹兼冠心病

张某，女，76岁，2006年7月4日初诊。

患者素有冠心病多年，胸闷，心慌，有时心前区阵发性刺痛，身体乏力。于半年前外感后出现红疹，两臂较重，疹点连成一片，水疱散在，瘙痒剧烈，抓后流出黄水黏液。尤其夜间瘙痒更甚，影响睡眠，重则彻夜不眠。伴见口渴，大便稀黏，小便黄赤。舌苔黄腻，脉沉弦细数。

辨证：此患者素有冠心病，胸闷心慌，心前区刺痛，可知其气血郁滞、经脉运行不畅，外感风湿之邪，郁于肤表不得宣泄，正邪搏击，蕴郁而成湿疹。其治当据旧病与新病症情的轻重缓急辨证治疗。此患者素有冠心病，胸闷而心前区阵发性刺痛与湿疹瘙痒使其彻夜不得眠，已影响正常生活，均应急治，故二者同治。

治则：活血化瘀，通畅血脉，同时祛风利湿，清热止痒。

拟方：当归10 g，丹参30 g，三七10 g，檀香10 g，川芎10 g，黄芪30 g，荆芥、防风各10 g，桂枝10 g，赤芍10 g，地肤子30 g，徐长卿15 g，苦参20 g，土茯苓30 g，白鲜皮30 g，白蒺藜30 g，薏苡仁30 g，生白术10 g，甘草6 g。水煎服，每日1剂。

复诊：服药3剂症轻，继用6剂疹消痒止，仍大便稀，每日2次，加五倍子10 g，继用6剂，诸症已消。后以丸药调理冠心病2个月余，停药观察，病无反复。

按语：湿疹是由多种内外因素导致的过敏性炎症。中医学称其为"湿疮""浸湿疮"等，其症以皮肤出现红疹、水疱、糜烂、瘙痒、渗出水液、反复发作为特点。本案其人素有冠心病，于半年前又发湿疹，致旧病与新感病同在。按理当辨证分其轻重缓急，理应先外感而后治里之旧病。此湿疹瘙痒较重，以致彻夜不眠，须急治；现冠心病症见胸闷、心慌、心前区刺痛，治疗必须兼顾，治中又须配伍互相助力。冠心病选用当归、丹参、三七、檀香、川芎等以养血活血化瘀，通畅血脉，理气止痛；湿疹用桂枝、赤芍、甘草、黄芪、生白术、薏苡仁等调和营卫，健脾益气祛湿；又用地肤子、徐长卿、苦参、白鲜皮、土茯苓、白蒺藜、荆芥、防风等清热除湿、祛风止痒，对湿疹有特殊疗效。诸药合用，其效明显。

附　若单纯湿疹可参考下方：桂枝10 g，赤芍10 g，地肤子30 g，徐长卿15 g，苦参10 g，白鲜皮30 g，土茯苓30 g，白蒺藜30 g，蝉蜕10 g，荆芥10 g，防风10 g，延胡索15 g，陈皮10 g，清半夏10 g，云茯苓30 g，薏苡仁30 g，甘草6 g，生龙骨30 g，生牡蛎30 g。水煎服，每日1剂。

四妙散合玉屏风散加味辨治湿疹

高某，男，38岁，2011年7月23日初诊。

患者于11年前，两足内侧出现湿疹。病始疹点稀疏，散在发作，瘙痒轻微，患者未在意，后疹渐增多，以致疹点密集连成一片，时时作痒，常因瘙痒抓破皮肤，流出黏液，反复不愈，日久皮肤破损增厚，抓痕一片；边缘皮疹明显，夜间瘙痒严重，影响睡眠，甚则彻夜不得安眠。以致出现头晕、乏力、倦怠无神，影响工作。虽经过治疗，却逐渐加重。苔白腻，脉沉弦细。

辨证：此病由脾虚湿邪内蕴，加之风湿之邪侵袭不得外解，湿郁生热，结滞肌肤，发于皮肤之间，久郁不解所致。

治则：活血祛风，化湿清热，解毒止痒。

拟方：四妙散、玉屏风散，加清热解毒止痒之品。炒白术10 g，黄柏10 g，薏苡仁30 g，川牛膝15 g，威灵仙15 g，黄芪50 g，防风15 g，白鲜皮30 g，土茯苓60 g，苦参15 g，地肤子30 g，蛇床子15 g，皂角刺12 g，徐长卿15 g，蒺藜30 g，白花蛇舌草30 g，金银花20 g，丹参30 g，甘草6 g。水煎服，每日1剂（注意：第一、二煎分2次温服；第三煎，煎20分钟后加冰片3 g，硼砂6 g，融化后洗患处，泡15分钟）。

复诊：服药6剂，皮疹逐渐消退，脚痒减轻，足内侧结痂消失，肥厚皮肤变薄，唯局部有少量皮疹，作痒轻微，已不影响睡眠，上方继用6剂，皮疹尽消，痒感已无。更服上方3剂，药减其量，每2日1剂，善后愈。停药观察。

三诊：停药2周后，因食鱼虾、辣椒后，两足内侧又现散在皮疹，作痒，继服上方6剂，其症又消。嘱其忌食海鲜、辣椒等物，以防复发。

按语：本案患者患湿疹11年，久治未愈，病情顽固，详察两足内侧皮肤破损增厚，边缘皮疹明显，且瘙痒严重，甚则影响睡眠，说明风湿热邪固结，气血运行受阻，经脉不畅，治宜祛风除湿，清热解毒，兼以活血通络，软坚散结，拟用四妙散（《成方便读》）为主方，清热祛湿。病久风湿热邪固结，正气已显不足，故须加威灵仙、皂角刺、丹参，与川牛膝相伍，以收活血祛风、通经散结之功。但正气损伤已致气血郁滞、皮损增厚之重，故须增用黄芪且重用与炒白术相伍，健脾益气化湿，湿祛则热孤；并伍防风走表祛风，可达消除风湿热邪之用。风湿热邪久居且重，恐药不胜药，故加白鲜皮、土茯苓、苦参、金银花、白花蛇舌草等，直达皮腠，增其祛风除湿、清热止痒之力；但瘙痒之甚已致彻夜不眠，故更加地肤子、蛇床子、蒺藜、徐长卿等以祛风胜湿止痒，复眠睡之常。

以上分析可见，治病求因重在辨证分析，明其病机，方能正确立法，精准遣方用药，使药与病症相对，方能取得良好效果。

活血祛风清热汤辨治顽固性泛发性湿疹

崔某，女，25岁，2018年1月28日初诊。

患者自去年夏天身上出现散在疹点，起初未在意，随后手足部出现融合疹块，夜间瘙痒加重，搔后出黄水、黏液，后即部分干裂疼痛。并每日早晨4时瘙痒更甚，以致影响睡眠，心情烦躁，虽治迁延不愈至今。

查体：手足部疹点稠密，皮肤粗糙。大便秘结如羊屎，小便黄小，苔白腻厚，脉沉弦。

辨证：此病由风湿热邪袭表，留滞肌肤所致。

治则：活血祛风，清热化湿。

拟方：当归10 g，赤芍10 g，红花10 g，丹参30 g，荆芥10 g，防风10 g，金银花30 g，白花蛇舌草30 g，蛇床子20 g，地肤子30 g，威灵仙15 g，薏苡仁30 g，黄芪30 g，炒白术10 g，蒺藜30 g，蝉蜕10 g，炒地榆20 g，甘草6 g，大黄9 g。水煎服，每日1剂。

复诊：服药7剂，手足部疹退痒止，但全身仍有少量散在疹点，痒已轻微，此病久湿热之邪顽固难除，上方加土茯苓30 g，白鲜皮20 g，苦参10 g，以根除余邪。继用7剂后，全身疹点消失，未有新起疹点。停药观察，病无反复。

按语：详析本案，病为顽固性泛发性湿疹。其病外为风湿之邪袭表，郁滞肌肤，蕴蒸不解而生疹。内因"大便秘结如羊屎，小便黄少"为邪热结滞在里。肺主气外应皮毛，与大肠相表里，肠中邪热影响于外，内外合邪，蕴郁不解，则疹病程缠绵，迁延难解。且晨4时前后寅时阳气升发，正气渐盛，抗邪向外，欲驱邪外出，但阳气初升，抗邪之力尚弱，欲驱邪外出而不能，正邪抗争剧烈，故此时瘙痒更甚，以致影响睡眠、心情烦躁等。病为内外合邪，治宜活血祛风，健脾化湿，清热通便。方以"当归、赤芍、红花、丹参、荆芥、防风"等活血祛风，亦有治风先活血，血行风自灭之意。配以金银花、白花蛇舌草、蛇床子、地肤子、蝉蜕、蒺藜等，祛风胜湿，清热止痒；肠中邪热阻结，必反应于外，故以炒地榆、大黄清热通便，使肠中发热从大便外解；湿之根源在脾，故用薏苡仁、黄芪、炒白术，以健脾化湿；更加威灵仙、炙甘草以祛风胜湿通络，协调诸药。总观其方药，正与病对，使邪从内外两途分消，邪去病即愈。

四、皮肤瘙痒

桂枝汤与四君子汤化裁治瘙痒症

魏某，女，57岁，2008年8月9日初诊。

患者患皮肤瘙痒症10余年。自11年前秋冬之交，外感风寒未治疗，后来即两腿瘙痒渐延及全身瘙痒，更甚搔抓皮肤后即出现粟米样成片疙瘩。夜间瘙痒剧烈而影响睡眠。伴有乏力，自汗，睡眠不好。舌淡苔白腻，脉沉弦等。

辨证：病为平素气血不足，外感风寒，营卫失调，邪留肤表不解而致。

治则：益气和表，养血祛风。

拟方：桂枝汤与四君子汤化裁。桂枝10 g，炒白芍10 g，生姜3片，大枣3枚，当归10 g，黄芪30 g，炒白术10 g，荆芥10 g，防风10 g，党参10 g，云茯苓15 g，地肤子30 g，蛇床子15 g，蝉蜕10 g，白鲜皮30 g，蒺藜15 g，炙甘草6 g。水煎温服，取微汗，每日1剂。

复诊：服药6剂，瘙痒基本消失，改为丸药善后病愈。

按语：皮肤瘙痒症是以全身皮肤瘙痒为主症的皮肤病。其病多由风邪侵袭肌肤，营卫壅阻不得宣泄而致，故有"无风不作痒"之说，本案即由外感风寒未治，病情迁延，后两腿及全身瘙痒，且每洗浴、汗出及遇冷风瘙痒更甚，说明邪气仍在肌肤之表，正气欲驱邪外出而不能，正邪抗争，正未胜邪而郁于皮肤之间，出现粟米样成片疙瘩，而夜间阳弱而阴盛，正邪抗争剧烈，甚则影响睡眠。故治宜益气和表，养血祛风。方用桂枝汤和营卫，加荆芥、防风、地肤子、蛇床子、蝉蜕、白鲜皮、蒺藜以祛风除湿止痒。四君子汤加黄芪、当归补益气血，扶正达邪。诸药伍用可达扶正祛邪之功。10年痼疾，6剂而解。

益气养血法辨治泛发性神经性皮炎

董某，男，74岁，教师，2011年5月1日初诊。

患者患神经性皮炎6年之久。病始头部、面颊等作痒，搔之则出少量黏液，久久不愈。皮肤变得粗糙而厚，甚则瘙痒难忍。病变逐渐扩展，以致发展到腰胯及大腿内外皮肤痒甚，搔重即出黏液血水，而暂解一时，后即结痂，皮肤粗糙肥厚连成一片，其瘙痒昼轻夜重，以致彻夜不眠，痛苦异常。近1年来，渐波及两手、肘、臂的外侧，病情有增无减。大便略干，小便色黄。舌苔白腻，脉沉弦。

辨证：此素有内湿，气血亏虚，汗出当风，风湿热邪袭于肌表，外邪诱动内湿，内外合邪，正邪相搏，经脉运行受阻，气机郁闭，邪留肌肤，蕴郁不祛，肌肤失养。

治则：益气养血，调和营卫，祛风除湿，通畅气机。

拟方：黄芪50 g，炒白术12 g，当归10 g，桂枝10 g，赤芍10 g，炙麻黄9 g，荆芥10 g，防风10 g，蝉蜕10 g，薏苡仁30 g，白鲜皮50 g，苦参15 g，白花蛇舌草30 g，地肤子30 g，蛇床子15 g，徐长卿15 g，甘草6 g。

复诊：服药6剂，瘙痒明显减轻，夜能入眠，搔后仍出黏液血水，加海桐皮30 g，蒺藜12 g以增强祛风除湿止痒之力，继用12剂，皮疹消失，厚皮变软变薄，瘙痒轻微。上方继用6剂，皮肤瘙痒已除，病轻药减，其量，改2日1剂。更服6剂。停药观察，病无反复。

按语：本案神经性皮炎达16年之久。病始内因为气血亏虚且蕴内湿，外则风湿热邪袭于肌表，蕴郁不解；热盛郁表则起疹，风盛则瘙痒明显；湿性黏滞重浊，时起时伏，缠绵难愈，湿热久郁，凝固聚结于肌肤腠理之间则皮肤粗糙肥厚，瘙痒明显。而神经性皮炎以内湿为主，且顽固结滞反复发作，临床当据病情

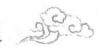

特点，综合辨证分析，针对病机的主要方面立法和遣方用药。本证素有内湿、气血亏虚，复感外邪，蕴郁不解而发病，故治宜健脾益气化湿，以杜生湿之源，扶正增其抗邪之力，故重用黄芪、炒白术；病在肌表，邪气蕴郁不解，故须开表逐邪，调和营卫，以解肌表之邪，使邪外透无停留之机，因此用桂枝、炙麻黄、赤芍、荆芥、防风、蝉蜕等。病情较重，风湿热邪蕴郁日久，而达"皮肤粗糙肥厚"，瘙痒甚重，面积广泛，必须清除。故用薏苡仁、白鲜皮、苦参、白花蛇舌草、地肤子、蛇床子、徐长卿等药，药多量大，足以祛除风湿热邪。邪气祛除，营卫调和，正气得复，病症减轻，16年之久的神经性皮炎月余即除。可谓中医辨证精确，即可取得速效。

五、脱发

六味地黄汤合八珍汤化裁治脱发

李某，男，68岁，2006年8月28日初诊。

患者于5年前头发逐渐脱落，刚开始前额有少量发落，日渐增加，约半年后，前额上头发稀少，慢慢延至头顶及后枕部，大半头皮肤光秃，且时作痒，这才开始注意。虽到医院诊治，效不明显。伴见腰部酸痛，身体乏力，有时头晕，失眠多梦。大便稀，小便清白。苔白腻，脉沉细。

辨证：年老体衰，脾肾亏虚，精血不足，血虚风燥，发失其养。

治则：健脾益气，补肾益精，养血生发。

拟方：六味地黄汤合八珍汤化裁。生地黄100 g，熟地黄100 g，山药100 g，山萸肉60 g，牡丹皮60 g，云茯苓120 g，泽泻60 g，当归60 g，川芎60 g，赤芍60 g，丹参100 g，桑叶60 g，炒白术60 g，力参60 g，黑豆100 g，何首乌60 g，黑芝麻100 g，桑椹100 g，黄精60 g，生龙骨100 g，生牡蛎100 g，琥珀30 g，黄芪100 g。共研细面，水泛为丸，每服12 g，每日3次。

复诊：上丸服月余，原光秃无发处，长出细软微黄毛发，身体略感有力，头已不晕，睡眠较前好转。上方药丸继服一个半月后，头发日渐变粗变黑，睡眠日益好转。后上方丸药继服2个月。诸症已无，恢复常态。

按语：脱发为临床常见病症，多分为斑秃与脂溢性脱发两大证型。斑秃是指头发成片脱落，多为圆形，又称圆形脱发，亦称鬼剃头，重者可全身毛发脱落。脂溢性脱发多发生于青年时期，从前额至头顶、头后部呈进行性渐脱而秃发。二者发病原因至今尚未清楚，一般认为斑秃的发病多与过度紧张、精神刺激、劳累过度等因素相关。中医学认为，发的生长与肝、肾、脾、肺等关系密切；同时又与风、寒、湿、热等外邪侵袭人体而影响气血运行有关。

本案患者脾肾亏虚，精血不足，发失其养而渐秃。头发的生机根源于肾。肾者，藏精之处，其华在发。若肾气充足，肾精丰满，则发得其养而光泽；脾胃居中焦，营卫气血化源之地，若脾虚则水谷精微失于运化，气血亏虚，营养不继。发失其养而脱落。正如《灵枢·阴阳二十五人》曰："血气皆少则无毛，有则稀枯悴。"《诸病源候论·须发脱落候》亦云："若血盛则荣于头发，故须发美。若血气衰弱，经脉虚竭，不能荣润，故须发脱落。"足见头发的荣润在于气血的充足，且与肝、肾、脾、胃、肺等脏腑功能密切相关。若气血亏虚或脏腑虚衰，均可致脱发。故治宜健脾益气，补肾养血以生发。宜选用六味地黄汤合八珍汤为主方，并据症情加丹参、黄芪增补益气血之力，更用黑芝麻、黑豆、桑椹、何首乌等以加强益肾生发之能，同时加桑叶宣发肺气以畅血行，利生发。因其失眠多梦，故用生龙骨、生牡蛎、黄精辅以益肾潜镇安神。诸药相伍，恰对病情，取得显效。方虽通俗，药味常用，疗效显著，可供治疗精血亏虚型脱发临床参考。

逍遥散、当归四逆汤化裁治脱发

刀某，男，28岁，2006年9月6日初诊。

患者于2006年2月间劳动繁忙，家务事多，心情郁闷，易于急躁，休息不好，渐见失眠多梦。以致白天精神不振，体力疲惫。5月间，割麦时又遭雨淋，后怕冷，手颤，全身乏力，3天后头发片片脱落，片大者如核桃，小则如枣大，五六片。仍不在意，无治疗，至今4个月余，脱发处仍未长出新发。细查脱发处无细软毛发。大便正常，小便清长。舌苔白腻，脉沉细。

辨证：此患者劳心费力，气血亏虚，情志不遂，肝郁气滞，血行不畅，复受雨淋，外感风寒，气血运行更加迟滞，以致血虚寒凝，血不养发而脱落。

治则：健脾益气，疏肝补肾，养血通脉。

拟方：逍遥散、当归四逆汤化裁。当归10 g，细辛3 g，桂枝10 g，赤芍10 g，薄荷10 g，柴胡10 g，炒白术10 g，云茯苓15 g，力参10 g，黄芪30 g，防风10 g，丹参30 g，川芎10 g，生龙骨30 g，生牡蛎30 g，黑芝麻30 g，黑豆30 g，桑椹30 g，何首乌（须）12 g，炙甘草6 g，生姜10 g。水煎服，每日1剂

复诊：服药12剂，失眠多梦消失，体力疲惫大减，效不更方，复服12剂，诸症已无，脱发处长出黄色细软毛发，症轻近愈，药减其量，2日1剂，更予12剂善后，愈。

按语：本案因劳动繁忙，家务事多，劳心费力，心中郁闷，性情急躁，以致失眠多梦，精神不振，体力疲惫，足见其肝郁脾肾亏虚、气血不足之象。恰又遭雨淋，风寒湿邪侵袭，又见怕冷、手颤等症，是正邪抗争，正不胜邪，气血凝滞，经脉运行不利，故见血不养发而脱落即呈斑秃之症。从以上病症的病因、病机、症情的变化可以看出，病主要在脾肾亏虚，又见肝郁之症，同时受风寒湿邪侵袭，故选逍遥散（改汤）加力参、黄芪、丹参、川芎等疏肝健脾，补益气血以扶正；又配用当归四物汤加生姜，温经散寒，活血通脉，以畅血行；另又加黑芝麻、黑豆、桑椹、何首乌等益肾养发生发，以增生发之力。诸药配伍既能扶正，又能祛邪，还调理补益气血，使气血畅行以养发、生发，故收效迅速。

值得注意的是，在辨证的基础上，治疗脱发时均可加入"黑芝麻、黑豆、桑椹、何首乌"，以其促使生发。

六、脚气病

四妙散加味治脚气病感染

焦某，女，43岁，2016年8月24日初诊。

患者患脚气病10余年，反复发作，终未治愈。现两足趾间水疱连成一片，瘙痒严重，流水流脓，逐渐由足向上发展，以致两小腿凹性水肿胀痛。自述用过西药，亦能暂解一时，时愈时发。此次发作已半月余，病情渐重，故来门诊求中药治疗。大便干难下，小便黄赤。舌苔黄腻，脉弦数。

辨证：此病由内蕴湿热，毒邪外袭，瘀阻经脉，滞留足腿所致。

治则：健脾祛湿清热，解毒消肿。

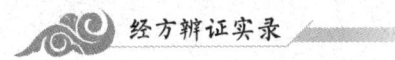

拟方：四妙散加清热利湿解毒之品。

内服：苍术15 g，薏苡仁30 g，黄柏15 g，川牛膝15 g，车前子20 g，土茯苓50 g，白鲜皮30 g，蒲公英30 g，紫花地丁20 g，苦参15 g，金银花30 g，地肤子30 g，蛇床子20 g，蒺藜30 g，甘草6 g。水煎服，每日1剂。

外洗：苦参30 g，荆芥15 g，防风15 g，黄柏20 g，蛇床子30 g，延胡索20 g，蝉蜕15 g，冰片（后入）2 g，硼砂（后入）3 g。水煎，洗患处。

复诊：用药1周，足部水疱肿痛消失，停内服药，外洗继用，巩固疗效。

按语：脚气病是常见皮肤病，其病的发生与体内湿热停滞复感外邪有密切关系。外因是变化条件，内因是变化的基础，外因通过内因而起作用。即是说正常情况下，脾主运化水湿，其功能正常，湿无内停之机，若其运化失职，则水湿内停而成内湿；湿郁日久化热，热与湿合，形成湿热内蕴，如又遇外邪侵袭，即诱发其病。故治宜健脾祛湿，清热解毒，消肿止痒，选用四妙散（改汤）加车前子、土茯苓等健脾祛湿为主治。更加白鲜皮、蒲公英、紫花地丁、苦参、金银花等以清热解毒，亦有助其祛湿之用。更伍地肤子、蛇床子、蝉蜕等祛风止痒。从上分析，诸药伍用，可达健脾祛湿、清热解毒、消肿止痒之功，药与病对，其效迅速。

七、红斑

清热解毒法辨治结节性红斑

王某，女，37岁，2014年12月9日初诊。

患者患结节性红斑3个月余，曾到某医院确诊。现全身乏力，无汗发热，两眼皮及下肢微微浮肿，两小腿外侧、膝关节以下出现结节性红斑，斑片大小不等，大者如核桃，小者如枣大，边缘清楚，触之灼热，按之硬痛。伴见膝关节疼痛、微肿，腿有发紧感觉，全身乏力，不欲饮食，大便较稀。舌苔薄白腻，脉沉无力。

辨证：此病由风湿热邪蕴郁肌肤，气血运行失常，气机不畅，营卫失调所致。

治则：清热解毒，祛风除湿，调和营卫。

拟方：金银花30 g，蒲公英30 g，黄芪30 g，炒白术10 g，防风12 g，炙麻黄6 g，桂枝10 g，赤芍6 g，威灵仙15 g，鸡血藤30 g，陈皮10 g，清半夏10 g，云茯苓30 g，土茯苓20 g，甘草6 g，谷芽15 g，麦芽15 g。水煎服，每日1剂。

复诊：服药5剂，红斑块红色褪去，斑块变软、缩小，仍有原先硬块残留，按压已不疼痛。仍感两下肢乏力、微肿，饮食较前好转。宜益气健脾和胃，通阳化气行水。

拟方：黄芪30 g，丹参30 g，炒白术10 g，力参10 g，云茯苓30 g，桂枝10 g，泽泻15 g，猪苓15 g，陈皮10 g，清半夏10 g，灵芝10 g，土茯苓20 g，威灵仙15 g，炙甘草6 g，谷芽15 g，麦芽15 g。水煎服，每日1剂。

三诊：服上方9剂，斑块已无，食欲转好，身感有力，停药观察，3个月后未见病复。

按语：结节性红斑在中医文献中早有记载，如《医宗金鉴·外科心法要诀》曰："生于腿胫，流行不定，或发一二处，疮顶形似牛眼，跟脚漫肿……若绕胫而发即瓜藤缠，结核数枚，日久肿痛。"红斑多发于四肢，下肢胫前后尤多见。其病以鲜红而散在者大小不等，按之疼痛为特点。多为外感风湿之邪，内有湿瘀之患，内外合邪而发。其治当据证而辨，随症变法，遣方用药。

本病由外感风湿热邪，皮毛闭塞，蕴郁肌肤，气血运行受阻，气机不畅，营卫失调而致，故治宜清热解毒，祛风除湿，调和营卫，以畅气机。方中金银花、蒲公英、防风、土茯苓有清热祛风除湿之用；炙麻黄、桂枝、赤芍、甘草可开表闭调营卫通畅气机，与金银花、蒲公英、防风、土茯苓为伍相辅相成，清热祛邪无助热之害，祛除在表实邪以达气机畅通之功；又用黄芪、炒白术、陈皮、清半夏、云茯苓健脾益气，以杜生湿之源；同时配以威灵仙、鸡血藤增强祛风除湿通络之功。诸药伍用，既能调和营卫、清热祛湿通络，又能祛除实邪而通畅气机，还有健脾益气、扶正固本之用，故取效显著，服药5剂，红斑红色褪去，斑块变软缩小。实邪去而正虚显，又改益气健脾和胃、通阳化气行水之剂治之，正复邪去，身感有力，病去停药，观察3个月余，未见病复。

妇儿科

一、月经不调

丹栀逍遥散、金铃子散、失笑散合治痛经

隗某，女，15岁，学生，2017年1月1日初诊。

6年前，患者月经来潮前即乳房胀痛，2天后即经血已下，血色暗红，量少伴有血块。其间小腹胀痛如绞、如刺，疼痛难忍。3天后经血即无，其后出现乏力，懒动，精神疲倦，伴见性情急躁，易生气。月经期常见口干、口苦。大便秘结，小便色黄，脉沉弦。面满布痘，红痒。

辨证：综合脉症，辨证分析，此病当由肝郁脾虚、气滞血郁有热所致。

治则：疏肝理气活血，健脾益气清热。

拟方：丹栀逍遥散、金铃子散、失笑散化裁。当归10 g，赤芍10 g，白芍10 g，炒白术10 g，云茯苓20 g，柴胡10 g，薄荷10 g，黄芪30 g，木香10 g，香附15 g，牡丹皮10 g，栀子10 g，乌药12 g，延胡索15 g，川楝子10 g，炒蒲黄6 g，制五灵脂6 g，泽兰12 g，益母草20 g，炙甘草6 g。水煎服，每日1剂。

复诊：服药3剂，月经来潮，"乳胀"及"小腹胀痛如刺、如绞"已消失，面痘减轻，效不更方，上方继用7剂。

三诊：下个月经前后各服7剂，停药痛经未再发作，临床治愈。

按语：痛经是青年妇女常见疾病，临床有不同证型。治疗须辨证详审病情，掌握其疼痛的性质及程度，分析其寒热虚实，认定病机，明确治则与方药，应据痛经前后的不同特点，给予治疗调理。

本案为肝郁脾虚有热、气血瘀滞所致，故治宜疏肝理气、活血清热、健脾益气，方用丹栀逍遥散加木香、香附、乌药、延胡索、川楝子等以疏肝理气、清热止痛；加黄芪与云茯苓、炒白术合用健脾益气、调理中焦，以益气血化源而扶

正；经血中夹瘀块，且其小腹痛如绞、如刺，可见气血瘀阻，故配以失笑散、泽兰、益母草以活血化瘀止痛。诸药协同，恰合病情，药症相应，故取卓效。

丹栀逍遥散化裁治闭经

戴某，女，30岁，2014年7月29日初诊。

患者9个月未来潮，究其病因，自述当时劳累，心情郁闷，后即月经量少，色黑有块，月经后期10余天不等，后月经几乎断绝，以致连续9个月。现症见经期无经血，但乳房、小腹胀痛，身感乏力无神，性情急躁，甚或暴怒，口燥咽干。月经始终未来。白带色黄，阴部作痒，大便干结，小便色黄。舌质红，苔薄黄少津，脉弦细数。

辨证：此病由肝郁脾虚，气滞化火伤阴，经脉闭阻，气机不畅，血不下行所致。

治则：疏肝健脾，理气行滞，活血通经，泻火清热。

拟方：丹栀逍遥散化裁。当归10 g，赤芍10 g，炒白术10 g，云茯苓30 g，薄荷10 g，柴胡12 g，牡丹皮15 g，栀子10 g，木香12 g，香附15 g，紫河车10 g，黄芪30 g，益母草30 g，川牛膝15 g，泽兰15 g，连翘15 g，竹叶10 g，菟丝子30 g，炙甘草6 g，鹿角胶（烊化）10 g。水煎服，每日1剂。

复诊：服药9剂，月经来潮，经量适中，自行停药。3个月后，月经又无，其症大体同前，且面部起痘疹作痒，此热邪上攻。上方加白鲜皮30 g，苦参10 g，蒺藜30 g，防风10 g，徐长卿15 g，土茯苓30 g。

三诊：服药6剂，诸症消失，月经来潮，更服3剂，以巩固疗效，防其病复。

按语：此病起于劳累，又心情郁闷，遂见月经量少，色黑，经血几乎断绝，足见气血亏虚明显，而又心情郁闷，肝气郁滞、气血不畅、血不下行、月经断绝，致9个月未来。现症见经前乳房、小腹胀痛、乏力、性情急躁，甚至暴怒，是肝郁气滞、脾虚之象，口燥咽干，大便干结，小便色黄，舌红苔薄少津等，均为热象。治宜疏肝理气行滞通经，清泻其热，佐以健脾益气，拟用丹栀逍遥散（改汤剂）。原方对肝郁脾虚而胸胁胀痛，口燥咽干，神疲食少，月经不调，经来乳胀腹痛者宜。结合本案须加木香、香附以增理气解郁之力，治经前乳胀、小腹胀痛等。其人9个月经水不来，精血亏虚，须加紫河车、鹿角胶、益母草、川牛膝、泽兰等，以补益精血、活血通经为宜。又见白带色黄，阴部作痒，大便干小便黄等，是兼下焦湿热，故加连翘、竹叶等，与牡丹皮、栀子相伍增其清热利湿导热下行外出。综上可见，其方既能疏肝健脾，又可活血通经，并兼有清热、利湿之功，故取效快捷。

六味地黄汤、五苓散、四君子汤合治崩漏并盆腔积液

张某，女，49年，2011年3月7日初诊。

患者2010年9月妊娠2个月余，因故人工流产，后出现小腹胀痛，未在意，无治疗，其腹痛不止，并日渐加重，后到县医院查为"盆腔积液"。月经量多，有黑色血块，小腹胀痛阵作，并下血不止，持续20余天，其面色苍白，两眼无神。某医曾与"止血宁""宫血宁"等药止血，但下血持续不止，转中医治疗。症见腰脊酸软疼痛、乏力、食欲不振、两腿浮肿，按之凹陷不起，月经下血不止等诸多症状，大便稀，小便频数量少。苔白腻，脉沉弱。

辨证：此病由脾肾亏虚、血失统摄，下血过多不止所致。急则治其标，缓则治其本，故"下血不止"应急治，予云南白药，先服保险子1粒，后按说明服云南白药粉剂，并与中药。

治则：健脾温肾，通阳化气行水，补益气血。

拟方：六味地黄汤、五苓散（改汤剂）、四君子汤化裁。熟地黄10 g，山药30 g，山萸肉15 g，淫羊藿20 g，枸杞子15 g，云茯苓30 g，泽泻15 g，猪苓15 g，炒白术12 g，桂枝10 g，力参10 g，黄芪30 g，仙鹤草30 g，墨旱莲15 g，三七10 g，车前子（包煎）20 g，葶苈子30 g，王不留行30 g，乌药15 g，延胡索15 g，川楝子10 g，炙甘草6 g。水煎服，每日1剂。

复诊：服药6剂，腰脊酸软疼痛、乏力、食欲不振、水肿等症均轻，出血量已少，效不更方。上方继用6剂，诸症基本消失，下血已止，上方配水丸，每服12 g，每日3次，1个月后身体恢复健康。查"盆腔积液"已无，停药观察月余，无异常。

按语：患者因人工流产致病，主症"下血不止"，耗血量多，气随血亡，致

气血两伤，日渐加重，以致小腹疼痛等，后查为"盆腔积液"。此为水湿内停之患，症情发展，以致症见腰脊酸软疼痛、乏力、两腿凹陷性水肿，结合"盆腔积液"，综合分析提示脾肾两虚、水湿内停。究其因乃为肾藏精主水而为水脏，脾主运化水湿，若脾肾亏虚，功能失职，加之出血过多，气随血亡，以致气虚不能化气行水，水湿停滞不化，而为水肿、积液之患。同时脾肾亏虚、血失统摄，致"下血不止"，又须急止其血。故治疗按"急则治标"原则，予云南白药、急服保险子1粒，按说明与云南白药以期止血。防其气血继续流失，后与中药，拟用六味地黄汤、五苓散、四君子汤化裁，方用六味地黄汤加淫羊藿、枸杞子与桂枝同用，益肾助阳，使水有所主；予四君子汤加黄芪健脾益气化湿，又配五苓散通阳化气行水以利湿。但水湿停滞已致下肢凹陷性水肿，且又有盆腔积液，恐化湿祛水之力不足，故更加车前子味淡性滑通利小便，兼祛脾之积湿；葶苈子苦降辛散，破滞开结，泻肺行水，疏利水之上源以达行水之用，而收利水消肿之功；更用王不留行，行血通经，止血逐痛，通利小便以祛湿邪。

诸药伍用，相辅相成，使水湿之邪无存留之地；湿去则气机通畅，经脉和利。但其方中止血之力不足，故更加仙鹤草、墨旱莲、三七等活血止血，以救其危，使气血不再流失。综上可见，辨证用药、随症加减是取效的关键。由以上可知，用药既能健脾益肾以扶正，使水有所主，更加利水祛湿、活血通经、止血逐痛等药以止血活血，辅加利湿之药以治之，可谓体现标本同治之法。

六味地黄汤、四逆散、四君子汤合治卵巢囊肿

屈某，女，37岁，2009年2月23日初诊。

患者患卵巢囊肿3年，治而未愈，近半年来，月经提前10～15天不等。本次月经刚过5天，又见大量出血，色黑有块，小腹部刺痛，伴腰酸乏力、口苦、心烦不宁，甚则急躁而怒，白带量多，带中有血。舌淡苔白腻，脉沉弦细。

辨证：肝郁气滞，脾肾亏虚，血失统摄。

治则：疏肝理气，清热凉血，健脾益肾。

拟方：六味地黄汤、四逆散（汤）、四君子汤加减化裁。生地黄20 g，山药30 g，山萸肉15 g，牡丹皮15 g，云茯苓30 g，川续断30 g，力参10 g，炒白术10 g，

黄芪30 g，柴胡15 g，赤芍10 g，郁金12 g，枳壳15 g，炙甘草6 g，阿胶珠10 g，血余炭30 g，仙鹤草30 g，墨旱莲10 g，三七10 g，益母草20 g。水煎服，每日1剂。

复诊：服药6剂，下血已止，仍小腹刺痛；检查妇科B超，示卵巢囊肿。此乃血瘀气滞为患，治当活血化瘀，理气行滞，软坚散结。

拟方：宜用桂枝茯苓丸（改汤）合失笑散、当归补血汤化裁。桂枝10 g，茯苓30 g，赤芍10 g，牡丹皮10 g，桃仁12 g，炒蒲黄10 g，制五灵脂10 g，紫草15 g，荔枝核30 g，橘核30 g，生牡蛎30 g，夏枯草20 g，乌药15 g，木香15 g，延胡索20 g，当归10 g，黄芪50 g。水煎服，每日1剂。

三诊：服药平妥，有时小腹两侧刺痛，此为血瘀，上方加炮山甲（分2次冲服）（代）6 g，三棱15 g，莪术15 g，白芥子10 g，以增强祛瘀活血、通络散结之力。连服12剂后，B超复查，卵巢囊肿消失。经3个月后复查未见病复。

按语：卵巢囊肿属中医学"月经失调""崩漏"等病范畴，其发病多由脾肾亏虚、精血不足所致，并且常兼肝郁气滞、痰瘀阻遏之机。其治以调理脾肾为主，脾为后天之本，肾为先天之源，并兼以疏肝理气、活血化瘀、通畅气机之法。

据证辨析，本案"卵巢囊肿3年，近半年月经提前10～15天不等"，说明血热；"本次月经过后5天，又见大量出血，色黑有块，小腹部刺痛"，是瘀血阻遏，经脉郁阻不通之象；同时"伴见腰酸乏力、口苦、心烦不宁，甚则急躁易怒"，又"脉沉弦细"。总观其证是为肾水亏虚，不能涵养肝木，而肝气亢盛，郁滞化热的表现。又见"白带量多，带中有血""舌淡苔白腻""乏力"，是脾虚运化失职，湿邪内停，脾虚不能统血之象。综上辨析，足见其脾肾两虚、肝郁气滞化热之象。故治用六味地黄汤加川续断以益肾；四君子汤加黄芪健脾益气以化湿，使脾能统血，气行血亦行；又配以四逆散（改汤）加郁金疏肝理气、化滞行郁以畅气机。以此方治之脾、肾、肝等脏同调。其功能复常，是治病之本。同时，大量出血又须急固。因此用阿胶珠、血余炭、仙鹤草、墨旱莲、三七等与方中生地黄、牡丹皮、赤芍诸药伍用，更有理血化瘀止血之功，亦有急治下血意，实为急治其标，故服药6剂，大量下血已止，小腹痛大减。但经查卵巢囊肿仍在，故调方以治。

复诊时唯症见小腹仍然刺痛，卵巢囊肿还在，故治以桂枝茯苓丸（改汤）合失笑散（改汤）、当归补血汤等，以活血化瘀、益气养血、通阳，更加紫草、荔枝核、橘核、生牡蛎、夏枯草、木香、乌药、延胡索等软坚散结、理气行滞以畅气机。以期经脉畅通、囊肿消散；经服6剂，小腹刺痛仍在，但较前轻微。可见其病深固结，因加炮山甲、三棱、莪术、白芥子，以增强活血祛瘀、通络散结之力，故取效。

附 治卵巢囊肿方：桂枝10g，赤芍10g，桃仁10g，牡丹皮10g，云茯苓20g，黄芪20g，三棱15g，莪术15g，皂角刺15g，紫草15g，乌药15g，白芥子10g，五灵脂10g，红藤30g，炮山甲（冲）3g，延胡索20g。水煎服，每日1剂。

本方可作临床参考。

二、黄褐斑

逍遥散合六味地黄汤、桃红四物汤调经治黄褐斑

刘某，女，45岁，2019年5月23日初诊。

近1年余，患者月经前2～3天乳房胀痛，心烦不安，月经后期5～7天不等，经血持续4天，量少色黑伴有瘀块，小腹剧烈疼痛，有"撕裂感"。近半年面部眼周出现黄褐斑点，渐延及面颊，后发展至整个面部连成一片，斑色渐浓色暗，虽治未愈，平素即性情急躁易怒，腰痛失眠乏力，精神萎靡，大便稀，小便频数。苔白腻，脉沉弦。

辨证：详析病机，此病由肝郁脾虚，肾精不足，经脉瘀滞所致。

治则：疏肝理气，健脾益肾，祛湿化浊兼以活血化瘀。

拟方：逍遥散（改汤剂）合六味地黄汤、桃红四物汤化裁。当归10g，赤芍12g，熟地黄10g，桃红12g，红花12g，炒白术10g，云茯苓30g，柴胡10g，薄荷10g，丹参30g，益母草20g，山药30g，泽泻15g，山萸肉15g，陈皮10g，清半夏10g，炙甘草6g，川牛膝15g，紫河车10g，力参6g。水煎服，每日1剂。

复诊：服药平妥，上方服药至14剂，黄褐斑色变浅，仍睡眠不好，多梦，梦见乌龟、癞蛤蟆等，加生龙骨30g，生牡蛎30g，琥珀15g以重镇安神。

三诊：服药7剂，黄褐斑色更淡，面颊色斑大部分消失，唯眼外侧有少量浅色斑点，其他部面色光亮，身感有力，性情亦不急躁。月经来潮已无腹痛，但经

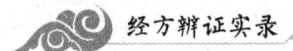

血量少，血色已正常。上方加鹿角胶（烊化）10 g以增补益精血之力，配水丸继服1个月余，面部色斑全部消失，月经血量转为正常。

按语：本证为月经不调继发黄褐斑，其治当抓住主证"月经不调"兼顾"黄褐斑"。

详析病症，本人性情急躁乏力，腰痛，精神萎靡，且月经后期，量少色黑，腹痛剧烈，后又见黄褐斑等，为肝郁气滞，脾肾亏虚，湿浊内停。瘀血阻遏经脉，故治用逍遥散、六味地黄汤、桃红四物汤，但仍需灵活加减化裁：如经前乳房胀痛是气滞之征，则加木香、香附；瘀血阻遏经脉，小腹剧烈疼痛已至"撕裂感"，加丹参、益母草、川牛膝等，增强活血化瘀通畅经脉之力，以止疼痛；脾肾亏虚精气不足，故加力参、紫河车以养经之气血；水湿内停而化痰浊，阻遏气机通畅，又须加陈皮、清半夏与方中云茯苓、炙甘草相伍，有二陈汤之意。如此用药，则肝郁脾肾亏虚等诸脏功能得以调复，瘀血祛除，气机畅通，水津精血得以运化输达，诸症自除，其病自愈。

其方重在调经，"黄褐斑"为何未明其治？实际分析辨证，方药中已含治斑症之品，现加以明确。从"黄褐斑"病名说起，重在"褐"字，《辞海》曰：褐为"黄黑色"，即近黑非黑，似黄非黄之色。从五脏之色看，黄为脾色，脾虚则见肤黄，黑为肾色，肾虚则黑色现。黄褐斑之形成应与脾肾亏虚关系密切，病在面部皮肤；皮肤与肺相关，肺主气外应皮毛，宣发敷布津液，为水之上源，若肺气虚，其气不足，气津失于敷布，不能温养荣润肌肤，故见"黄褐斑"。

由上述可见，黄褐斑与脾、肾、肺等脏器关系密切。结合以上方药，功在疏肝健脾益肾，活血化瘀，通畅气机，重在治月经不调，同时加大黄芪用量，增其补中益气之力，然黄芪又是补益肺气首选之药，含有"补土生金"之意，肺气得补而壮旺，则肺之宣发敷布津液之力增强，面部肌肤得以温养，斑色消退，自在其中，故曰"其方虽治月经不调，实有祛斑之妙"，即不治斑而治斑之法。

三、乳癖

逍遥散化裁治乳腺增生症

例1：段某，女，59岁，2011年3月10日初诊。

患者患乳腺增生症20余年，性情急躁，易生闷气，生气时两乳胀痛。每月经来潮前几天即两乳胀痛明显，月经来潮，胀痛消失或减轻。月经先后无定期，经量或多或少，色暗伴有血块。经行则小腹胀痛，心中烦躁易怒，夜寐不安，经多年数次检查，均为两侧乳腺小叶增生症。现两乳均可触及多枚如枣大结节，稍有触痛。大小便可，苔白腻脉弦。

辨证：此病由肝郁气滞，痰气凝结，经脉瘀阻所致。

治则：疏肝健脾，活血祛瘀，豁痰散结。

拟方：逍遥散合二陈汤、失笑散化裁。当归10 g，赤芍10 g，炒白术10 g，云茯苓20 g，柴胡10 g，薄荷10 g，陈皮10 g，清半夏10 g，蒲黄10 g，五灵脂10 g，白芥子12 g，生牡蛎30 g，香附10 g，木香10 g，红花10 g，延胡索24 g，紫草12 g，党参10 g，黄芪30 g，炙甘草6 g。水煎服，每日1剂。

复诊：服药23剂，月经来潮，诸症消失，未见乳房及小腹胀痛，后配水丸服2个月余，查乳腺结节变少，大部分消失。

按语：本案为乳腺小叶增生症，属中医学"乳癖""乳核"范畴。其发病与卵巢内分泌功能紊乱有关。临床以辨证治疗为主，分不同证型，本例为肝郁气滞痰结、经脉瘀阻而致。治用逍遥散、二陈汤、失笑散化裁，疗效显著，临床可参。

例2：孔某，女，33岁，2015年4月22日初诊。

患者患乳腺增生症3年余。近因烦心事多，情绪忧郁，乳房胀痛。每月经来潮前加重。经查乳房两侧均有结节数枚，大者4.1 cm×3.6 cm。月经后期3～5天，经血量少色黑，每经前小腹两侧及乳房胀痛如刺，且小腹重坠不舒，全身乏力而烦躁不安。苔白腻，脉沉弦。

辨证：此由肝郁气滞，脾虚痰结，气机郁滞所致。

治则：疏肝理气，解郁散结，健脾祛痰。

拟方：逍遥散化裁。当归10 g，赤芍10 g，炒白术10 g，云茯苓30 g，柴胡10 g，清半夏10 g，薄荷10 g，香附15 g，木香12 g，延胡索20 g，夏枯草15 g，炮山甲6 g，全蝎6 g，僵蚕10 g，海藻15 g，生牡蛎30 g，黄芪30 g，淫羊藿10 g，乌药10 g，丹参30 g，益母草15 g。水煎服，每日1剂。

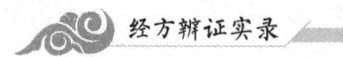

复诊：服药14剂后，乳房胀痛消失，又服7剂，乳房小结节经查已无，自行停药。3个月后，因劳累、生气烦闷，月经后延5天，又见乳房及小腹胀痛，腰部有坠感。月经来潮突然断绝，继服上药，月经复来。舌苔白腻，脉沉弦。经查无乳房包块。症情与前大致相同，唯无乳房结节。治遵前方去炮山甲，加丝瓜络15 g，以助通络止痛之力。服药7剂，诸症消失，停药观察，并嘱其保持情绪稳定，心情愉悦，以防病复。

按语：乳腺小叶增生症，又称乳腺囊性增生病，属中医学"乳癖""乳核"范畴。其发生发展与卵巢内分泌功能相关。临床多见经前一侧或两侧乳房胀痛或刺痛，并放射到胸前或腋下。一般情况下，月经过后乳胀疼痛、心烦等症减轻或消失。病机多与肝郁气滞，痰气阻结等相关。其治多以疏肝理气、健脾化痰、通络散结为法。又须结合情志调节，注意生活疗养，可事半功倍，取得较好效果。

本案即是肝郁脾虚、气滞痰结为病。故治以逍遥散加香附、木香、延胡索、乌药疏肝理气解郁以畅气机；更配以炮山甲、全蝎、僵蚕、丹参、益母草等活血祛瘀、通络以畅血行；并与清半夏、夏枯草、生牡蛎、海藻同用，既可清热祛痰、软坚散结，又能助其活血通络、通畅气机之力；更用黄芪、淫羊藿，健脾益肾助阳以扶正，增强其抗病之力。诸药协同，恰合病机，正对其病，故取良效。

四、阴吹

六味地黄汤合十全大补汤辨治阴吹证

高某，女，46岁，2006年7月7日初诊。

患者于11年前生产一子，后即感头晕、心悸不舒，腰部疼痛，身感乏力，食欲不振。婴儿尚未足月，患者即自觉有气体从阴道排出，剧则如矢气"噗噗"作响，若未有气体排出，小腹有胀感，无其他痛苦，未治疗，病情迁延至今。舌淡苔白腻，脉沉细无力。

辨证：此病由产中气血伤损，脾肾气虚，胃气失和所致。

治则：补肾健脾，疏肝和胃，益气养血。

拟方：六味地黄汤合十全大补汤。熟地黄30 g，山药30 g，山萸肉15 g，云茯苓30 g，芡实15 g，力参10 g，炒白术10 g，黄芪30 g，当归10 g，川芎10 g，赤芍10 g，丹参30 g，桂枝10 g，葛根30 g，柴胡15 g，炙甘草6 g。水煎服，每日1剂。

复诊：服药6剂，阴吹、头晕、心悸、乏力、腰酸等诸症减轻，效不更方，原方继服6剂，诸症消失，但又见头枕部胀痛不舒，有时头皮麻木，上方加延胡索15 g，细辛6 g，继用6剂而愈。停药随访半年，未见病复。

按语：阴吹证在《金匮要略·妇人杂病脉证并治》中有记载："胃气下泄，阴吹而正喧，此谷气之实也，膏发煎导之。"此阴吹乃谷气实所致，故用润导大便法。至清代吴鞠通《温病条辨·卷三》曰："饮家阴吹，脉弦而迟，不得固执《金匮》法，当反用之，橘半桂苓枳姜汤主之。"显然是二种不同症情的辨证治法，前者是胃中津液不足，大肠津液枯槁，故重用润法。后者为"饮家阴吹"，是水饮积聚中焦所致，故用橘半桂苓枳姜汤。此外，尚有气虚下陷之阴吹，治用十全大补汤加升麻柴胡汤治之。从上可知，"阴吹"应据病情辨证论治，实有虚实燥湿的不同症情，但临床只要辨证而治，药与病对，恰合病机，即能取效。

本例为生育中气血耗损，脾肾亏虚。肾为先天之本，脾为后天之源，脾肾亏虚，气血化源不足而气血亏乏。前人曰"善治血者，不求有形之血，而求无形之气""补其气而血自生"，故气血亏乏，治其气为上，兼顾其血。然此已致"气虚下陷"，而成阴吹之证。故治以补肾健脾、疏肝和胃、益气养血、调整气机，使下陷之气恢复常态，则阴吹自消。故治用六味地黄汤加芡实，更伍十全大补汤，其黄芪、参、术、苓、草，共奏补益脾胃之气通脉畅之功；同时还以当归、川芎、赤芍、丹参等养血活血、通畅经脉，以助通达气机之力；更加葛根、柴胡与桂、芍为配伍，调和营卫，畅通血行，升提津气以调整气机，通达血脉，以利肝发挥其疏泄气机之用而使下陷之气恢复常态，其症自除。

五、胎动不安

圣愈汤加减治胎动不安（先兆流产）

刘某，女，25岁，教师，1975年10月25日初诊。

患者素体健康，妊娠5个月，劳动持重过度，即腰痛、少腹痛，遂阴道出

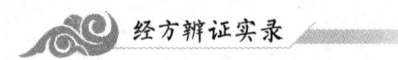

血，淋漓不断，后卧床休息1天，出血未止，又增头晕，心悸气短，胎动不安，少腹有坠感。舌淡苔白，脉滑无力。经妇科检查，诊为"先兆流产"。

辨证：证属外伤性胎动不安。劳动持重，闪挫伤气动血，气血两伤，冲任不固，胎动不安，漏红下血。过劳伤中，中虚气陷，则头晕心悸气短，少腹有坠感。脉滑而无力，乃气血亏虚之象。

治则：补气养血，健脾益肾。

拟方：圣愈汤加减。力参15 g，黄芪30 g，炒白术12 g，砂仁9 g，当归9 g，熟地黄30 g，炒白芍9 g，阿胶（烊化）9 g，杜仲9 g，川续断30 g，桑寄生15 g，炒黄芩9 g。水煎服，每日1剂。

同时肌内注射黄体酮10 mg，每日2次，口服维生素E_2，每日3次。

服中药2剂，出血停止，症状减轻。继服3剂，病愈出院。至期产一男婴。

按语：本证病情严重，往往造成流产，采取中西医结合的治疗方法，其效相对为好。本病由劳动持重所致，病势较重，出血亦多，已有流产之虞，故急予参、芪、术等药大补元气，归、地、芍、胶养血和血，杜仲、川续断、桑寄生以益肾固胎；如此则气血调和，冲任得固，其胎自安。

六、产后足心热

六味地黄合丹栀逍遥散辨治产后足心热

庄某，女，28岁，2017年3月12日初诊。

患者于半年前产子，生产中出血过多，即见每到夜间两足心发热，左侧热重，右侧略轻；每睡时必将足伸至被外才感舒适。失眠，直至夜12时甚则凌晨2时入睡。白天总觉疲乏无力，四肢懒动，且头发脱落，日益加重，渐添白发。每到经前即性急，乳房胀痛，月经后期，经血量少色黑伴有瘀块，小腹痛胀。苔白腻，脉沉弦。

辨证：此病始于产后，产中出血过多，以致精血亏损；精血为阴，亏损致阴虚发热。肾藏精，"肾出于涌泉，涌泉者足心也"，足心发热即肾中阴精不足、肾水亏虚之症，且肾水亏虚不能上济抑制心火，心火偏亢心神被扰不宁而失眠；发为血之余，精血亏虚，发失其养，故发脱、发白。肾之精血亏不能维持阳气活动，肾阳亦虚，不能温煦脾阳，脾气亦虚。脾主四肢，脾气虚，则疲倦乏力。精血亏虚致月经后期。精血亏乏，水不涵木致肝气亢旺，性情急躁而怒；疏泄失常，气机郁阻而气滞，即见乳胀、小腹胀痛。从上分析，病之关键在产后精血亏损导致本证。

治则：益肾健脾，疏肝清热。

拟方：六味地黄汤、丹栀逍遥散化裁。当归10 g，赤芍、白芍各10 g，枳壳10 g，炒白术10 g，云茯苓20 g，柴胡10 g，薄荷10 g，生地黄10 g，牡丹皮12 g，栀子10 g，山药30 g，莲子心6 g，知母10 g，青蒿30 g，芦根20 g，川芎10 g，山萸肉15 g，蔓荆子15 g，生龙骨、生牡蛎各30 g，泽兰15 g，紫河车10 g，炙甘草6 g。水煎服，每日1剂。

复诊：服药3剂后，足心发热渐轻，已不须伸出被外，大便稀，每日2次。上方知母改为6 g，芦根改为15 g，牡丹皮改为9 g，加黑芝麻30 g，黑豆30 g，黄芪30 g，党参15 g，淫羊藿10 g，继服。

三诊：上方继服2周后，足心热已消失，睡眠正常，身感有力，脱发减少。症状消失，改丸药服月余善后。

按语：患者以夜间两足心发热为主症，据病史知病发于产后，由产中出血过多所致，故为阴虚发热，治以六味地黄汤加知母、青蒿、芦根等补益精血，益阴清其虚热。又据白天疲倦乏力，可知气虚亦显，加党参、黄芪益气健脾以扶正；同时因其性情急躁，乳胀、月经后期，经血量少，色黑有瘀块，故与丹栀逍遥散加泽兰、紫河车等伍用，以疏肝健脾而调经。在治疗中，又因其脱发，发白加入黑芝麻、黑豆以增益肾、补益精血之力，且有止脱发之意。故由上可知，诊病当精心辨证、详审病机、慎重立法，灵活遣方用药，体现药与病对，随症施治之旨。

七、小儿多动症

六味地黄汤合四君子加味治多动症（注意障碍缺陷）

李某，男，7岁，2017年10月2日初诊。

患儿贪玩，因学习成绩差而受到家长斥责，故情绪沉默，有时急躁。后来其父对他凉水冲头，2天后即见其手足乱动，坐卧不宁，头前后或左右摇动，挤眉弄眼。问话则答非所问，似是而非。近2周已不能坚持学习，食欲不佳，大便稀，小便清白。舌尖红，苔白腻，脉沉弱。

辨证：细思其证，此病由先天不足、脾肾两虚，复受精神刺激而肝气不疏所致。

治则：健脾益胃，潜阳息风，清心安神。

拟方：六味地黄汤、四君子汤化裁。熟地黄10 g，山药20 g，山萸肉6 g，黄精6 g，云茯苓20 g，陈皮6 g，姜半夏3 g，党参6 g，炒白术3 g，黄芪15 g，炙甘草6 g，生龙骨10 g，生牡蛎10 g，龟甲30 g，琥珀6 g，钩藤6 g，莲子心1 g，栀子2 g，炙甘草3 g。水煎服，每日1剂。

复诊：服药7剂，挤眉弄眼、手足乱动、头前后或左右摇动，坐卧不宁等症基本消失，但食欲不佳，夜间害怕，有时一日可见轻微手足乱动1~2次。上方去莲子心、栀子、钩藤，加远志3 g，浮小麦10 g，大枣3枚，以补益心气，安养心神。服6剂诸症消失，嘱休息几天后可恢复学习。停药观察，病无反复，恢复正常学习生活。

按语：多动症是临床儿科可见的行为异常多动综合征。其成因不同，主要是脑功能失调或损伤，临床多表现为自制力差、注意力不集中，心不在焉，学习成绩差，多动不安，且易冲动，情绪不稳定等。临床证型多种，本案属脾肾两虚，肝郁阳亢，故治宜健脾益肾，用六味地黄汤去泽泻加黄精益肾水，养精益髓充脑，同时涵养肝木。患儿多动，沉默而易急躁，似肝郁阳亢之象，故加龟甲、生龙骨、生牡蛎、琥珀、钩藤滋阴潜阳、平肝息风以治多动之症。其症食欲不佳，大便稀，苔白腻，是脾虚有湿、胃气不和之症，故以四君子汤加黄芪、陈皮、姜半夏等补益中焦，益气血化源，而壮后天之本。舌尖红为心火炎上之征，因此用莲子心、栀子清心热、安心神。总观其方，既有健脾益肾、平肝和胃、协调脏腑之功，又归于阴阳平衡，可达治病之旨。服7剂诸症基本消失，但夜间害怕，仍食欲不佳，证为心气虚，脾胃虚弱，故去莲子心、栀子、钩藤，加远志、浮小麦、大枣等以益心气、安心神，和胃消食而愈。

八、小儿咳喘

六炙汤辨治小儿咳喘

张某，男，6岁，2006年5月8日初诊。

患儿素体虚弱，活动则自汗，常因夜间受凉或穿衣冷暖失宜而致外感诱发，发则咳嗽、气逆喘促，甚则张口抬肩，鼻煽，口唇发绀，伴发热恶寒等表证。

辨证：病属气虚不固，外邪侵袭，肺失宣降。

治则："急则治其标"，治宜宣肺祛邪、止咳平喘。

拟方：桑叶10 g，炙百部10 g，桔梗6 g，浙贝母10 g，炙款冬花10 g，橘红10 g，炙枇杷叶10 g，炙紫菀10 g，炙麻黄6 g，炒酸枣仁3 g，沙参6 g，炙甘草6 g，前胡6 g，芦根10 g，鱼腥草20 g，徐长卿10 g，梨（去核）1个，萝卜1段。水煎服，每日1剂。

复诊：服药3剂，咳止喘定。继服3剂以巩固疗效。

三诊：诸症消失，病未见反复。患儿体弱自汗明显。"缓则治其本"，益气固表，滋阴润肺以防咳喘复作。

拟方：黄芪15 g，炒白术10 g，防风3 g，沙参6 g，麦冬3 g，炙百部10 g，金银花20 g，炙甘草3 g，蝉蜕6 g。水煎服，每日1剂。

后经随访，小儿发育良好，经半年余哮喘未见发作。

按语：患儿素体气虚不能固表，易致外邪侵袭，发则病情急促、喘咳不宁等，且幼儿至阴至阳，传变迅速，故急则治标，祛邪为主，与自拟六炙汤止咳平喘。待邪去大部，转为扶正为主，以治其本，予玉屏风散加味，增强抗邪之力以善后。

附 六炙汤即炙紫菀10 g，炙枇杷叶10 g，炙款冬花10 g，炙麻黄6 g，炙百部10 g，炙甘草3 g，主治小儿或成人咳喘。外感发热加桑叶10 g，鱼腥草20 g；咽红肿加桔梗6 g，板蓝根15 g；痰多加川贝母6 g，清半夏3 g；反复发作合玉屏风散（改散为汤）。

男　科

一、阳痿

桂附地黄汤合四君子汤化裁治阳痿

王某，男，50岁，2011年7月13日初诊。

患者素即身体肥胖，常感困倦乏力无神。近2年出现早泄、阳痿不举。经多方治疗，无明显疗效，以致渐无性欲，身体软弱无力，腰脊酸软，时时思睡，伴见阴囊潮湿，小便分叉、尿频、尿急、尿等待、尿不尽，尿时有热感，查为前列腺增生并炎症。大便可，苔白腻，脉沉细弱。

辨证：详析病情，"身体肥胖"多气虚生痰，阳痿不举、早泄、腰脊酸软，为肾虚封藏失职；乏力思睡等为脾虚运化失调之象，湿阻清阳不升则思睡；不能输精于四肢，筋脉失养乏力；肾司二便，虚则不能正常司职小便，湿滞不化，郁而化热，热与湿合，任其下泄，则阴囊潮湿、小便频数、尿有热感等。总由脾肾阳虚，湿热之邪为患。

治则：健脾益气，温肾助阳，清化湿热。

拟方：桂附地黄汤合四君子汤化裁。熟地黄30 g，山药30 g，山萸肉15 g，牡丹皮10 g，云茯苓30 g，泽泻10 g，桂枝10 g，熟附子10 g，力参10 g，炒白术10 g，炙甘草6 g，鹿角胶（烊化）10 g，紫河车10 g，巴戟天30 g，淫羊藿30 g，枸杞子15 g，黄芪30 g，丹参30 g，虎杖15 g，连翘15 g，橘核30 g，荔枝核30 g。水煎服，每日1剂。

复诊：服药3剂，阳痿、乏力稍好转，继服6剂，开始起阳，但仍不坚强有力，且时间短暂，只5分钟消，但身体已感轻松，较前有力，精神好转。效不更方，继用12剂，阳举较好，可持续15分钟不消，但总觉力不从心，故上方加鹿茸6 g，海马6 g，共为细面、水泛为丸，每服12 g，每日2次，以巩固疗效，服1个月后，性功能基本恢复正常。

按语：患者50岁，患阳痿2年余。其人肥胖，困乏无神、身感懒动、腰膝酸软、尿频等，为脾肾亏虚之征。脾虚则运化失司，湿滞于内，化生痰湿，阻遏气机不畅，代谢失常，水谷精微不能化为精气温养全身，而生痰瘀，停滞于内，故见身体肥胖、神疲乏力等。肾为水脏、藏精内寓元阳，温煦宗筋，"而支援前阴为"作强之官；若年高肾衰，阴精亏乏，肾阳无以后继，阴精不足以转为肾中阳气，肾阳亏虚，无以温煦前阴，而为兴阳作强之用。此即是阴精为阳的物质基础，阳是功能表现。故欲扶阳，必以滋补肾阴为先，如六味地黄汤是补益肾阴之方，加桂、附后变温补肾阳之剂。详审本案，年已50岁，精亏导致阳痿。纵欲损阳或高龄阳衰，命火弱焰不能激发阳物挺举。故治疗应以补益肾精为基础，与扶阳并举，因此用六味地黄汤加鹿角胶、紫河车、丹参以滋补肾阴之精血，并予桂枝、附子、巴戟天、淫羊藿等温补肾阳，以达益阴助阳、阴阳双补之效。然脾虚当健脾益气，故又予四君子汤加黄芪以达脾气强健，化生气血支援于肾，身体强健为阳物挺举之根，可达后天滋先天、先天促后天、生生不息之目的。患者又有前列腺增生及炎症，更加虎杖、连翘、橘核、荔枝核清热软坚散结。

综上分析，诸药合用，可达健脾益气、温肾助阳、兼以清热软坚散结之功，药对其证，故服9剂，收效较好，但仍不理想。效不更方，继用12剂，阳举有力，身感轻松。为巩固疗效，改为丸药，原方中加鹿茸"壮元阳、补气血、益精髓、强筋骨"，以益年老体虚，海马"补肾壮阳，调气活血"以助治阳痿，二者与上方伍用，可达治阳痿之效。

二、睾丸炎

疏肝清热法治睾丸炎

高某，男，52岁，2010年3月13日初诊。

患者2个月前患睾丸炎，同时附睾部出现肿块，时感坠胀隐痛，且伴低热（37.5℃）。近1周来，其胀坠疼痛加重，痛引少腹及腹股沟处，夜间尤甚。自述用温热水敷疼痛减轻，曾服解热镇痛药、抗生素治疗，暂解一时，未见好转。大便如常，小便色黄，舌苔微黄少津，脉弦数。

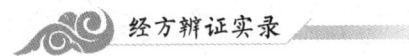
查体睾丸肿大，触摸疼痛明显，附睾有一肿块，大如杏核，按之较硬，疼痛明显。

辨证：热结痰滞，经脉郁遏，气机不畅。

治则：疏肝清热，软坚散结，活血通络。

拟方：柴胡12 g，赤芍15 g，延胡索20 g，川楝子10 g，乌药15 g，橘核30 g，荔枝核30 g，紫草15 g，生牡蛎30 g，白芥子10 g，浙贝母15 g，蒲公英30 g，紫花地丁20 g，连翘15 g，黄芪30 g，炒白术10 g，炙甘草6 g，荆芥12 g，防风12 g，丹参30 g，川牛膝15 g，全蝎10 g。水煎服，第一、二煎分2次温服，第三煎加冰片3 g，硼砂6 g，融化熏洗患处。

复诊：服药6剂，睾丸、附睾肿块变软缩小，其疼痛减轻，更服6剂，诸症消失，病已近愈，病情轻微，药减其量。1剂分2天服，继用6剂，以巩固疗效善后。

按语：中医学称睾丸炎为"子痛""子痈"，临床分为急性与慢性两种证情。本案发病2个月余，为慢性睾丸炎，以睾丸肿大坠胀疼痛、附睾有肿块、触摸硬痛为主症，伴见发热37.5℃。统观本证"睾丸肿大坠胀疼痛""附睾有肿块"，知病在阴部，与肝经之脉"环绕阴器"密切相关，肝经湿热郁滞于下，经脉郁阻，气机结滞不畅，故睾丸肿块坠痛，附睾有肿块；气机壅滞，湿热郁阻，气血不通，热不外透，而见发热。治以柴胡、赤芍、乌药、延胡索、川楝子、橘核、荔枝核、紫草、生牡蛎、白芥子、浙贝母等疏肝理气止痛，祛痰软坚散结，通畅气机；又配丹参、川牛膝、全蝎与赤芍、延胡索伍用，活血祛痰、通络止痛之力倍增，更配用黄芪、炒白术与荆芥、防风、蒲公英、紫花地丁、连翘等同用，以健脾益气、化湿清热，使气行血行，更助行血通畅气机，增强康复抗病之力。综上诸药伍用，祛邪扶正，相辅相成，其效迅捷。

温肾扶阳法治疗精血瘀阻证

侯某，男，23岁，1988年6月29日初诊。

患者新婚3个月余。结婚10余天，因交媾意欲射精，强忍不射，以求其欢。晨起即感左侧睾丸及少腹坠胀疼痛阵作，甚则如刺。经某医院检查而未确诊。遂与青霉素、链霉素、去痛片等药对症治疗无效。后服中药30余剂,效亦不显,夫妇甚感痛苦。

现左侧睾丸坠胀刺痛时作,痛引少腹,劳累及快跑时其痛难忍,伴头晕、腰腿酸困而有冰冷感,乏力纳呆,大便正常,小便黄有热感,苔白,脉沉弦。

检查心、肺、肝、脾未见异常。腹软无胀气,少腹无压痛,睾丸无明显肿大。左侧输精管粗硬,按摸疼痛明显,尿常规检查未见异常。

辨证:腰为肾之府,房劳伤肾,肾阳亏虚则头晕,腰腿酸困;阳虚则阴寒内盛,反映于外,则腰部有冰冷感;忍精不射,气机壅滞,精血瘀阻,气滞不行,窍道不通,故睾丸坠胀疼痛;久瘀化热则小便黄有热感。此为房劳伤肾,精血瘀阻之证。

治则:温肾扶阳、活血化瘀,佐以清热利窍。

拟方:熟附子9 g,肉桂6 g,小茴香6 g,知母9 g,黄柏9 g,泽泻9 g,当归9 g,川芎6 g,红花6 g,延胡索9 g,川楝子9 g,荔枝核9 g。水煎服,每日1剂。

嘱其每晚热敷以助药力,未愈当忌房事。

复诊:经服药3剂,少腹及睾丸疼痛减轻。食欲不佳,身感乏力,尿道有热感仍在,上方加石韦24 g,竹叶9 g,以清热利窍;黄芪24 g,砂仁9 g,焦山楂9 g,焦麦芽9 g,焦神曲9 g,以健脾益气,和胃消食。服3剂后,诸症悉愈,半年后随访无反复。

按语:此病由房劳伤肾,精血瘀阻,窍道不通而致,故以熟附子、肉桂、小茴香等温肾扶阳;当归、川芎、红花、延胡索等活血化瘀,通经止痛;知母、黄柏、泽泻、石韦等清热利窍;川楝子"苦寒性降,能导湿热下走渗道"而"荡热止痛"(《本经逢原》);荔枝核能行散滞气而治血气刺痛。诸药协同以达益肾扶阳、活血化瘀、清热通窍之用。药与证对,故收效迅捷。

三、前列腺切除术后遗症

六味地黄汤合五苓散治疗前列腺切除术后遗症

张某,男,69岁,2006年5月23日初诊。

患者前列腺炎并增生,于2004年下半年在某医院接受前列腺切除手术,术后得尿潴留并尿道感染，经西药治疗反复发作，曾服中药10余剂，其效不显。症见尿道刺痛，小便频数，点滴涩痛，尿热，重坠不爽，甚则夜间尿道刺痛，不能睡卧，往往疼痛甚，汗出如洗。问其服药情况，述前医予八正散清热利湿，反而小腹重坠疼痛加重，舌红苔白腻厚，脉沉弦。

辨证：此患者年老体衰，又经前列腺切除术，伤其正气，以致脾肾阳虚，湿热停滞下焦，气机郁阻。

治则：扶正祛邪——益肾健脾，化气行水，清利湿热。

拟方：六味地黄汤、五苓散加味化裁。生地黄30 g，山药30 g，山萸肉15 g，牡丹皮10 g，云茯苓30 g，桂枝10 g，泽泻15 g，猪苓15 g，生白术10 g，王不留行30 g，草薢10 g，石韦30 g，力参10 g，延胡索15 g，虎杖15 g，车前子10 g，甘草6 g，连翘15 g，黄芪30 g。水煎服，每日1剂。

复诊：服药3剂，夜间尿道剧烈疼痛减轻，但小便仍频数，大便稀，上方黄芪改为40 g，加枸杞子15 g，诃子15 g以健脾益肾、缩尿、实大便。

三诊：服药6剂，小便通利，尿时疼痛、坠感均轻，小便次数减少，但仍有热感。上方桂枝改为6 g，加炒蒲黄6 g，制五灵脂6 g，土茯苓30 g，白鲜皮30 g。

四诊：服药8剂，小便通利，略有痛感，夜间睡眠舒适，身感有力。效不更方，上方继用，又服6剂，诸症已消，停药观察，病无反复。嘱其每晚热敷外阴部以通畅气血，巩固疗效。

按语：本案为前列腺炎并增生，于2004年下半年手术切除后，又出现继发尿潴留与尿道感染。经治未愈，症见尿道刺痛灼热，小便点滴难出，重坠不爽，尤苦于夜间尿道刺痛彻夜不眠。前医与八正散清热利湿，应为对症，理当病轻，反小腹重坠疼痛加重。细心分析，患者已69岁，体衰肾虚，又经前列腺切除，气血亏损，正气更虚，祛邪无力，药虽清利湿热，又因苦寒伤正，不能发挥作用，病情加重。肾为先天之本，脾为后天之源，气血亏虚，必补益脾肾，使先天促后天，后天滋先天，生化无穷，以益气血生化之源，治其本也。然湿热邪盛，又当清热利湿，故应治以益肾健脾、通阳化气行水兼清热利湿。拟方六味地黄汤、五苓散合用，加黄芪、力参与方中云茯苓、生白术伍用，即可益肾健脾，更增通阳利水之力；再加王不留行、草薢、连翘、石韦、虎杖等清热利湿以疏通水道；如此则正气恢复，水道通利，气机畅达，潴留之水何处存留？故收药到病轻之效。药用3剂，夜间尿道剧烈疼痛即大减，但大便稀、小便频数，故加枸杞子15 g，诃子15 g，黄芪用至40 g，更增益肾健脾之力，以实大便缩小便。三诊时诸症大减，唯小便有热感，尿时疼痛未除，治中减轻桂枝量为6 g，加土茯苓30 g，白鲜皮30 g；同时尿时刺痛虽轻但未除，细思之，刺痛为瘀血，术后瘀血残留阻络所致，因加炒蒲黄6 g，制五灵脂6 g，以达活血祛瘀通畅气机而止痛之效。

附1 奇 证

活络效灵丹合四逆二陈汤治关节 "嘎巴" 作响证

刘某，女，56岁，2015年9月6日初诊。

患者自7年前渐感关节活动不舒，随后日渐加重。症见多个关节似痛非痛之感，并于6年前出现肩、肘、腕、胯、膝、踝等全身关节活动即 "嘎巴" 作响。自觉筋脉之气不通，似有一股气停滞在响处，出现痛胀感觉，用力揉搓多时即轻松若失。平时常见头额至鼻中部作痒且胀痛。每急躁生气、劳累等诱发，甚则胸闷、心慌乏力、疲惫不堪。伴见失眠多梦。苔白腻，脉沉弦。

辨证：详析其症，此脾肾两虚，精血不足，气滞痰阻，筋脉失养，导致关节活动功能失常而出现 "嘎巴" 响声。

治则：健脾益肾以益精血，疏肝理气，祛痰行滞，活血通络以畅气机，消除滞气而畅血行，使精血濡润经脉，经脉得养，诸症自消。

拟方：活络效灵丹合四逆二陈汤化裁。当归10 g，丹参30 g，制乳香6 g，制没药6 g，柴胡10 g，赤芍10 g，枳壳12 g，陈皮12 g，清半夏10 g，茯苓20 g，川芎10 g，地龙10 g，全蝎10 g，僵蚕10 g，龙骨30 g，牡蛎30 g，黄芪30 g，炒白术10 g，川牛膝15 g，补骨脂10 g，骨碎补10 g，炙甘草6 g。水煎服，每日1剂。

复诊：上方7剂，诸症减轻，但颈部两侧仍觉不通有胀感，各关节 "嘎巴" 响声轻微。上方加沉香6 g，木香15 g，增强其化滞理气、通畅气机之力。并加琥珀镇惊安神，以治失眠。

三诊：复服7剂，诸症已除，身感有力，各关节活动自如， "嘎巴" 响声完全消失，恐其再发，继上方3剂善后。

按语：本案以各关节 "嘎巴" 作响为主症，病机是肝胃气滞痰阻，脾肾两虚，精血亏乏，经脉运行不畅，经脉失于濡润。故治以四逆二陈汤疏肝和胃，理气祛痰，调畅气机，气机畅利，营运正常，使关节得以濡润，则各关节功能复常，其关节"嘎巴"作响自除。除据证用方，仍须视症加减方药，如脾肾两虚，精血不足，须补其精血，故方中黄芪、炒白术能健脾益气，须加补骨脂、骨碎补与丹参、川芎、当归等药同用，更增健脾益肾补精血之力。其病已7年之久，气血凝滞之机较重，且有津结成痰之虞，又须与活血祛痰通络之品共用，故配以活络效灵丹加全蝎、僵蚕伍用，痰瘀祛除，筋脉和畅，气机通顺，关节得以濡润，病则速愈。据此可见，"奇证不奇，怪证不怪"。重在辨证析理，对症用药，即取卓效。

四逆二陈汤加减治捶按"咯咯"证

黄某，女，28岁，1992年11月22日初诊。

6个月前，患者与人争吵，心情郁闷，气闷在心不能发泄，后即胃脘及右胁下胀满疼痛，常有气短叹气、张口长息之举，后自觉胃脘胀气向上冲逆直至胸部，捶按胸胁右侧，随即"咯咯"连声，咯气后稍觉舒适。继则胀气部位逐渐扩大，从脐至胸胀满痞塞。如物堵塞结室不通，须不时捶打胸胁，每次捶打即"咯咯"之声阵作。咯声止后，亦感轻松。近来，胀闷疼痛连及背部，触摸捶打"咯咯"频作，且增头晕、心悸、恶心、乏力、多梦。沉默寡言，时想生气。舌苔黄腻，脉弦细。

辨证：患者为青年妇女，性躁气盛，争吵郁怒伤肝，肝失疏泄之职。其气横逆上冲，胃气失和。病始未及时医治，病情迁延，经气郁滞。考虑与经脉气血循行有关，重在肝胃两经，遂令捶打足阳明胃经之足三里穴处及足厥阴肝经脉循行之处，亦发出"咯咯"之声。久病，影响心脾，气血亏损，则头晕心悸乏力等症相继发生。此证为肝胃不和，心脾亏虚。又考虑肝郁而失疏泄，脾病则运化失常，易于湿停生痰。

治则：疏肝解郁，祛湿化痰。

拟方：四逆二陈汤加减。柴胡15 g，炒白芍30 g，枳实15 g，陈皮12 g，半夏12 g，茯苓15 g，炒白术12 g，牛膝18 g，丹参24 g，炒酸枣仁30 g，旋覆花（包煎）15 g，木香10 g，赭石24 g，甘草6 g。水煎服，服药5剂。

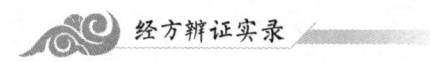

唯长吁短叹，其他诸症消失。予逍遥丸，每次10 g，每日2次，善后而愈。

按语：经络内系脏腑，外连肢节，经气郁滞，既可在经，又可累及脏腑。此患者因争吵易怒伤肝，肝气横逆上冲，症见胸胁及胃脘等部胀闷，时须捶打胸部方舒，为肝郁气滞、气欲通而不能之证。若捶打按揉，其气振奋运行，腑气壅滞之气上出，遂生"咯咯"之声。概言之，此经脉之气壅滞为主，故治以疏肝和胃，理气降逆，佐以健脾养心安神而获效。

活血祛痰汤治按四肢腹中"呱呱"作响证

张某，女，53岁，1988年5月9日初诊。

患者自述平素性急易怒，于5年前生气后引起右半身疼痛，手足发麻，胸闷背沉，按之则舒，遇冷与劳累或气郁则加重，口咽干燥，但不觉渴，饮而不多，舌边尖麻木干痛，昼轻夜重。有时咳嗽吐白痰。近年来又添用手按摸四肢外侧（三阳经部位），即引起腹中"呱呱"作响的奇特征象，食欲尚可，大便略稀，小便色白，舌苔白腻，脉沉滑。经县级医院钡剂、B超等检查，均未见异常。曾服维生素B_1、谷维素、地西泮、去痛片、泼尼松等药，治而不愈。

辨证：痰瘀气滞，经脉瘀阻，气血亏耗。

患者本为性急易怒，肝旺水虚之躯，争吵更伤气阴，经脉瘀阻，气血运行不畅，故症见半身疼痛，手足麻木；痰阻气滞，正津不布，故胸闷背沉，咳吐白痰，口干咽燥，饮而不多。痰湿内停又见苔白，脉沉滑之象；舌边尖麻木干痛，是阴血亏乏及正津被阻不能布达之象。经脉外连肢节，内系脏腑。四肢外侧乃阳经经脉循行之处，若经气充足，可无明显反映。此久病经气已虚，触压按摸则经气运行受阻，内侧影响腑气通畅，故有"呱呱"作响而疼痛之奇象。又病延5年之久，气血暗耗，正气已虚，津液不能正常布达，久积成痰，因此成痰瘀气滞、气血亏耗之证。

治则：理气祛痰，养血化瘀。

拟方：当归9 g，丹参24 g，川芎6 g，陈皮9 g，半夏9 g，云茯苓15 g，瓜蒌24 g，川黄连6 g，胆南星9 g，菖蒲9 g。水煎服。

复诊：服药3剂，诸症明显减轻，按摸四肢外侧已不引起腹内作响疼痛之症，但身痛更加明显。此系痰瘀大半去除，气血亏虚不能温养经脉所致。治随证变，上方去胆南星、瓜蒌、川黄连，加黄芪24 g，炒白芍9 g，桂枝9 g，以益气养血通脉。

再诊，服药3剂，诸症悉除，唯觉全身乏力饮食不多，抓住辨证真谛，即能做到"奇证不奇，怪病不怪"，而获速效。此正应了"奇病怪证多因于痰"的古训。故见奇难病症应先考虑治痰以畅气机，气机畅达而收功。

生姜泻心汤合小建中汤治臭味异常证

李某，女，30岁。

患者3年前因外感久治不愈，病情迁延至今。现症见心下痞硬，按之不痛，食后明显加重，呃逆频作，带伤食气味，心悸而烦，失眠乏力，性情急躁。动则汗出如洗，汗后微恶寒。食欲不佳，不能食凉，却喜闻鸡粪气味，其味腐臭难闻，她愿闻不舍；然而对香气之味却反感异常，甚则恶心不能食。月经后期，伴腰痛、阴痒、白带量多气腥，肠鸣，大便溏泻，每日3次，小便频数，浑浊如漂油垢。尿检无异常发现。

辨证：病起外感，久治不愈，中虚邪陷，升降失职，食水停滞不化，湿浊壅聚心下，气机痞塞，则心下痞硬，呃逆频作，水谷不化而又伤食气味；邪陷于中，日久不去，影响脾胃功能失职，以致气血化源不足而亏乏，故心悸而烦，失眠乏力。中虚日久，营卫亏乏，卫不固外，则动而汗出，甚则汗出如洗，汗后微恶寒。脾虚及肾，肾虚则腰痛。脾肾两虚，阴精不能正常输化，下走前阴，故小便频数、浑浊如漂油垢。久病迁延，而累及心、肺、脾、肾诸脏功能失职，以致阴阳易位，清浊相干，香臭不分，臭味异常。虽累及诸脏，总以中虚升降失职、湿浊壅聚、气机郁滞为主要病机。

治则：辛开苦降，建中消痞，升清降浊，疏利气机。

拟方：生姜泻心汤合小建中汤化裁。生姜10 g，干姜3 g，姜半夏12 g，黄连10 g，黄芩10 g，党参10 g，桂枝10 g，炒白芍15 g，枳实10 g，柴胡10 g，桔梗10 g，黄芪30 g，饴糖15 g。水煎2次合和，每日1剂，分2次温服。

复诊：服药6剂，心下痞硬，呃逆，臭味异常等症均轻，食欲增加，大便已成形，仍小腹觉凉，怕冷感，加小茴香15 g，熟附子10 g，温肾暖脾，温暖下元。上方连服12剂，诸症消失。后以补益心肾、健脾和胃调理善后愈。

按语：本案证候复杂奇异，详析其证，有二点与《伤寒论》相通。其一：心下痞硬，呃逆频作，带伤食气味，肠鸣，大便溏泻等，与论中"伤寒，汗出解之后，胃中不和，心下痞硬，干噫食臭，胁下有水气，腹中雷鸣，下利者，生姜泻心汤主之"较为吻合，由中虚胃怠，食水停滞不化所致。其二：外感后，症见心悸而烦、失眠，是病久营血亏虚，心失其养，邪扰其心，与论中"伤寒二三日，心中悸而烦者，小建中汤主之"病机一致，只不过病久更甚而已。

本证的特点在于臭觉奇异，香臭颠倒，愿闻腐臭之气不舍。腐臭之气难闻，人皆恶之，患者喜闻其臭，却厌恶香气，为何？《难经》第三十四难曰"肾色黑，其臭腐"，即腐气在臭为肾，喜闻之是肾气亏虚。因肾为封藏之本，司二便，开窍于二阴，腐臭本二阴之气；肾气足则封藏有度，肾气虚衰，封藏不固，故此为肾虚求实之外象。又曰："脾色黄，其臭香。"《难经》第三十七难曰："脾气通于口，口和则知五味矣。"可见香在脏为脾；脾虚失运，寒湿困脾故恶香。甚则恶心不能食，可见喜闻腐臭之气而恶闻香之理在于脾肾之虚。然《难经》第三十七难更曰："心气通于舌，舌和则知五味矣。"《难经》第四十难载："心主臭，故令鼻知香臭。"可见，人知香臭与心、肺亦密切相关。

由上述可知，臭味异常与心、肺、脾、肾等脏功能亏虚失调相关，重在脾肾之虚。然脾胃为后天之本，营卫气血化生之源，故治以生姜泻心汤理脾和胃，宣散水气，以调理中焦，复其升降之能，小建中汤理中焦复其中阳；更加柴胡、枳实与白芍伍用，又有四逆散之意，以疏肝解郁升阳导滞，梳理气机。加黄芪增强补中益气之力；桔梗宣利肺气，使津液得以正常敷布；在中焦功能恢复之时，复诊加入小茴香、熟附子以温下元，更促使脾肾之气得以速复，如此脏腑功能复常，气血运行上下畅通，恢复常态，故病速愈。

四逆散合平胃散加减治口香证（神经证）

张某，男，56岁，1974年10月14日初诊。

患者因生气引起胁痛腹胀，口出香气2年余。中、西医多方治疗无效。近半年加重，影响饮食，每食则感香气自咽上冲，呃逆而出，甚则恶心呕吐。乏力，有时心悸失眠。两膝关节不舒。平素喜食山楂等酸味食物，性情易急躁，大便稀，每日2次，小便少，苔白腻，脉沉弦。经县医院胸透、化验检查，均无异常发现。

辨证：其病为口香证（神经证），此属肝郁脾虚，胃失和降。

治则：疏肝理气，健脾和胃。

拟方：四逆散合平胃散加减。柴胡12 g，白芍18 g，枳实9 g，陈皮9 g，川厚朴6 g，苍术15 g，郁金12 g，山楂45 g，炒酸枣仁30 g，寒水石15 g，甘草6 g，水煎服。

二诊：1974年10月20日。服上方2剂口香已除，服至4剂胁痛腹胀大减，饮食增加，但仍失眠，晚上烦热，两膝关节不舒。此病久体虚阴血亏损之象，治遵前方加百合45 g，鸡血藤30 g，沙参30 g，以养血安神滋阴清热。

三诊：10月20日。服药3剂，症状消失，食欲甚佳，身感有力，睡眠转好，原方隔日1剂，继服2剂。2年后随访未复发。

按语：《难经》第三十四难谓："脾色黄，其臭香。"第三十七难又云："脾气通于口，口和则知谷味矣；心气通于舌，舌和则知五味矣。"由此可知，人能知气味与心、脾等脏有关。此病始于生气之后，两胁痛腹胀，香气上冲咽部，又兼食少乏力，大便稀，苔白腻，实系肝强脾弱、肝木克土之候。其病根源于肝气横逆，而影响于脾，以致脾之运化功能失常，加之病久肝血亏损，影响及心的正常功能，致成此症。遵《素问·至真要大论》"必伏其所主而先其所因"之旨，治用四逆散加川厚朴、郁金疏肝解郁通畅气机为主，加苍术、陈皮、山楂以健脾和胃，佐以炒酸枣仁养心安神，寒水石消散胃中郁热。如此则肝气得疏，脾气得升，胃气得降，心得滋养，脏腑功能得以复常，口香之证即除。

四逆散与四君子汤加减治口甜证

唐某，女，52岁，2006年7月7日初诊。

患者素有冠心病，1年前开始口干，不欲饮水，口中时出甜味，饮水后口中甜味泛溢，甚则"干哕"，伴见胁痛腹胀，食欲不佳，身感乏力，大便稀，每日

3～4次，苔白腻，脉沉弱。

辨证：肝郁脾虚，脾气泛溢。

治则：疏肝健脾。

拟方：四逆散与四君子汤化裁。柴胡10 g，炒白芍10 g，枳壳10 g，当归10 g，丹参30 g，力参10 g，炒白术10 g，云茯苓30 g，干姜10 g，黄芪30 g，防风10 g，山萸肉20 g，石榴皮10 g，陈皮10 g，炒地榆30 g，诃子12 g，炙甘草6 g。水煎服，每日1剂。

复诊：服药7剂，诸症消失而愈。

按语：口甜证当分虚实，实者多伴腹胀便秘，口甜而黏腻，为脾家湿热。治当泻黄清热祛湿。虚者为脾虚湿停，食少神疲，大便稀等。本案为脾虚湿阻于里，运化无力，进而影响于胃，致胃气失降而上逆，则为"哕"、食欲不佳。甘味在脾，脾主为胃行其津液，脾虚失运，津液上泛则为口甜；湿浊下注于肠则为便稀，脾为中土，虚则木来克土。肝之疏泄功能失职，故治当疏肝调理气机，方用四逆散加陈皮；病久肝血亦亏，加当归、丹参以养血益肝；病之重点在中土，故用力参、炒白术、干姜、云茯苓、黄芪、炙甘草等健脾益气，调理中焦以复脾用，使其正常运化，津液四布，以消除津液上泛之忧；复加山萸肉益肾填精，使肾精足以温养脾阳；其大便稀，每日三四次，为肠中有寒湿之邪，故加防风、干姜以温散肠中之邪；更用石榴皮、诃子收涩止泻以实大便，以避气随泄伤之弊。诸药相伍，脾阳复常，诸脏功能协调，其病速愈。临床供参。

附2 中药辨证实录举例

中药在临床运用中应特别重视"对症用药"，要做到对患者的体质、病因、病症的轻重及病史情况等全面了解，据病辨证施药。同时，药物用量上要恰当精准，万无一失，才能疗效迅速。故应特别重视剂量，《中华人民共和国药典》等对用药剂量已做出规定，有章可循，是临床实践的用药规范。在具体临床应用中，尚须根据人之体质强弱、感邪轻重、病程长短、抗病力强弱等因素，灵活变通，酌情增减其量，以达到提高药效、治愈疾病的目的。

诸多医家临床用药各有心得，对每味中药用量也各有常用习惯，量之大小亦有悬殊，总以提高疗效、加速病愈康复为目的。一般情况下，中药材的常规用量是安全的，不良反应较少。若大剂量、长期使用中药材，则可能出现不良反应。为保证疗效，又避免药物的不良反应，用药时可采取由小到大、逐渐增加用量的方法。如细辛（水煎剂量）始用3 g（古1钱），若无不良反应，疗效不明显，可渐加至6~9 g，或至15 g。细辛的水煎剂量若增加到10 g以上，须先煎30~60分钟，可避免其不良反应。或曰"10~15 g量太大了"。实践证明，治疗某些患者的疾病，若中药量达不到足量，则疗效欠佳。且大量实践证明，细辛用至15 g先煎后，未发现不良反应（详参"细辛"文）。

经多年临床实践证明，在辨证论治中探求机制，作为立法依据和用药准绳，方能体现出药对其症，符合医理。即体现出"寒者热之""热者寒之""虚当补之""实则泻之"等原则，以"疗寒以热（药），治热以寒（药）"、补虚泻实、调整阴阳平衡的思想纠正阴阳盛衰，达到阴阳平衡而康复的目的。实践告诉我们，在临床用药中，掌握用药剂量是一个重要的技巧问题，同时处方中药物的配伍与用量应结合患者体质的强弱、病症的轻重、邪气的盛衰及脏腑功能的情况等综合分析。应注意的是，方中某些中药的用量往往决定疗效。故方中各药应恰当配伍，达到扶正祛邪、调整阴阳平衡而恢复脏腑功能的常态，才能祛病康复。总之，要做到药量适中，必须从规定的剂量用起，观察病情，视其病之需要恰当增减；切忌病始即大量或超量使用，造成发生不良反应或医疗事故，遗憾终生。

细辛

细辛又名小辛、细草、金盆草、山人参、独叶草等，性温、味辛，入肺、肝、肾、膀胱等经，功在祛风散寒，宣肺行水，温经通脉，通窍止痛，临床运用广泛，诸多医者各有心得。现就临床辨证用药谈谈自己的体会，不当之处难免，只作共商。

1. 细辛的剂量　对细辛的剂量，就有代表性的记载有如下几种情况：《中药大辞典》细辛用量为0.3～1钱；《中华药海》细辛用量为1.5～3 g；《中药学》（高等中医药院校教材）细辛用量为1～3 g；《中药不良反应与临床》（第二军医大学出版社）细辛水煎服剂量为3～4.5 g。

以上可知，通常认为"细辛研末冲服不过钱"，正规医疗单位、中药药店用量亦如此，已形成习惯用量，若医师处方量大于3 g，则警告"此药有毒，令医师签字"，以示对用药者负责，用药慎重，防其不良反应的发生，无可非议。

在临床实践中，细辛用量应适中。用药的目的是解除患者疾苦，因此应根据临床实践的疗效及不良反应做出合乎实用的用量标准的规定，若用量小则疗效不佳，用量大则不良反应明显。

关于"细辛不过钱"的看法："细辛不过钱"的记载，宋代医家陈承谓："细辛单用末，不可过一钱。"后世本草著作中屡有引用，并以此语为据，如明代李时珍《本草纲目》曰："若单用末，不可过一钱，多则气闷塞不通者死，虽死无伤。"可见"细辛不过钱"，是指"研末冲服"，并有过量死亡的记载。后多以此为忌。更有明清医家汪昂著《本草备要》直谓细辛"不可过一钱"，而"单用末"三字删去。后世多遵之，即成"细辛不过钱"沿用至今。教科书中，细辛用量较小，如高等中医药院校教材《中药学》载"用量为1～3 g，外用适量"，《中药大辞典》载"内服用量为0.3～1钱，外用：研末撒，吹鼻或煎水含漱"。《中华药海》上册记载："内服，煎汤1.5～3 g，或入丸散，外用适量外敷或吹鼻，或煎水含漱。"《中药学讲义》（中医学院试用教材，1960年10月）用量为5分～2钱，即1.5～6 g，并述禁忌：凡阴虚阳旺及无风寒湿邪之头痛，咳嗽者忌用；反

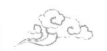

藜芦。1984年6月高等中医药院校教材《中药学》载"细辛用量1～3 g，外用适量"，并嘱"气虚多汗，阴虚阳亢头痛，阴虚肺热咳嗽等忌用，用量不宜过大，反藜芦"。可见其用量偏小，是为防其不良反应，用量慎重，并做出上述规定而嘱其禁忌证。

"实践是检验真理的唯一标准"是指导临床医疗的指针，在诸多医疗实践中，对细辛的用量各有心得，超出规定用量者并不少见。然"细辛不过钱（3 g）"影响深远，至今诸多医家遵循其说，确实这个剂量是安全的。但医生的职责是解除患者的痛苦，故诸多医家进行临床上增加剂量的大胆尝试以提高疗效。通过大量实践，证明汤剂可用3～10 g（1～3钱）。查阅众多医案，不少超出3 g。笔者经50余年临床运用，认为应据不同患者的病情，结合其体质情况，正邪盛衰，灵活增减，给予适合具体患者的不同剂量；如胃肠道疾病，用3～6 g即可见效；顽固性属寒者头痛，头有紧缩感，如戴帽者应在辨证原则下，给6～10 g效果良好，少于6 g则疗效差；腰痛、腿痛、肩背痛等风寒湿痹证，每受风寒及天气变化加重者，应据病情加至10～15 g，此剂量超出了"细辛不过钱"的用量，长期观察，应用中未发现不良反应，且疗效确切可靠。临床用量均应在实践中由小量渐加，细心观察，逐渐形成自己应用的有效数值。特别注意当用量在10 g以上应先煎1小时为好，以免产生不良反应。总之，临床应用，当在辨证论治的处方中灵活增减其使用剂量，如牙痛、三叉神经痛，须用细辛时，若属胃热上扰者，应配石膏30 g与细辛（先煎）9～12 g，其石膏辛凉清散胃中之热，又制细辛辛温之性，使细辛之辛散助石膏辛凉发散胃中之热，变辛温之性为辛凉之用，使细辛不助热，反为散热之用，故疗效较好。

临床细辛用量大小不一，其用量更大者屡见报道，如阮孝廉等治疗气血不通，经络凝滞之肩关节周围炎的肩凝散中，细辛用20 g；刘文汉报道"细辛在治头疼配方中曾用至30 g无毒性反应。""冯恒善治疗类风湿关节炎，用细辛30 g以上……有是病，用是药，甚至长期服半年之久，未见任何不良反应，并取得良好效果。"此为个别报道，用药不可盲从。这些都突破了"细辛不过钱"之说。其实早在汉代张仲景所著《伤寒杂病论》中，就已经超过了"细辛不过钱"的限制，如小青龙汤、当归四逆汤方中，细辛均用3两，麻黄、附子细辛汤等用2两。

虽度量衡不同，其汉代1两（按最低剂量折合现代用量），依据《伤寒论讲义》（1985年版，古今剂量折算表）即1两＝3 g，也达9～10 g；按《伤寒论选读》（1996年3月版）中东汉1两＝15.6 g计算，则达31.2～46.8 g，可见对"细辛不过钱"之认识的不同。这是因为患者所处环境不同、气候差异、病情轻重及体质强弱等因素，加之用药习惯迥别，故产生药用剂量的不一。正如古人云："然世有古今，时有冬春，地有南北，人有强弱……"就此产生了医者不同用药及剂量的差别。但无论用量如何不同，总以临床疗效好、无不良反应为准则，方可达到祛疾康复、治病强身的目的。故临床用药应特别慎重，因有"用药如用兵，诚不可不慎也"之嘱。

2. 细辛有毒无毒 对细辛毒性的认识不一，有人认为细辛无毒，亦有人认为细辛有毒。现对"有毒""无毒"两种不同认识加以讨论。

（1）细辛无毒：《神农本草经》将细辛列为"上品""味辛温，主咳逆，头痛，脑动，百节拘挛，风湿痹痛，死肌。久服明目，利九窍，轻身长年。"《吴普本草》曰"岐伯：无毒。"《神农本草经百种录》曰："细辛气盛而味烈，其疏散之力更大。……细辛性温，又能驱逐寒气，其疏散上下之风邪，能无微不入，无处不到也。"可见尚有无毒之说。但陈士铎《本草新编》又曰："只可少用，而不可多用，亦只可共用，而不能独用。多用则气耗而病增；独用则气尽而命丧，可不慎欤？"可见陈氏虽曰无毒，但嘱配方当慎重，不可多用；独用更当谨慎。这是因为细辛虽无毒，但毕竟辛温气燥，发散力强，祛邪力猛，攻伐有余，量大必耗正气，故嘱其后人用此当慎。虽如此，不可谈虎色变，医者应据患者实际病情，权衡利弊，增减其量，适可而用之，方能卓效。更有《本草纲目》中载："无毒。""若单用末，不可过一钱，多则气闷塞不通者死，虽死无伤……非本有毒，但不识多寡耳。"此说明剂量过大，有害无益。然诸医者临床各有运用经验与体会，应根据临床实践，视病之轻重、邪之盛衰、正气抗邪之力的情况，权衡利弊，增减剂量，提高疗效，以达助正祛邪、治愈疾病的目的。

（2）细辛有毒：对细辛无毒与有毒的不同认识，临床实践是检验的唯一标准。经多年大量临床实践观察与有关药理成分的分析，认为细辛应有小毒。

在大量临床应用观察中，常规剂量应用细辛，水煎服，无明显不良反应。但在剂量过大，或用于胃炎患者等，可出现恶心、呕吐、胃脘不舒等胃肠道症状。

从药理成分看，细辛组成成分主要含有挥发油类、木质素类和消旋去甲乌药碱等；其挥发油类中的黄樟醚"有肝肾毒性，长期服用有可能会发生肝肾功能异常"。同时，黄樟醚被认为是"致癌物质"。临床尚未发现因服细辛致癌的情况，但细辛不宜常服，也不宜制成丸药长期服用，以免发生不良反应。

3. 细辛辨证实用体会

（1）阳虚表证：细辛"辛温疏散，透达毛孔，发汗解表，使外邪随汗而解"，正合"其在皮者，汗而发之"之意。若素体阳虚，感受风寒，而症见恶寒重，发热轻微，神疲乏力，头痛无汗肢冷，声低气微，舌苔白腻水滑，脉沉无力，治当助阳解表，宜用麻黄、附子细辛汤化裁。正合《伤寒论》"少阴病，始得之，反发热，脉沉者，麻黄附子细辛汤主之"之意。证之临床，病情变化万千，应随证立法，变方加减运用。笔者常以此方加味治疗阳虚表证，取得较好疗效。

常用基本方：炙麻黄6~9 g，细辛3~6 g，黄芪30 g，炒白术10 g，防风12 g，生姜10 g，党参10 g，云茯苓30 g，炙甘草6 g，桂枝10 g。水煎服，每日1剂。

其中细辛之用，重在辛散温通，辛散之性助麻黄以解表散邪，温能助气血运行，合附子以助阳，一药两用，配方恰切，更伍黄芪、白术、防风健脾益气、补益中焦而增气血化源，以达扶正祛邪之目的；且有防风，更助解表散邪之力。考虑病情往往反复发作，为杜病复，又配以党参、云茯苓，与四君子汤合用以增益气固表之力；另加桂枝，既助麻黄以解表，又助附子以温阳，更有甘草为伍合力以升阳。同时，方中苓、桂、术、甘配伍又有通阳化气行水而，畅通气机而助祛邪之意。总观其方对阳虚外感风寒表证取效迅速，临床可参。

（2）鼻炎："细辛以气为治，芳香浓烈，善开结气，宣泄郁滞"，故"能通关利窍"，为治鼻炎常用之药，尤对外感风寒，鼻塞不通，流涕清稀，或兼恶寒发热，舌苔薄白，脉浮紧者为宜。

常用自制鼻炎汤：辛夷12 g，苍耳子10 g，炙麻黄6 g，白芷10 g，川芎6 g，细辛3~6 g，鹅不食草10~20 g，陈皮10 g，清半夏10 g，云茯苓30 g，黄芪20 g，炒白术10 g，防风10 g，桔梗10 g，生姜10 g，炙甘草6 g。水煎服，取微汗，每

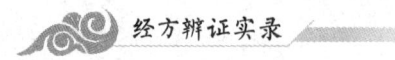

日1剂。

若鼻炎日久，邪已深入，发热恶寒表证消失，后见浊涕，且伴脓血，气味腥臭，头前额疼痛，苔白而脉数者，则为邪气留滞化热不散，聚结于鼻，损伤络脉，其治祛风清热，解毒散结，宜用上方加金银花20 g，鱼腥草30 g，三七6～10 g，以增其祛邪清热之力，可少用生姜，此可参考医案中有关"鼻炎""鼻渊"的治疗方法。

（3）外感头痛：主证外感风寒头痛。治风寒头痛，笔者常用川芎茶调散化裁。其方原为"疏风止痛"治疗"外感风邪，恶寒发热，鼻塞而见偏正头痛，或巅顶痛，舌苔薄白，脉浮者"；然风邪袭人，往往有兼夹寒邪或热邪等不同情况，均可据证辨治。

常用基本方：细辛6～10 g，川芎10 g，荆芥10 g，防风10 g，白芷15 g，薄荷10 g，羌活10 g，丹参30 g，延胡索20 g，全蝎10 g，僵蚕10 g，炙甘草6 g。水煎服，每日1剂。

临证常须灵活加减：若头痛日久，邪已入络，且无发热恶寒之表证，只觉头痛、头皮发紧，紧为寒性收引之象，如覆帽紧箍；或头胀昏昏沉沉，可上方重用细辛10 g，应先煎1小时为佳，是防其有害成分的不良反应而设，能收到较好的疗效。为什么有好的疗效？是因为所治头痛多由外感风寒所致，正如《脉因证治》记载："伤风头痛，或半边偏痛，皆因风冷所吹，遇风冷则发，脉寸浮者是也。"此真经验之语，对细辛治头痛何以取效？陈氏《本草新编》卷之三曰："盖头为六阳之首，则清气升而浊气降，则头目清爽；唯浊气升而清气降，头目沉沉欲痛矣。细辛气清而不浊，故善降浊气而升清气，所以治头痛如神也。但味辛而性散，必须佐之以补血之药，使气得血而不散也。"故临床运用中，往往加入丹参、全蝎、僵蚕、延胡索等活血养血，理气通络之品，其效更佳。

（4）寒痹证：素体亏虚，风寒外袭，迁延失治，治疗失当，其邪留滞某处，经脉瘀阻不通，而疼痛或在关节，或在筋骨肌肉间，疼痛不舒；遇寒血脉凝滞而痛重；得热则气血畅通，经脉和利，其疼痛则轻。虚寒者，常伴手足发凉，身感乏力，苔白腻滑，脉沉细，且往往大便稀而小便色白。治应养血益气，温经散寒通利血脉，正如《伤寒论》351条厥阴病曰："手足厥寒，脉细欲绝者，当归四逆汤主之。"证为血虚寒凝，经脉瘀滞不利，故治以当归四逆汤、活络效灵丹合玉屏风散化裁，以补血活血，通络，益气通阳散寒。经多年临床，常用此方取得良好效果。

常用基本方：当归10g，细辛6～10g，桂枝10g，赤芍10g，丹参30g，制乳香6g，制没药6g，鸡血藤30g，海风藤15g，青风藤15g，威灵仙15g，秦艽15g，全蝎10g，僵蚕10g，木通10g，黄芪30g，炒白术10g，防风15g，炙甘草6g。水煎服，每日1剂。

证之临床变化多端，应据病情灵活加减。若寒甚痛剧者，应加制川乌或制草乌10g，以增其散寒止痛之力，疗效更佳；若兼湿邪明显者，加防己、苍术、羌活、独活；下肢痛加川牛膝、杜仲等。值得注意的是细辛用量应由3g渐增，若量达到10g，即能获得显效，但10g以上应先煎1小时，以免发生不良反应，疗效不减。

以上对细辛的临床辨证实用中只列举出阳虚表证、鼻炎、外感头痛、寒痹等，简要说明应用细辛的体会。若其用量在10g或更高，当先煎1小时为好，防其不良反应的发生。

大黄

大黄性寒味苦，入胃、大肠、肝经等，有泻热解毒、祛瘀行滞、破结攻积、推陈致新之功。临床灵活运用甚广，如实热便结、谵语发狂、时行热疫、阳黄水肿、心下痞满、湿热痢疾、吐血衄血、眼目赤肿、癥瘕积聚、瘀阻经闭、下焦蓄血等。只要配伍得当，药量适中，即可获效。据临床实用情况概述如下。

1. 泻热通腑　大黄苦寒，其性降泄，走而不守，有泻热攻下、通腑荡实之功。药理研究证实，其有效成分蒽醌苷能刺激大肠，增加肠的推进运动，促进排便，以治阳明腑实证。其证正盛邪实，正邪剧争。若及时攻下，可邪去正安。《伤寒论》创制了承气汤类泻热通腑、攻下燥实之剂。如大黄配芒硝、甘草之调胃承气汤，能荡热和胃、祛其实热结滞，适用于阳明腑实轻证，如"蒸蒸发热者""伤寒吐后，腹胀满者""不吐不下，心烦者"等。其证里虽有热，但不甚实，虽有结滞，大便却不甚坚硬为宜；临床治中消证之善食善饥、上腹嘈杂疼痛、大便硬、苔黄、脉滑有力属里热实者，治以清热泻火佐以养阴，可酌加知母、天冬、生地黄、石膏等。又如大黄配芒硝、枳实、厚朴之大承气汤，治热结气滞均重之阳明腑实重证，症见潮热谵语、腹满痛、大便燥结不通，甚则神昏谵语若见鬼状、循衣摸床、惕而不安等热炽阴伤、燥屎阻结之危证。治宜峻攻实热，行气除满，以泻热救阴。若正虚邪实，又宜攻补兼施，当加当归、人参、生地黄等扶正之品。再如大黄与火麻仁、芍药、杏仁等伍用之麻子仁丸，是治胃强脾弱之大便硬、小便数，数日不大便腹无所苦之脾约证效方。他如大黄伍甘草之大黄甘草汤，治胃肠实热便结、腑气不降、浊热上攻之胃反证，症见"食已即吐"。此虽大便不通，但无腹满痛之苦，为实热呕吐，故不用枳实、厚朴，若为虚寒性者则非所宜，当用大半夏汤。

总之，大黄配芒硝、枳实、厚朴、火麻仁等，均治胃肠实热积滞之证，非里热实闭结不得滥用，且应药量适中，不可过量，恐过下伤正致变证丛生。

2. 清热消痞　大黄、黄连等清热药伍用，能清散无形邪热，治邪热郁聚心下，气滞不通之热痞，如《伤寒论》大黄黄连泻心汤证之"心下痞，按之濡，其脉关上浮"及烦热、口渴等，为无形邪热郁聚心下，气滞不通；肠胃中无燥热积滞结实。治宜清热消痞，用大黄黄连泻心汤，且用沸开水浸渍绞汁与服，取其气之轻清泻热消痞，不欲其味之重浊泻下。若热痞兼表阳虚有"恶寒汗出者"，加附子别煮取汁，以扶阳固表，名附子泻心汤。此即示人：在辨证用药决定之后，又须注意药之煎服法，才能取效。

3. 泻热逐水　大黄、甘遂伍用，有泻热逐水破结之功。如大结胸证之胸胁心下硬满痛，"甚则从心下至少腹硬满而痛不可近"，为热与水结、气机阻滞。治当泻热逐水破结，用大陷胸汤。大黄、芒硝、甘遂伍用，能泻热逐水破结。据药理分析，本方有泻下、抗菌、利胆、消炎等综合作用。实验证实，其方能明显促进肠内容物的推进，具有增强肠蠕动和导泻功能。因此，临床常用其治疗胸膜炎、腹膜炎、胰腺炎、肠梗阻等症。若病势偏上，邪阻津不上布，筋脉失养，症见"项亦强，如柔痉状"者，治当泻热逐水，峻药缓攻，用大陷胸丸。因其邪结偏上至胸，胸为肺之府，故加杏仁、葶苈子以开泄肺气、祛痰利水。又如大黄甘遂汤，治水与血结于血室证，"妇人少腹满如敦状，小便微难而不渴，生后者，此为水与血俱结在血室也，大黄甘遂汤主之"。少腹满有蓄水蓄血之别，满而小便自利者为蓄血证，满而小便不利，口渴多饮者为蓄水证。若少腹满、小便微难、口

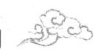

不渴，且在产后，此不仅血结，且影响气化功能。故为水与血俱结在血室，故用大黄、甘遂攻下水热互结之邪，更加阿胶补虚养血以祛邪扶正。此亦治男子膀胱满急有瘀血者。

总之，大黄与甘遂伍用，有泻热逐水破结之功，攻下水热互结之邪或水血俱结之邪。

4. 清利退黄　大黄与茵陈、栀子伍用，有清热利湿退黄之功，茵陈蒿汤为代表方。方用大黄清泻郁热；茵陈清热利湿退黄；栀子清热除烦、通利三焦而利小便。诸药可达清热利湿退黄之功。治湿热阳黄，症见身黄如橘子色、无汗、小便不利、腹满、口渴、不欲食等，常见于急性黄疸性传染性肝炎、胆囊炎、胆石症、高胆红素血症等病症。其能治诸多病症，与其清热消炎、祛湿利尿、利胆退黄等综合药理作用相关；亦符合中医学清热利湿退黄的机制。又如栀子大黄汤，治湿热黄疸而热重者之心中懊憹，甚或热痛证。与茵陈蒿汤相较，二者均治湿热阳黄，但本方利湿通便作用不如茵陈蒿汤，和胃除烦作用则优。方用大黄、枳实清热荡积；栀子、豆豉清宣郁热，热清湿祛则气机通畅而愈。再如大黄与硝石、黄柏等伍用之大黄硝石汤，治热盛里实之阳黄证，症见腹满、自汗、小便不利而赤等，为里有实热，故用大黄硝石汤下之。其方栀子、黄柏、大黄、硝石伍用，苦寒清热祛湿，攻下瘀热，以达退黄之旨。临床腹胁胀满，二便不利，脉滑数有力者为宜。

总之，大黄退黄作用主在清热利胆，并配燥湿、通利三焦之品，使湿从下泄，达到湿祛热消、气机通畅、黄退病愈的目的。

5. 清热治痢　大黄治痢是通因通用之法。《素问病机气宜保命集》载大黄汤是治痢专方，治泻利久不愈、脓血稠黏、里急后重、日夜无度，此肠中湿热郁滞为患。临床常与黄芩、黄连、地榆、马齿苋、木香等清热解毒、燥湿消滞、理气止痛药伍用，常有显效。若湿热重、积滞轻者，重用黄芩、黄连以增强其清热燥湿止痢之功。若积滞重于湿热者，重用大黄、木香等以行气破滞。

总之，临床用大黄治痢，主在清泻湿热邪毒积滞，故应以利为度，且注意灵活加减，不可过剂伤正。

6. 泻火解毒　大黄苦寒沉降，气味俱厚，力猛善走，借其入血降泻之功活血行瘀，清血分之热而治火热亢盛，迫血妄行之吐血、衄血等诸多血证，还能清火解毒，治壅滞之痈肿疔疮等。《救急方》载：治火丹赤肿遍身，大黄磨水频刷之。《妇人大全良方》以大黄、甘草各一两（30 g）治奶痈，将二味研细末，好酒熬成膏，放冷摊纸上，贴患处。贴前，据体质情况，用温酒调服一大匙，以下为度。虚热者不可服。《中药临床运用》载：用大黄甘草（10：2）研细末治下肢溃疡（臁疮）。笔者用大黄、黄连研细末外敷治痈肿疮毒，亦可酌加地榆、蒲公英等清热解毒之品，常取良效。若大黄与芩、连伍用，其清热泻火解毒之功显著。如属火热炽盛，气火上逆致吐血、衄血、咳血与经血上冲之头痛，口舌生疮、面红、眼目赤肿、便秘溺赤等，取其煎服，使气味俱浓，重着降泻，以清热泻火解毒。《金匮要略》泻心汤（大黄、黄连、黄芩）治阳热亢盛，逼血妄行之吐血、衄血等症，取其"水煎顿服之"，直折火热之邪。临床病变万千，应灵活辨证用药。若舌红绛者，宜酌加牡丹皮、生地黄、犀角等清热凉血之品；目赤肿痛者加夏枯草、龙胆、生石决明、菊花等；口舌生疮者加竹叶、大青叶、石膏等。若属汤火烧伤者，其病在外，宜大黄、地榆、刘寄奴等制成粉剂调涂患处，功在清热解毒、消瘀止痛，名"避火丹"。其病势重者，亦应辅以内服。

总之，大黄药伍不同，治证亦异，其清热泻火解毒之功倍也。

7. 通下寒积　大黄与附子伍用，能通下寒积。"寒积"系阳虚寒实积聚于里、正虚邪实之证，其里实与阳虚里寒并存。实则宜下，虚则当补，寒则宜温，治宜通下温阳散寒并用。一则通里攻下寒实；二则温里散寒振奋阳气。故大黄与附子同用，既泻下其实，又温复其阳，有寓泻于补之妙。《金匮要略》载："胁下偏痛，发热，其脉紧弦，此寒也，以温药下之，宜大黄附子汤。"其证是阳虚寒实积聚于里，正虚邪实，故用大黄泻下里实，其性寒，但有辛热纯阳之附子、细辛以制其寒，故仍有助阳退阴祛其沉寒实邪、温通攻下之用，宜于阳虚实证。若服药大便通利，则转危为安；若大便不通，反增呕吐肢冷，脉转细，为病情恶化，治宜温脾汤增损。

临床通里攻下，无论寒下、温下，大黄均为主药。若属阳明热实，腹满痛，便结实者，当予芒硝、枳实、厚朴，兼阴伤重者加玄参、麦冬、生地黄等。若阳虚里有寒实积滞当下者，配生姜、附子、细辛等温经散寒之品。总之，欲用大黄攻下者，当据证灵活配伍，可收良效。

8. 活血祛瘀　《神农本草经》谓大黄"下瘀血血闭，寒热，破癥瘕积聚"。

《本草纲目》谓："大黄乃足太阴、手足阳明、手足厥阴五经血分之药，凡病在五经血分者，宜用之。"《本草正义》更载大黄"迅速善走，直达下焦，深入血分，无坚不破，荡涤积垢，有犁庭扫穴，攘除奸凶之功。"足见大黄入血，其苦寒能清泻邪热，故治疗诸多热与血结，热结血滞，经脉郁阻之症。如《伤寒论》桃核承气汤治热与血结之蓄血证，症见如狂、少腹急结、小便自利者。治以泻热逐瘀予本方，方用大黄泻热逐瘀以下瘀血，桃仁活血破瘀，桂枝温通经脉以畅血行。诸药合用，共奏泻热破解逐瘀之功。药理研究证明，诸药伍用有改善血液循环、抗炎、消肿镇痛、改善代谢等作用。故临床凡具下焦蓄血证特征者，均可以其化裁治疗。如精神分裂症、癫痫、特发性血尿、盆腔瘀血症、流行性出血热、子宫肌瘤等，均可灵活加减运用。若为蓄血重症，症见发狂、少腹硬满疼痛、脉沉结、小便自利者，症情急重当用大黄与水蛭、虻虫等伍用之抵当汤。其方以大黄入气入血清热荡积，逐瘀破结；水蛭、虻虫直入血络，破瘀通络，峻逐瘀血；桃仁活血化瘀。诸药合用，共奏活血破结、逐瘀通络之功，为攻逐瘀血峻剂。此方常用于瘀血久结，病情急重之神识狂乱，少腹硬满疼痛，伴见善忘、面色晦暗、毛发干枯少泽、舌有瘀斑、脉沉结等，临床治疗精神分裂症、子宫内膜异位症、瘀血经闭、前列腺炎、栓塞性静脉炎等疾病。再如大黄牡丹皮汤，治疗热入营血瘀结肠中之肠痈证，症见"少腹肿痞，按之即痛如淋，小便自调，自汗出，复恶寒，其脉迟紧者，脓未成，可下之"。方用大黄、桃仁、牡丹皮涤热下瘀，瓜子、芒硝排脓祛积；临床治疗急性阑尾炎，使肠管阻塞得以解除，改善血液循环，增强机体和局部网状内皮系统的防御功能，细菌受到抑制，故可收良效。他如大黄与虻虫等伍用之下瘀血汤。治疗产妇腹痛或瘀血凝滞之经闭者，常见少腹痛，按之有块，此瘀血凝滞、经脉阻闭之征，治以攻坚破积、活血祛瘀、通经止痛之下瘀血汤。因药性峻猛，故用蜜为丸，且以酒引入血分。临床"治疗肝脾大肝硬化、胃窦炎、脑震荡后遗症"等有瘀血症状者有效。

总之，大黄与诸多血分药伍用，功能清热逐瘀通络，使瘀血从下而祛。临床血闭而有寒热，用大黄通血闭、下瘀血，寒热即除。且大黄有下瘀血、治寒热两种功能，故热与血结、瘀血滞留之证，多可以大黄配伍取效。

9. 调整升降　《医学衷中参西录》载："大黄味苦，气香，性凉，能入血分，破一切瘀血。为其气香故兼入气分，少用之亦能调气，治气郁作疼。"其性苦寒沉降，"能降胃热，并引胃气下行"，故使用时适当配伍可调理气机升降。如明代孙一奎《赤水玄珠》之倒换散，大黄与荆芥穗相伍，大黄味苦气寒，气味俱厚，沉而降，阴也；荆芥穗辛苦，气味俱薄，浮而升，阳也，二者伍用，调整阴阳升降之气，治二便不通之关格证。关格成因系阴阳之气不和，营卫不通，或邪在三焦致其气约不行，故用本方调之。临床须辨证加减二药用量。若小便不通，大黄减半；大便不通，荆芥穗减半。从其药量加减知小便不通重用荆芥穗，减轻大黄是以升为主，升中有降，类似上下开通之法，故能通利三焦气机，利其小便；大便不通，重用大黄，减轻荆芥穗，以降为主，然降中有升，含调理升降肠脾之意，使肠腑气机通降有力而大便下行。

《伤寒论》桂枝加大黄汤，治邪陷太阴、气血凝滞之"大实痛"者，证系邪滞脾络不通，经脉郁阻，影响胃气失降，气滞于腹致腹胀满痛拒按之"大实痛"。故方用桂枝汤调和阴阳营卫气血，助正祛邪。方中桂、姜气辛性温散通里走表，其气升浮，阳也；大黄、芍药苦寒降泻，阴也。阴、阳、升、降并调，内外兼施，以调理气机升降。且重用芍药通络缓急止痛。大黄量少，活血通络，又可调气。气为血帅，气行则血行，气滞则血瘀。芍药、大黄配伍可达活血通络、调畅气机之功。故诸药伍用能祛邪恢复其气机自由升降内外通达的常态，其证自愈。

总之，大黄通过不同配伍，可达调气活血、恢复气机自由升降、消除气血郁滞之患。

小结

大黄，苦寒气香，走气兼入血分。苦则能降能燥能坚；寒能清热解毒；苦寒之性沉降，则具清热解毒、燥湿降逆之功，对一切火热毒邪引发之疾有良效。然寒实证亦能用之，取其降泻之力，但须配温阳散寒之品制其寒凉之性以为功。其性苦寒沉降又可降逆，更配辛散温通升浮之品，则成一升一降升降并调之剂，可治气机升降失调之疾。论中"倒换散"等是其例。

总之，大黄具有清热解毒、攻积导滞、泻下实邪、活血祛瘀通络之功。临床实用治疗实证，无论热实、寒实、气血郁滞之实，不拘在脏在腑、在气在血，均可适当配伍应用，只要运用灵活，药量适中，即可获效。